AF551918

natürlich oekom
nachhaltig seit 1989

Bibliografische Information der Deutschen Nationalbibliothek:
Die Deutsche Nationalbibliothek verzeichnet diese Publikation in der Deutschen Nationalbibliografie; detaillierte bibliografische Daten sind im Internet über www.dnb.de abrufbar.

3. Auflage 2023

oekom – Gesellschaft für ökologische Kommunikation mbH,
Waltherstraße 29, 80337 München

Lektorat: Maike Braun
Korrektorat: Petra Kienle
Satz: Markus Miller
Umschlaggestaltung: Stefan Hilden, hildendesign.de
Umschlagabbildung: © HildenDesign unter Verwendung eines Motives von Shutterstock.com/Irina Trusova
Bilder auf S. 105, 109 und 146: © Deutsches Tierschutzbüro e.V.
Druck: CPI books GmbH, Leck

ISBN 978-3-98726-001-8

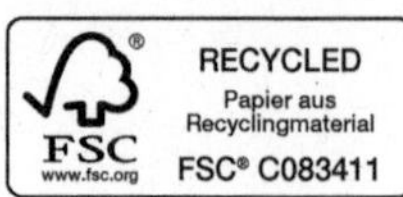

Stefan Michel

Fleisch fürs Klima

Ein neuer Blick auf Artenschutz, Tierhaltung und nachhaltige Ernährung

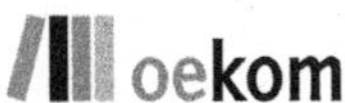

Inhalt

Verschiedene Vorworte 7

Kapitel 1 Was soll das sein: Nachhaltiger Fleischkonsum? 14

Kapitel 2 War früher alles besser? 18

Kapitel 3 Grünland ist kostbar – aber warum? 25

Kapitel 4 Ist der Mensch von Natur aus Veganer? 34

Kapitel 5 Wie viel Fleisch verträgt der Mensch? 45

Kapitel 6 Wie viel Fleisch verträgt der Planet? 55

Kapitel 7 Einfach Bio – alles gut? 62

Kapitel 8 Dann eben Fisch? 68

Kapitel 9 Das ganze Tier muss es sein 73

Kapitel 10 Für die Katz (und den Hund) 78

Kapitel 11 Einkaufszettel für ungeduldige Leser*innen 81

Kapitel 12 Das Schandmal der EU: Agrarpolitik 87

Kapitel 13 Ekelhaft: Fleisch aus der Mastfabrik 102

Kapitel 14 Die Agrarlobby – organisierte Kriminalität? 118

Kapitel 15 Vom Wald auf den Teller: Wild 134

Kapitel 16 Glückliche Hühner und kleine Grasfresser 140

Kapitel 17 Schwein gehabt 150

Kapitel 18 Grünland ist kostbar – aber welches? 164

Kapitel 19 Methan rülpsende Klimaschützer: Rinder 176

Kapitel 20 Stiefkinder der Agrarlobby: Schäfer*innen 210

Kapitel 21 Und jetzt: Die Agrarwende! 241

Nur ein Schlusswort 253

Quellen und Anmerkungen 257

Über den Autor 278

Verschiedene Vorworte

»Fleisch ist ein Stück Lebenskraft.«
Werbeslogan der Centralen Marketinggesellschaft der deutschen Agrarwirtschaft, CMA; inzwischen aufgelöst

»Wenn Fleisch produziert wird, ohne die Gesundheit der Bevölkerung und der Beschäftigten zu gefährden, also ohne flächendeckende Antibiotika und ohne Sklavenarbeit – dann wird es teurer werden.«
Jürgen Trittin, Ex-Bundesumweltminister, 2020

»Kühe gehören auf die Weide.«
Bärbel Höhn, Ex-Landesumweltministerin, 2015

»Auf dem schönsten Fleisch sitzen gerne Schmeißfliegen.«
Redewendung

»Alles Fleisch ist Gras, all seine Pracht wie die Blume der Flur.«
Bibel, Jesaja 40, Vers 6

»Vegetarisch akzeptiere ich noch ein bisschen, vegan überhaupt nicht, weil die Leute auf Dauer nur krank werden.«
Uli Hoeneß, Fußballmanager und Wurstfabrikant, 2021

»Wenn da vor zehntausend Jahren, als sie die Mammuts gejagt haben, auch die veganen Cevapcici zum Aufreißen herumgelegen wären, gäbe es Mammuts vielleicht heute noch.«
Thomas Müller, Fußballer und Vegankostförderer, 2022

»Verboten ist euch Fleisch von verendeten Tieren, Blut, Schweinefleisch und Fleisch, worüber ein anderer Name als Allahs angerufen wurde …«
Koran, Sure 5, Vers 3

»Fleisch ist mein Gemüse«
Filmtitel, Christian Görlitz, 2008

»Wenn wir die Rinder abschaffen, dann haben wir klimatechnisch nichts gewonnen.«
Martin Schulz, Landwirt, 2021

»Vegetarier essen keine Tiere, aber sie fressen ihnen das Futter weg.«
Robert Lemke, Fernsehunterhalter, 1974

»Ohne Kurswechsel wächst die Fleischproduktion bis zum Jahr 2029 noch einmal um 40 Millionen Tonnen auf dann insgesamt 360 Millionen Tonnen Fleisch pro Jahr. Die Folgen kann man sich kaum vorstellen, weil bereits jetzt die ökologischen Grenzen unseres Planeten überschritten werden …«
Fleischatlas 2021

»Antibiotika-Einsatz und industrielle Tierhaltung sind zwei Seiten einer Medaille.«
Rupert Ebner, Tierarzt, 2021

»Reden auf Vegetarierbanketten sind erfreulich kurz, weil man Angst hat, dass sonst das Essen verwelkt.«
Mario Adorf, Schauspieler, 1993

»Wer eine Tierquälerei begeht, wird bestraft, wer sie tausendfach begeht, bleibt straflos und kann sogar mit staatlicher Subventionierung rechnen.«
Jens Bülte, Strafrechtler, 2018

Ich habe in ungezählten Gesprächen über das Thema Fleisch noch Hunderte andere Argumente und Polemiken gehört. Diese habe ich in vier Bündeln zusammengepackt und vier fiktiven Personen zugeordnet. Horst, Nadine, Patrick und Ellen gibt es nicht. Aber die meisten ihrer Aussagen sind tatsächlich so gefallen.

Der Fleischesser

Horst: *»Endlich spricht mal einer aus, dass man was Anständiges zwischen den Zähnen braucht, wenn man anständige Arbeit leisten will. Man kommt sich ja inzwischen vor wie ein Sittenstrolch, wenn man sich in der Kantine seinen Teller Gulasch holt. Diese ganzen ältlichen, verhärmten, dürren Veganerinnen glotzen einen an, als hätte man ihrem depressiven Dackel auf den Schwanz getreten. Von diesem ganzen Salatkram mit Böhnchen hier und Radieschen dort oder Blumenköhlchen frittiert, Möhrchen vom Grill – wer soll denn davon satt werden? Auf den Grill gehören Würste, Steaks, Koteletts, von mir aus auch Forellen. Man verheizt doch keine Holzkohle, um darauf Möhrchen und Zucchini-Viertelchen schwarz werden zu lassen. Was ist das denn für eine Energieverschwendung? Jetzt bieten sie in der Kantine auch noch vegane Fritten an, so als hätten sie die Fritten vorher aus dem Schweinebauch geschnitzt. Und vegan belegte Brötchen, mit einer undefinierbaren Schmiermasse zwischen Salatblatt und Tomatenscheibe, wahlweise grau oder rötlich. Wer will denn so was freiwillig essen? Auf ein Pausenbrot gehören ein paar Lagen Wurst oder Schinken oder eine anständige Scheibe Käse.«*

Lieber Horst, ich fürchte, dieses Buch wird dir wenig Freude bereiten. Denn an deinem Fleischkonsum kann ich kein gutes Haar lassen. Du schadest damit wahrscheinlich deiner Gesundheit – gut, deine Sache. Vor allem aber ist dein Fleischhunger absolut ruinös für unseren Planeten. Es hört sich so an, als läge dein Fleischkonsum noch weit über dem deutschen Pro-Kopf-

Konsum von rund 55 Kilogramm pro Jahr. Und der ist schon irrwitzig. Wenn man da noch Säuglinge und Veganer*innen herausrechnet, liegt er zwischen 56 und 57 Kilogramm. Und du isst fast jeden Tag zwei Fleischportionen, mittags und abends? Plus reichlich Wurst, Schinken, Käse auf den Pausenbroten? Dann liegst du wohl eher bei 110 Kilogramm pro Jahr. Übrigens: Die »ältlichen, verhärmten, dürren Veganerinnen« gibt es sicherlich auch. Aber die meisten Veganerinnen und Veganer sind junge, lebensfrohe, wohl genährte Menschen. Die bekommst du vielleicht nicht zu Gesicht, weil sie in deiner Kantine gar nicht erst auftauchen.

Die Gesundheitsbewusste

Nadine: *»Wurst, Leberkäse, Frikadellen und so etwas kommt bei uns gar nicht auf den Tisch. Wenn Fleisch, dann nur Hühner- oder Putenbrust, auch mal Schweinemedaillons oder Rinderfilet. Und wir haben nicht nur einen, sondern meistens zwei Veggiedays pro Woche.«*

Liebe Nadine, zwei Veggiedays, das ist ja schon mal ein ganz gutes Signal für die Umwelt und das Klima. Obwohl – anders herum, also mit ein bis zwei Meatdays pro Woche, würde es eher passen. Ansonsten habe ich aber den Eindruck, dass Klima-, Arten- und Tierschutz bei dir auf der Strecke bleiben.

Dein Rinderfilet macht gerade einmal 1,3 Prozent vom Gewicht des Tieres aus und 2,2 Prozent von seinem Fleisch. Und mit dem Filet für deine Schweinemedaillons interessierst du dich nur für 1,3 Prozent des Schweinefleisches. Deine Hühnerbrust macht auch nur ein Fünftel des Tieres aus. Ich finde, das geht nicht, nicht den Tieren und nicht der Umwelt gegenüber. Tiere lässt man doch nicht nur für einige wenige Prozent ihres Körpergewichts töten und verschmäht den Großteil dann! Frei nach dem Motto: Sollen doch Typen wie der Horst den Rest essen? Oder die in den armen Ländern, die haben doch so oft Hunger?

Ein ganzes im Backofen gebratenes Huhn ist auch als Ganzes eine Köstlichkeit, einschließlich der kross gebratenen Haut. (Ich werde Hühner trotzdem nicht als nachhaltig empfehlen, doch dazu später.) Ebenso lecker ist eine mit Wurzelgemüsen geschmorte, durchwachsene Beinscheibe vom Rind oder eine Pastete aus verschiedenen Innereien. Schmeckt besser als ein schnell mal in die Pfanne geworfenes mageres Filet oder eine Geflügelbrust, denn das Fett ist Aromaträger. Zugegeben: Dafür braucht man mehr Zeit und mehr Kochkenntnis.

Ach ja, die Gesundheit: Tatsächlich wird bei verschiedenen Krankheiten geraten, tierisches Körperfett ganz zu meiden. Aber Nadine, wenn du gesund bist, dann kannst du das völlig vernachlässigen, denn die Menge an Fleisch, die ich als nachhaltig empfehle, die kann dich weder krank noch dick machen.

Der Vegetarier

Patrick: *»Ich esse überhaupt kein Fleisch, auch keine Hähnchen und keinen Fisch. Denn ich finde, dass wir kein Recht haben, Tiere zu töten, nur damit wir etwas zu essen haben, das wir für unsere Ernährung gar nicht brauchen. Gemüse und Obst sind sowieso gesünder als Fleisch. Und das nötige Eiweiß kann man doch auch als Milch, Quark, Käse, Eier und so weiter zu sich nehmen, dafür braucht man keine Tiere zu töten.«*

Lieber Patrick, was passiert mit der Kuh, wenn sie (zumindest in der agrarindustriellen Haltung) nach vier Lebensjahren ausrangiert wird? Sie wird getötet, zu Hackfleisch, Wurst und Tierfutter verarbeitet. Und was geschieht mit dem Huhn, wenn es nach einem Jahr weniger Eier legt als von ihm erwartet wird? Es wird getötet und kommt im günstigsten Falle als Suppenhuhn auf den Markt. Deine Kuh, die dir Milch, Quark und Käse liefert, warf vor ihrer Schlachtung ein bis zwei männliche Kälber, die in einen Maststall verfrachtet wurden, bis sie dann geschlachtet und als Kalb- oder Rindfleisch vermarktet worden sind. In jedem zweiten Ei wartet ein männliches Embryo darauf, ein Hahn zu werden. Die männlichen Küken wurden bis Anfang 2022 in den allermeisten Fällen am selben Tag vergast und geschreddert. Seither werden die Eier mit den männlichen Embryonen schon vor dem Schlüpfen aussortiert. Du wirkst also am Töten von Tieren genauso mit wie jeder Fleischesser. Und – jetzt werde ich etwas zynisch: Du weigerst dich aber um deines guten Gewissens willen das Fleisch zu essen, das du selbst erzeugt hast. Das überlässt du dann Fleischessern wie Horst und mir.

Es gibt sicherlich Gründe, kein Fleisch zu essen. Zum Beispiel religiöse Gründe. Oder weil einem Fleisch einfach nicht schmeckt. Oder weil man findet, wir Menschen dürften keine Tiere töten. Wer aus diesen oder noch anderen Gründen Fleisch ablehnt, der möge aber dann konsequenterweise bitte auch auf Milch, Quark, Käse, Eier und so weiter verzichten, sonst ergibt der Verzicht auf Fleisch überhaupt keinen Sinn – nicht fürs Tierwohl, nicht für die Umwelt und nicht für unseren Planeten.

Die Veganerin

Ellen: *»Als Kind habe ich ständig Fleisch bekommen. Bratwurst, Hähnchen, Rollbraten, Gulasch, fast jeden Tag. Und ich fand es total lecker. Als ich dann erfahren habe, was sie mit den Tieren machen und welchen Schaden das in unserer Umwelt anrichtet, habe ich beschlossen, auf Fleisch ganz zu verzichten. Ich habe mich dann mit vegetarischer Küche beschäftigt und dabei die vegane Küche entdeckt. Seit fünf Jahren verzichte ich vollständig auf alles Tierische, auch bei der Bekleidung. Und ich muss sagen: Mir fehlt gar nichts. Ich koche gerne, liebe gutes Essen und fühle mich pudelwohl.«*

Liebe Ellen, großartig! Umweltbewusster kann man sich kaum ernähren – zumal du vermutlich auch die drei ehernen Grundsätze des umweltbewussten Lebensmitteleinkaufs beachtest: Bio, regional (also keine weiten Transportwege) und saisonal (also möglichst jenes Gemüse und Obst, das zu der Jahreszeit gerade bei uns draußen wächst). Folglich wirst du auch keinen Fleischersatz aus genmanipuliertem brasilianischen Soja kaufen, für das Regenwald vernichtet wurde. Danke! Besser geht es kaum. Kaum? Aber ja, ein kleines bisschen besser als komplett vegan zu leben geht es meiner Meinung nach doch noch: durch den Verzehr einer sehr bescheidenen Menge an Fleisch ausschließlich von solchen Tieren, deren Haltungsweise dem Artensterben und der Klimaerwärmung entgegenwirkt. Maßvoller, nachhaltiger Fleischkonsum eben.

Kapitel 1

Was soll das sein: Nachhaltiger Fleischkonsum?

Unsere Vor-Vor-Vorfahren jagten Wildrinder, Wildschafe und Wildziegen, brieten sie über dem Feuer und aßen ihr Fleisch, so wie sie es mit vielen anderen Wildtieren auch taten. Bis sie auf die Idee kamen, Rinder, Schafe und Ziegen zu zähmen, sie bei sich aufzunehmen und für sie zu sorgen, weil sie davon viel mehr hatten als nur jeweils eine üppige Fleischmahlzeit.

Denn diese Tiere haben den Menschen eine zusätzliche, reiche Nahrungsquelle erschlossen, die sonst nicht zur Verfügung stünde. Da sie sich von Gräsern und anderen Wildpflanzen, die für uns ungenießbar sind, ernähren, fressen sie uns nichts weg, von dem wir selbst satt werden könnten. Ihre Milch und ihr Fleisch jedoch, die aus dem für uns sonst nutzlosen Pflanzenmaterial entstehen, liefern uns tierisches Eiweiß. Das war ehemals besonders wichtig in den kalten Jahreszeiten, in denen auf Äckern und Feldern nichts Essbares wuchs.

Mit den Weideflächen und den Heuwiesen fürs Winterfutter sind über die Jahrhunderte strukturreiche Landschaften entstanden, die es ohne diese Nutztiere nicht gäbe. Von den Almwiesen in den Alpen über die sattgrünen Weiden der Mittelgebirge bis zum Grünland hinter den Deichen im Norden sind sie nicht nur eine Augenweide für uns Menschen. Sie sind auch ein Schatz der Artenvielfalt: einer Vielfalt an Pflanzen, Schmetterlingen, Heuschrecken, Käfern, Kleinsäugern und Vögeln, die allesamt auf oder von dem Grünland leben.

Hinzu kommt, dass Grünland, wenn es dauerhaft beweidet oder als Heuwiese genutzt wird, ein hervorragender Kohlenstoffspeicher ist und auch viel CO_2 aus der Atmosphäre holt. Gesundes Grünland ist für den Klimaschutz so wertvoll wie ein gesunder Laubwald. Weideland steht in aller Regel auch nicht in Konkurrenz zum Acker- oder Gartenbau, zur Erzeugung von direkt für den Menschen verwertbaren Lebensmitteln. Bei Weideland handelt es sich ganz überwiegend um Flächen, die kaum als Ackerland taugen, weil sie zu mager sind oder zu steil oder in ungünstigen Klimazonen liegen. Das trifft auf die Almen in den Alpen ebenso zu wie auf die Weiden und Wiesen in den Mittelgebirgen oder die salzigen Böden der Halligen an der Küste.

Seit ungefähr den 1960er-Jahren fällt das Grünland, diese kostbare Ressource für Artenvielfalt und Klimaschutz, immer schneller den Machenschaften der Agrarlobby zum Opfer. Die Wiederkäuer, die uns doch schadlos um eine zusätzliche Nahrungsquelle bereichert hatten, sind größtenteils von den Weiden in die Ställe verbannt worden. Und statt nur mit dem natürlichen Grün, für das ihr Verdauungsapparat geschaffen ist, werden sie auch mit eigens dafür angebauten energiereichen Pflanzen gefüttert. In unseren Breiten ist Grünland umgepflügt und somit zerstört worden, um Mais, Raps und Getreide als Viehfutter anzubauen. Rinder fressen außerdem Sojaschrot, für dessen Anbau Wald in Südamerika vernichtet wird. Sie werden mit Nahrungsmitteln gequält, die für uns Menschen bestens geeignet wären, aber Wiederkäuern Verdauungsprobleme bereiten. Und das alles, damit sie mehr Milch geben oder schneller ihr Schlachtgewicht erreichen.

Kein Kunstdünger, kein Kraftfutter

Angesichts von acht Milliarden Menschen auf der Erde, von denen zwei Milliarden mangelernährt sind, ist es absolut unverantwortlich, mehrere Kilogramm pflanzlicher Lebensmittel zu vernichten, um daraus ein einziges Kilogramm Fleisch zu gewinnen.

Aber noch gibt es ja zum Glück Fleisch, Milch und Milchprodukte von Rindern, Schafen und Ziegen, die draußen weiden beziehungsweise im Winter im Stall mit dem Mähgut von naturbelassenen Wiesen gefüttert werden. Und diese Produkte sollten wir kaufen!

Fleisch und Milchprodukte aus nachhaltiger Produktion müssen von Tieren stammen,

- die nicht mit für Menschen geeigneten Lebensmitteln gefüttert werden,
- die nicht mit Futter von eigens dafür angelegten Äckern gefüttert werden (etwa mit Turbogräsern und Hochleistungsklee, Futtermais oder Raps),
- die auf Grünland weiden und (fast) ausschließlich mit Mähgut von Grünland gefüttert werden. Im nachhaltigen Futter können auch Anteile einer Zwischenfrucht vom Acker sein, wenn diese Zwischenfrucht dazu dient, dem Boden eine Pause zu gönnen und die Bodenfruchtbarkeit zu erhalten. Dabei handelt es sich in der Regel um Hülsenfrüchte (Leguminosen) wie Rot- und Weißklee, Lupinen und Luzerne oder eine Mischung von Leguminosen, anderen Krautpflanzen und Gräsern,
- deren Weideland und deren Heuwiesen ausschließlich mit dem Kot und Urin dieser Tiere gedüngt werden, nicht aber mit Mineraldünger oder Gülle aus anderen Betrieben,
- deren Weideland und deren Heuwiesen nicht mit Pestiziden behandelt werden,
- die so gehalten werden, dass nur Einzeltiere im Krankheitsfall mit Antibiotika behandelt werden,
- deren Fleisch nicht um den halben Erdball transportiert, sondern regional vermarktet wird,
- oder von Wildtieren, die nicht gefüttert und nur in einem Maße gejagt werden, in dessen Folge der Naturhaushalt nicht beeinträchtigt wird.

Es ist nicht ganz einfach, nachhaltige tierische Produkte aufzutreiben. Aber zumindest Milchprodukte und Fleisch, bei denen es schon mal in die richtige Richtung geht, sind recht unkompliziert zu finden. Damit meine ich Fleisch und Milchprodukte von Rindern, Schafen und Ziegen, die zumindest im Sommer draußen weiden, die aber außer Gras zwecks Leistungssteigerung auch Getreide, Mais und

Hülsenfrüchte bekommen. Das ist nicht komplett nachhaltig, aber dem Grünland und der Artenvielfalt zuliebe vertretbar. Und wenn Sie ganz konsequent sein wollen, dann leben Sie einfach so lange vegan, bis Sie die gewünschten nachhaltigen Tierprodukte gefunden haben. Also etwa Fleisch von Tieren, die wirklich nur frisches Gras, Heu und Grassilage* bekommen haben.

* Silage ist vergorenes Grünfutter, vor allem Gras, Mais (ganze Pflanze) und Leguminosen. Durch das Silieren des gemähten Grases entfällt das Risiko, dass das Mähgut bei einer Regenperiode auf der Wiese verfault.

Kapitel 2

War früher alles besser?

Wie hat es früher in unseren Dörfern ausgesehen? Falls Sie nicht bereits im Rentenalter sind, werden Sie das Bild wahrscheinlich nur aus Kinderbüchern kennen. Oder vielleicht von einer Reise durch eine der ärmeren ländlichen Regionen Europas, etwa durch Polen oder Rumänien, wo es heute noch vielerorts ungefähr so aussieht wie bis zum Ende der 1960er-Jahre in Westdeutschland – in der DDR ergab sich infolge der Kollektivierung zu dieser Zeit schon ein ganz anderes Bild.

Ich kann auf das Dorf in Mittelhessen, aus dem mein Vater stammt, zurückschauen, so wie ich es im Jahr 1968 als Neunjähriger erlebt habe: In jedem vierten Haus gibt es einen Stall und davor einen Misthaufen, auf dem jeweils ein Dutzend Hühner und ein Hahn herumturnen, scharren und picken. Wenn eine Familie hauptsächlich von ihren Kühen und Schweinen lebt, dann ist ihr Stall groß. Aber die Familie meines Vaters hat nur einen kleinen Stall und nur zwei Kühe. Dazu manchmal noch ein Kalb und zwei Schweine, hin und wieder auch drei. Denn diese Familie, deren Mitglied ich in den Ferien bin, lebt vor allem von der Dorfschmiede. Die Landwirtschaft ist hier Nebensache.

Zwei Drittel der Ställe und Misthaufen im Dorf sind schon verschwunden, erzählt mir mein Cousin, der Junior-Schmied. Die Männer haben Arbeit in Industriebetrieben gefunden und die Landwirtschaft aufgegeben. Die Alten erzählen vom Fischreichtum des Flusses am Dorfrand in früheren Zeiten: Im Frühherbst habe es derart von Lachsen gewimmelt, dass die Bauern sie mit der Mistgabel erlegten. Knechte und Mägde hätten sich ausbedungen, dass sie während des »Lachszuges« auch etwas anderes als Lachs zu essen bekommen. Angler aus dem Ruhrgebiet und sogar aus England seien ins Dorf eingefallen, um Lachse zu erbeuten. Damit hatte es kurz vor dem Ersten Weltkrieg jedoch ein Ende, weil flussabwärts eine Staumauer errichtet worden war.

Die beiden Kühe bekomme ich nur im Stall zu Gesicht. Wenn sie ab und zu einmal herauskommen, dann nur zum Arbeiten: Sie müssen den Pflug ziehen und den Wagen mit der Ernte, mit Heu, Kartoffeln, Steckrüben, Roggen, Hafer oder Weizen. Das Heu bekommen die Kühe das ganze Jahr über zu fressen, dazu kleingehäckseltes Haferstroh, sonst nichts.

In einem kleinen Raum zwischen Stall und Küche brodelt es alle paar Tage in einem gewaltigen Kessel. In ihm wird über dem Feuer die Schweinemahlzeit zubereitet. Im Trog landen natürlich die nahrhaften Küchenabfälle wie Kartoffelschalen und Kohlstrunke und auch die Reste von unserem Essen. Aber auch Frisches vom Feld kommt in den Schweinekessel, nämlich Kartoffeln, Steckrüben und andere Feldfrüchte und außerdem die Kleie, also die Schalen von den Getreidekörnern, die beim Dreschen übrig bleiben.

In den Stall wird regelmäßig Stroh eingestreut, sodass Kühe und Schweine nicht auf dem nackten Boden liegen müssen. Alle paar Wochen, wenn die Einstreu schon eine ziemlich dicke Schicht gebildet hat, wird ausgemistet. Und der Misthaufen im Hof wächst wieder ein Stück höher.

Ich schaue gerne zu, wenn die beiden Kühe von Hand gemolken werden, aber selbst kann ich das nicht. Ein bisschen von der Milch zweigen wir für uns ab und für die Katze. Der Rest wird in Kannen zum Dorfsammelplatz gekarrt, wo der Molkereiwagen sie abholt.

Einmal im Jahr kommt der Hausmetzger auf den Hof und eines der Schweine muss daran glauben. Draußen im Hof wird es geschlachtet, zerlegt und verwurstet. Anschließend gibt es ein Festessen.

Ein Teil des Fleischs und der Wurst wird an eine Metzgerei verkauft. Der Rest kommt für den Eigenbedarf in die Räucherkammer. Auf dem eigenen Hof gibt es zwar keine, aber im Nachbarhaus. Hier wohnen zwei Frauen, die immer mit Buchenholz heizen. Mit ihrer Räucherkammer verdienen sie ein bisschen Geld. Das Kalb und das zweite (oder dritte) Schwein werden an einen Schlachter verkauft.

Die Hühner finden im Misthaufen allerlei leckere Sachen: Getreidekörner, die nach dem Dreschen in der Stalleinstreu gelandet sind, Würmer, Käfer, Insektenlarven. Aber natürlich werden sie davon auch nicht richtig satt. Deshalb bekommen sie auch noch Hafer vom Hof und gekauftes Futter, das Muschelkalk enthält, damit die Eierschalen nicht brechen.

Vom Hof führt eine Holztür mit einem herzförmigen Fensterchen zum Plumpsklo. In die Grube darunter fließt der Urin von den Stalltieren und für die Menschen ist es die einzige Toilette. Wenn die Grube voll und der Misthaufen zu hoch geworden ist, werden Jauche und Mist auf den Äckern und Heuwiesen und im Garten verteilt. Mehr Dünger gibt es nicht. Nun ja, der Onkel experimentiert ein bisschen mit Kunstdünger, also: Mineraldünger, den es seit ein paar Jahren zu kaufen gibt. Er streut Blaukorn, das viele verschiedene Nährstoffe enthält, und Thomasmehl, das ist Phosphat aus der Stahlindustrie, und Kalk-Stickstoff-Dünger. All das verteilt er von Hand auf den Äckern. Pestizide gibt es auch schon, aber nur die großen Betriebe setzen sie ein.

So wie ich das Landleben 1968 erlebe, ist es ein schwindendes Paradies, dem wir nachtrauern und das wir zurückerobern müssen: tiergerecht, menschengerecht und vor allem umwelt- und klimaschonend, also nachhaltig? Jein!

Jedenfalls erlebe ich noch ein Vogelparadies. Überall lärmen Horden von Feldsperlingen. Aus allen Richtungen tönt hoch oben aus der Luft der sirrende Gesang der Feldlerchen. Die Spatzen wird es auch 50 Jahre später noch geben, aber nur noch einen Bruchteil von ihnen. Fast zwei Drittel der Feldlerchen werden dann verschwunden sein. Und der Kiebitz, dieser schwarzweiße Luftakrobat mit der Federhaube, wird in dieser Gegend in Mittelhessen bald aussterben.[1] Die Anfänge des Artenschwunds reichen aber weit hinter die Zeit meiner Kindheit zurück. »Seine höchste Diversität an Arten und Pflanzengesellschaften hatte das Grünland zumeist bis etwa Mitte des 19. Jahrhunderts. Erst seit etwa 150 Jahren überwiegt der gegenläufige Prozess der Artenverarmung.«[2]

Das Tierwohl? Ein schöneres Leben für Hühner kann es kaum geben, als den ganzen Tag auf dem Misthaufen herumzuturnen. Den zwei bis drei Schweinen auf dem Hof meiner Verwandten geht es mit Sicherheit besser als 95 Prozent aller Schweine 50 Jahre später. Sie haben mehr Platz, Tageslicht, laufen und schlafen auf Stroh und haben keinen Stress, wenn auch keinen Auslauf im Freien. Auch die Kühe haben es weitaus besser als die Mehrzahl ihrer Artgenossinnen in den »modernen« Milchbetrieben.

Nachhaltig? Nein, natürlich ist die Schweine- und Hühnerhaltung auch schon zu dieser Zeit nicht nachhaltig, weil die Tiere mit Nahrungsmitteln gefüttert werden, die auch Menschen satt machen könnten. Das ist bei Schweinen und Hühnern auch kaum anders möglich.

Das fällt aber zu dieser Zeit noch nicht so sehr ins Gewicht wie heute, weil es 1968 noch viel weniger Menschen gibt, die ernährt werden müssen: In Deutschland wird die Bevölkerung von 1968 bis 2022 von 78 Millionen (BRD und DDR) auf 84 Millionen anwachsen, in Österreich von 7,4 auf neun Millionen, in der Schweiz von 6,0 auf 8,8 Millionen und weltweit von 3,5 auf acht Milliarden.

Die vielen Vögel und ihr munteres Gezwitscher werden zwar einige natursensible Dörfler*innen vermissen. Von einer so kleinteiligen Landwirtschaft wie in dieser Zeit könnte 50 Jahre später aber niemand mehr leben. Jedenfalls nicht, ohne auf den üblichen Lebensstandard mit Auto, Flachbildfernseher, Computer und Urlaubsreisen zu verzichten.

1968: Ich freue mich in den Ferien einmal mehr über die Blütenpracht und die vielen Vögel rund ums Dorf. 1968, das ist auch das Jahr der Studentenrevolte, einer Revolte dagegen, dass die Elterngeneration um jeden Preis die Verbrechen während der NS-Diktatur vergessen will, durch Konsum, »Volksmusik« und seichte Fernsehunterhaltung. Es ist eine Revolte gegen den Muff aus Kaiser- und Nazizeit an den Universitäten, Alt-Nazis in der Politik und der Justiz, eine Revolte gegen Kleingeistigkeit, kirchengeprägte Sexualmoral und Intoleranz. Für das drohende ökologische Inferno hat diese Bewegung noch keine Antenne.

1968 gründet sich auch der Club of Rome, eine Organisation von Wissenschaftler*innen aus verschiedenen Fachgebieten und mehr als 30 Ländern. 1972 wird er seinen Report *Die Grenzen des Wachstums* veröffentlichen. Darin wird bereits alles beschrieben sein, was uns und unserem Planeten bevorsteht, wenn wir einfach so weitermachen wie bisher.

Das wird aber keine Regierung auf der Welt, keine demokratische und keine diktatorische, zum Umdenken veranlassen. Immerhin wird der Bericht bei den politischen Gruppen ankommen, die während der 1970er-Jahre der Studentenbewegung nachfolgen werden, etwa den Bürgerinitiativen gegen Atomkraft. Innerhalb dieser Bewegungen soll auch die Agrarpolitik schon eine gewisse, aber noch keine zentrale Rolle spielen: Etliche der Aktivist*innen werden sich schon für Anbau und Vertrieb biologisch erzeugter Lebensmittel einsetzen, viele andere finden diese Anliegen der »Müslifresser« dagegen zu unpolitisch.

1953 trat das Flurbereinigungsgesetz in Kraft. Damit sollte die Kleinteiligkeit der landwirtschaftlichen Nutzflächen beseitigt werden, die vielerorts über Generationen durch Erbteilung entstanden war: Durch den Tausch der Grundbesitztitel entstehen aus vielen kleinen Feldern, Äckern und Weiden große, zusammenhängende Flächen, die sich besser mit Maschinen bearbeiten lassen. Die Folgen: Seit Mitte der 1960er-Jahre werden aus den bunten Flickenteppichen der Agrarlandschaft zunehmend größere eintönige Flächen. Baumreihen und Hecken verschwinden, obwohl sie überaus wichtig sind für die Artenvielfalt und den Schutz der Böden vor Erosion. Staunasse Wiesen werden trockengelegt, Bäche kanalisiert. Die Flurbereinigung schafft großflächig »Nutzungseinheiten, wie sie für eine industrielle Landwirtschaft notwendig sind. Gleichzeitig wurde die Grünlandnutzung auf ertragsarmen Standorten aufgegeben, wodurch die Flächen verbuschten oder vielfach aufgeforstet wurden.«[3]

In die gleiche Richtung zielt auch die Gemeinsame Agrarpolitik (GAP) der Europäischen Wirtschaftsgemeinschaft (EWG), die 1962 rechtskräftig wurde. Damit will der zunächst aus sechs Staaten bestehende Vorläufer der Europäischen Union die Selbstversorgung seiner Bevölkerung mit Lebensmitteln sichern. Und zwar, indem »die Produktivität der Landwirtschaft durch Förderung des technischen Fortschritts, Rationalisierung der landwirtschaftlichen Erzeugung und den bestmöglichen Einsatz der Produktionsfaktoren, insbesondere der Arbeitskräfte«[4] gesteigert wird.

Um 1968 spielen Antibiotika, diese Lebensretter der Humanmedizin, allmählich auch bei der Behandlung von Tieren eine Rolle. In dieser Zeit kommt außerdem eine besonders schnell wachsende Schweinerasse auf den Markt. Das Problem: Die Muttersauen dieser Rasse geben nicht genug Eisen mit ihrer Milch weiter. Die Pharmaindustrie entwickelt Eisenpräparate, »der erste ›Big Seller‹ der Tierärzte in Deutschland«.[5] Dass sich daraus ein gigantischer Arzneimittelhandel entwickeln würde, zwischen Pharmakonzernen als Herstellern, Tierärzten als Dealern und Massentierhaltern als Abnehmern, das ahnt wohl noch niemand.

Auch ungefähr um 1968 herum sorgt das Insektenvernichtungsmittel DDT (Dichlor-Diphenyl-Trichlorethan) für Aufregung, aber nur in den Reihen von Vogelschützer*innen und Landwirtschaftsexpert*innen. DDT wird sich später als eine der ersten großen von der Agrarindustrie verursachten Umweltkatastrophen herausstellen. Das langlebige Gift reichert sich über die Nahrungskette immer weiter an, zunächst etwa bei Nagern, Tauben und Wasservögeln, dann bei den großen Greifvögeln wie Seeadlern und Wanderfalken. Es lagert sich in deren Fettgewebe ein. Die Greifvögel geraten durch DDT an den Rand der Ausrottung. Das ist aber nicht der Hauptgrund, warum die wohlhabenden Länder des Nordens den Einsatz dieses Gifts in der Landwirtschaft ab etwa 1970 einschränken und schließlich verbieten werden. Es mehren sich vielmehr die Indizien dafür, dass es beim Menschen Krebs erzeugt. In vielen armen Ländern des globalen Südens wird DDT auch noch im 21. Jahrhundert versprüht werden.

1968 erscheinen das Landleben und »die Natur da draußen« mir unbedarftem Jungen aus der Stadt noch als heile Welt. Die Weichen für industrielle Massentierhaltung, Degradierung der Böden, Überdüngung von kostbaren Biotopen selbst fern der landwirtschaftlichen Nutzflächen, die Verschmutzung von Bächen, Flüssen und Seen mit Agrarchemikalien, Tierfäkalien und Antibiotika sind aber schon gestellt. Nitrat wird vielerorts das Grundwasser verseuchen. Zudem hat ein nie dagewesenes Artensterben begonnen.

Für die Bauern und Bäuerinnen gilt der Grundsatz: wachsen oder weichen. Wachsen heißt häufig: sich bis in die nächste Generation hinein zu verschulden. Betriebe, die nicht wachsen wollen oder können, müssen fast zwangsläufig weichen. Es gibt bald keine Molkerei mehr, die Milch von einigen wenigen Kühen abholt. Und kaum mehr einen Hausmetzger, der eigens kommt, um nur ein einzelnes Schwein zu schlachten.

Dass sich eine Nebenerwerbslandwirtschaft mit zwei Kühen und drei Schweinen überhaupt nicht mehr rechnet, muss man unter dem Aspekt der Nachhaltigkeit gar nicht bedauern. Denn Nachhaltigkeit ist keine Frage der Betriebsgröße, solange die Zahl der Tiere in einem ausgewogenen Verhältnis zur Größe des Grünlands und der Ackerflächen steht.

Können wir die Nachhaltigkeit in der Landwirtschaft heute stärken, indem wir auf Fleisch (und alle anderen tierischen Produkte) verzichten? Bremsen wir damit auch die Regenwaldvernichtung in Südamerika? Jein, das können wir auch durch den Umstieg auf Biofleisch erreichen. Beenden wir mit dem Verzicht auf tierische Produkte auch die Verseuchung der Gewässer mit Schweinegülle? Ja. Schützen wir durch vegane Ernährung das Klima besser? Jein. Stoppen wir damit den Artenschwund? Nein! Denn für den Erhalt der Artenvielfalt sind nachhaltig bewirtschaftete Viehweiden und Heuwiesen unverzichtbar – und folglich auch die Weidetiere!

Kapitel 3

Grünland ist kostbar – aber warum?

Ellen[1]: *»Warum sollten wir denn Viehweiden brauchen, damit es der Natur gut geht? Wenn kein Fleisch mehr gegessen und keine Milch mehr getrunken wird, dann können wir die Weideflächen doch einfach der Natur zurückgeben und die Natur wird Danke sagen.«*

Liebe Ellen, wenn wir das Grünland einfach aufgeben, dann wird daraus mit der Zeit von ganz alleine Wald. In den Mittelgebirgen hätten wir in hundert Jahren fast nur noch Buchenwald und in den Alpen gäbe es statt der Almwiesen fast nur noch Tannen-Fichten-Wald. Das sind zwar sehr schöne Wälder und es gibt auch Lebewesen, die genau darauf spezialisiert sind: im Buchenwald etwa der Schwarzspecht oder der Raufußkauz, der in den Höhlen brütet, die ihm der große Specht gezimmert hat. Der Bergnadelwald ist für den Tannenhäher unentbehrlich. Aber im Laub- oder Nadelhochwald ist die Artenvielfalt verschwindend gering, verglichen mit einer strukturreichen Agrarlandschaft. Außerdem sind die Arten des Walds weit weniger gefährdet als die Arten des offenen Grünlands. Und für den Klimaschutz wäre durch Wald statt Weideland nichts gewonnen. Denn die Bäume können auch nicht mehr Kohlenstoff binden als nachhaltig bewirtschaftetes Grünland.

Dass Grünland für das Klima und den Artenschutz eine bedeutende Rolle spielt, ist in der Forschung und Teilen des Agrarsektors wohl bekannt: »Es ist ein Trugschluss zu glauben, dass die seltenen Arten immer an eine natürliche Entwicklung gebunden sind«, betont Andreas Bolte vom Thünen-Institut für Waldökosysteme. »Alles der Natur zu überlassen, kann unter Umständen auch zu einer Homogenisierung und dem Verlust lichtliebender Arten führen.«[2] Martin Schulz, Bundesvorsitzender der Arbeitsgemeinschaft bäuerliche Landwirtschaft, erinnert außerdem daran, dass jeder Hektar Grünland jedes Jahr 40 Tonnen CO_2 bindet. »Wenn wir das Grünland umpflügen würden, wenn wir die Rinder abschaffen, dann haben wir klimatechnisch nichts gewonnen.«[3]

Grünland hat für den Klimaschutz eine ebenso große Bedeutung wie Wälder, so hat das Von-Thünen-Institut für Agrarrelevante Klimaforschung bereits 2011 festgestellt: »Bei einer Aufforstung von Ackerflächen steigt zwar der Kohlenstoffgehalt im Boden, allerdings nicht mehr als bei einer Umwandlung in Grünland«. »Wird hingegen Grünland aufgeforstet, führt dies langfristig zu keiner zusätzlichen Kohlenstoffspeicherung im Boden.« Und wie sieht es aus, wenn Wiesen und Weiden unter den Pflug kommen – denn das ist ja die gängige Praxis? »Wird eine Wiese in einen Acker umgewandelt, führt dies zu Humusverlusten von durchschnittlich 35 %.« Eine gewaltige Menge an Kohlendioxyd entweicht dabei innerhalb kürzester Zeit in die Atmosphäre. Soll dagegen aus Ackerland wieder Grünland werden, »kann es Jahrzehnte bis Jahrhunderte dauern, bis sich der Humus wieder angereichert hat.«[4]

Wegen seiner ganzjährigen Vegetation »ist der Boden im Grünland gegenüber Austrocknung und Erosion durch Wind und Wasser geschützt und verfügt über besonders hohe Humusgehalte sowie eine hohe Wasserspeicherkapazität,« schreibt das deutsche Umweltbundesamt (UBA) auf seiner Website. Grünland leiste dadurch einen wichtigen Beitrag zum Klimaschutz. Es in Ackerland umzuwandeln, belaste die Atmosphäre, »da mit dem Humusabbau verstärkt Nitrat (NO_3), Lachgas (N_2O) und Kohlendioxid (CO_2) freigesetzt werden«.[5]

»Auf Grünlandstandorten kommen über die Hälfte aller in Deutschland beobachteten Tier- und Pflanzenarten vor. Damit haben sie große Bedeutung für den Artenschutz und den Erhalt der Artenvielfalt«, erklärt das UBA.[5] Manche Arten von Grünland, die über lange Zeit nur extensiv genutzt wurden, gehörten zu den artenreichsten Biotoptypen Mitteleuropas, ergänzt das Bundesamt für

Naturschutz (BfN). Kalkmagerrasen zum Beispiel. »Über ein Drittel aller heimischen Farn- und Blütenpflanzen haben ihr Hauptvorkommen im Grünland.« Von den in Deutschland gefährdeten Farnen und Blütenpflanzen seien sogar rund 40 Prozent, nämlich 822 Pflanzenarten, hauptsächlich auf dem Grünland zuhause.[6]

»Artenreiches Grünland erreicht in Mitteleuropa Spitzenwerte von über 60 Pflanzenarten auf einem Quadratmeter«, schreibt eine Wissenschaftlergruppe um den Biologen Peter Sturm. Hinzu kommt: »Pro Pflanzenart rechnet man als Faustregel mit 8–10 vorkommenden Tierarten.« So seien »80 % der Heuschrecken- und Tagfalterarten in der Schweiz auf Grünland angewiesen« oder darauf spezialisiert.[7]

Grünland in Ackerland oder Wald umzuwandeln, ist also aus ökologischer Sicht eine schlechte Idee. Doch welche Bedeutung hat es für die Ernährungssicherheit? »Zwei Drittel der globalen Landwirtschaftsfläche sind Dauergrünland«, erklärt der Agrarökologe Urs Niggli. »Auf diesem Land wird das Vieh geweidet. Man könnte es zwar aus der Produktion nehmen. Dann wachsen dort Bäume«, daraus würde aber ein Ernährungsproblem entstehen. »Weil wir ohne diese riesigen Flächen nicht genügend Lebensmittel produzieren können. Wir müssten sie in Ackerland umwandeln. Die Folge wäre eine ökologische Großkatastrophe, denn das würde enorme Mengen CO_2 freisetzen und die Biodiversität vollends zerstören.« Fleisch sei gut fürs Klima, »wenn wir das Dauergrünland mit nachhaltiger Viehwirtschaft nutzen und auf diese Weise Milch und Fleisch produzieren.« Das bedeute nicht, dass wir mehr Fleisch essen sollten, »im Gegenteil. Aber wir können auch nicht die ganze Menschheit vegan ernähren.« Dafür gebe es schlicht zu wenig Ackerland.[8]

Grünland zu erhalten und nachhaltig zu nutzen, ist also unumgänglich, gleichermaßen um die Menschheit ernähren zu können, die Artenvielfalt zu erhalten und das Erdklima zu schützen. Zu einer artenreichen Agrarlandschaft gehören natürlich nicht nur Heuwiesen und Weiden, sondern auch einzelne alte Bäume auf den Weiden, die den Tieren Schatten spenden, Baumreihen und Hecken, die Weiden und Äcker säumen und sie vor Austrocknung und Erosion schützen. Randstreifen entlang von Äckern, Bächen und Wegen, auf denen Wildpflanzen blühen, weil diese Streifen selten oder gar nicht gemäht werden – und niemals gedüngt. Bäche, die nicht kanalisiert und Wiesen, die nicht entwässert sind. Auf den Äckern sollte im einen Jahr diese, im nächsten eine andere Frucht wachsen. Und in manchen Jahren sollten sie brach liegen, damit der Boden sich erholen kann. Dann gedeihen hier Kräuter und Hochstauden, die zahllosen Insekten und Vögeln Nahrung bieten. Auch Hasen finden dann hier Futter, wenn auch nur vorübergehend, bis der Acker wieder unter den Pflug kommt.

Der Fairness halber sei über unsere Agrarbetriebe gesagt: Sie sind zwar derzeit die Hauptverursacher des Artensterbens bei uns in Zentraleuropa. Und sie heizen das Weltklima gewaltig mit an, auch dadurch, dass sie Grünland zu Äckern umbrechen, vor allem für den Maisanbau. Aber andererseits sollten wir nicht vergessen, dass die Vorfahren der heutigen Bauern und Bäuerinnen den Artenreichtum und die Schönheit der Agrarlandschaft (wo es sie noch gibt) überhaupt erst erschaffen haben. Das Problem fasst Tierarzt und Buchautor Rupert Ebner in wenigen Worten zusammen: »Eine über Jahrhunderte von Bauernarbeit geprägte artenreiche Kulturlandschaft verwandelt sich in eine monotone, artenarme grüne Ödnis.«[9]

Ein Maisacker ist biologisch ebenso tot wie eine Douglasienplantage. Zwischen 2005 und 2012 wuchs die Maisanbaufläche steil an, Grünland wurde zugunsten von Energiemais für die Biogasanlagen vernichtet – ein Irrweg, der zu mehr Klimaschutz führen sollte, aber das Gegenteil bewirkt hat. Dann blieb die Maisanbaufläche für einige Jahre konstant, bis seit 2017 wieder Grünland für Maisäcker geopfert wurde, diesmal nicht für die Biogasanlagen, sondern für Futtermais – für artfremdes Futter, mit dem unsere Kühe vollgestopft werden, damit sie mehr Milch geben.[10]

Seit 2013 sei der Anteil der Grünlandfläche am Agrarland allerdings wieder leicht gestiegen, so das Umweltbundesamt. »Nach wie vor sind die Ursachen des Grünlandumbruchs jedoch nicht beseitigt. Dies gilt besonders für den Bedarf an ackerbaulichen Futtermitteln« – etwa Futtermais für die Kühe und Hülsenfrüchte für die Schweine, »die Förderung des Anbaus von Energiepflanzen sowie die Nutzungsaufgabe«, also das Höfesterben. »Deshalb ist davon auszugehen, dass das Grünland auch zukünftig unter Druck stehen wird und die Nutzung weiter intensiviert wird. Ein wirksamer Grünlandschutz bleibt damit von herausragender Bedeutung.«[5] Dass der Grünlandschwund zunächst gestoppt sei, führt das UBA auf die »Reform« der Gemeinsamen EU-Agrarpolitik (GAP) zurück. Darin wird unter dem Schlagwort »Greening« das Ziel erklärt, das Artensterben auf den Landwirtschaftsflächen zu stoppen.

Genau das ist aus Sicht des Europäischen Rechnungshofes aber missgelungen. Die Artenvielfalt auf dem Agrarland sei »seit vielen Jahren rückläufig. Beispielsweise sind die Feldvogel- und Wiesenschmetterlingspopulationen seit 1990 um mehr als 30 % zurückgegangen«, schreiben die Ausgabenwächter*innen der EU eingangs in ihrem Sonderbericht zur *Biodiversität landwirtschaftlicher Nutzflächen*. Und sie kommen zu einem vernichtenden Urteil über die Agrarreform von 2013 und stellen fest, »dass es an Koordinierung zwischen den politischen Maßnahmen und Strategien der EU mangelt, was u. a. zur Folge hat, dass sie dem Rückgang der genetischen Vielfalt nicht entgegenwirken.« Die Direktzahlungen an die Bauern, 70 % der EU-Agrarausgaben, wirkten sich »nur begrenzt auf die biologische Vielfalt landwirtschaftlicher Nutzflächen aus«. Zwar hätten einige Anforderungen des Greenings »das Potenzial, die biologische Vielfalt zu verbessern, doch haben die Kommission und die Mitgliedstaaten Optionen mit geringen Auswirkungen bevorzugt.«[11]

Auf das »Greening« und die EU-Agrarreformen komme ich später noch einmal zurück. Werfen wir bis dahin einen Blick darauf, was die Industrialisierung der Landwirtschaft und die Vernichtung von Grünland bislang angerichtet haben. »Die Lage in der Agrarlandschaft bleibt alarmierend«, heißt es in einem Bericht des Bundesamtes für Naturschutz (BfN), an dem zahlreiche Ornitholog*innen mitgewirkt haben. »Einige Arten der Agrarlandschaft sind mittlerweile so selten, dass sie in immer größeren Bereichen unserer Landschaft fehlen, wie z. B. die Turteltaube.« Auch die einst so häufige Feldlerche sei an vielen Stellen nicht mehr anzutreffen. »Besonders stark haben Rebhuhn und Kiebitz in den vergangenen 24 Jahren abgenommen, beim Wiesenpieper sind drei Viertel der Brutpaare verschwunden. [...] Weitere Negativbeispiele betreffen Arten des Feuchtgrünlandes: Bekassine, Uferschnepfe und Braunkehlchen haben über die vergangenen 24 Jahre bundesweit mehr als die Hälfte ihrer Bestände eingebüßt.«[12]

Deshalb müsse »Grünland unter strengen Schutz gestellt werden und eine Grünlandumwandlung bundesweit untersagt werden«, fordert das BfN. »Vor allem in Flussauen und auf Moorböden sollte ein generelles Grünlandumbruchverbot gelten. Bestehende Ackernutzungen in solchen Gebieten sollten schrittweise in Dauergrünlandnutzung überführt werden.«[6]

Wie kann Weideland artenreicher sein als Waldwildnis?

Wie kann eine von Menschen gestaltete und ausgebeutete Fläche, das Weideland, kostbarer sein als eine Fläche, auf der die Natur ohne jeden menschlichen Eingriff schalten und walten kann – auf der also nach landläufiger Vorstellung wilder Wald wuchern würde? Das klingt sonderbar, wenn nicht sogar makaber, ist also erklärungsbedürftig. Dafür muss ich etwas ausholen und werde mich dabei auf eine Hypothese stützen, die unbewiesen und nicht wirklich beweisbar ist, für die aber viele Indizien sprechen.

Schauen Sie sich einmal den Dokumentarfilm »Serengeti darf nicht sterben« an, von Ex-Zoodirektor und Fernsehlegende Bernhard Grzimek. Er hat dafür einen Oscar bekommen. Ausschnitte dieser großartigen Filmdokumentation von 1959 sind online verfügbar und den ganzen Film gibt es im Onlinehandel zu kaufen. Sie sehen darin eine Landschaft mit viel offenem Grasland, darauf einzelne Baumriesen, auch Baumgruppen und kleine Wälder, und überall große Pflanzenfresser: Herden von Gnus und Zebras, Trupps von Elefanten und Giraffen. So ähnlich dürfte es vor mehr als 10.000 Jahren auch in Zentraleuropa ausgesehen haben.

Denn damals weideten auch hier bei uns Elefanten, Nashörner und Wildpferde, außerdem Mammuts und Riesenhirsche und zudem die großen Pflanzenfresser, die es auch noch bis in unsere Zeit hinein gab oder immer noch gibt: die Wildrinder Auerochse und Wisent sowie Elche, Rothirsche, Damhirsche und Rehe. Man kann sich bei dieser Vielzahl großer Pflanzenfresser vorstellen, dass sie sich ihren idealen Lebensraum einfach »zurechtgefressen« haben, ähnlich wie die Tiere der Serengeti: also viel offenes Gras- und Buschland geschaffen haben, indem sie nachwachsende Bäumchen abgenagt, die Rinde von den Stämmen der älteren abgeschält oder sie mit ihrer Kraft schlicht umgerissen haben, um an ihre frischen Blätter zu kommen.

Elefanten, Nashörner, Wildpferde, Mammuts und Riesenhirsche sind in unseren Breiten vor etwa 10.000 Jahren ausgestorben – wegen des Klimawandels nach dem Ende der Eiszeit, vermuten die einen. Weil sie von uns Menschen ausgerottet wurden, argumentieren dagegen die Anhänger*innen der Overkill-Hypothese. Womöglich war es auch eine Kombination von beidem. Aber für die Overkill-Hypothese gibt es einige gute Argumente. Unsere europäischen Urahnen waren ausgezeichnete Großwildjäger. Auch in anderen Teilen der Erde traf das Aussterben von Megafauna-Arten zeitlich mit der Besiedlung durch Menschen zusammen, so in Nord- und Südamerika, auf Madagaskar und in Neuseeland.

Vor 13.000 Jahren gelangte der Homo sapiens über die zugefrorene Behringstraße nach Amerika. Tausend Jahre später waren zwei riesige nordamerikanische Pflanzenfresser ausgerottet: das tonnenschwere Riesenfaultier und das Prärie-Mammut. Den Jagddruck durch die Menschen »haben die Mammuts am Ende des Eiszeitalters zusammen mit neuen Klimaänderungen nicht überleben können«, bringt es der Mammut-Experte Dick Mol auf den Punkt. »Das ist der Kipppunkt gewesen.«[13]

In der Neuzeit haben wir dann erwiesenermaßen den Auerochsen ausgerottet, von dem unsere Hausrinder abstammen. Auch Wisent und Elch haben wir in Zentraleuropa eliminiert. Der Wisent hat in Zoos überlebt, der Elch in Nord- und Nordost-Europa. Die sehr verbreitete Annahme, dass in allen zentraleuropäischen Mittelgebirgen nur noch artenarmer Buchenwald wachsen würde, wenn wir Menschen die Natur nicht mehr beeinflussen würden, stimmt nur unter dem Gesichtspunkt, dass die Megafauna zu einem Großteil ausgerottet ist. Vor ihrer Ausrottung »entwickelte sich die heimische Diversität seit der letzten Eiszeit zu 99,7 % außerhalb der heute prägenden Buchenwälder«[14] und Grünflächen waren vorherrschend.

Heute sind in Mitteleuropa als große wilde einheimische Pflanzenfresser nur noch Hirsche und Rehe übrig geblieben, aber die schaffen es alleine nicht mehr, Waldflächen zurückzudrängen und dadurch offenes Grünland zu schaffen. Daran werden sie zusätzlich noch durch die Jagd gehindert. Im Nutzwald sehr zu Recht, denn natürlich brauchen wir Holz, zum Beispiel für umweltgerechte Möbel und klimaschonendes Bauen. Aber viel lieber als den Wald zu schädigen, indem sie Baumtriebe abnagen und Rinde schälen, würden Reh und Hirsch auf Lichtungen und Weiden grasen. Es gibt keine Waldtiere unter den großen Pflanzenfressern – sie sind allesamt Savannenbewohner.

Wenn es hierzu noch eines Beweises bedarf, dann ist das der gescheiterte Versuch, eine Wisentherde im westfälischen Rothaargebirge auszuwildern: in einer Gegend, die intensiv forstwirtschaftlich genutzt wird und ansonsten von Milchviehhaltung geprägt ist. Die Wisente tummelten sich vorzugsweise auf den Wiesen, auf denen die Bauern das Heu für ihre Rinder ernten wollten. Und wenn sie durch die Wälder streiften, dann schälten sie die Rinde von den alten Buchen. Sie haben so versucht, sich einen geeigneten Lebensraum zurechtzufressen. Mehrere Waldbesitzer haben deshalb gegen die freilaufenden Wisente geklagt – erfolgreich.

Unsere Haustiere – Rinder, Schafe und Ziegen – sind an die Stelle der großen pflanzenfressenden Wildtiere getreten und halten anstelle der ausgerotteten oder scharf bejagten Pflanzenfresser unser Grünland baumfrei – und sichern dadurch die Artenvielfalt. Dass Haustiere und Wildtiere gleichermaßen Grünland erhalten können, hat sich auf vielen Naturschutzflächen gezeigt. Auf ehemaligen Truppenübungsplätzen, in Flussauen oder auf Salzwiesen an der Küste bleiben Hirsche und Rehe von der Jagd verschont. Heckrinder (das Ergebnis des Versuchs, den Auerochsen aus Hausrindern zurückzuzüchten), Pferde, Schafe, Ziegen und Wasserbüffel helfen ihnen dabei. Die großen Grasfresser gestalten den Landschaftstyp in diesen Naturschutzgebieten, je nachdem, ob und wie stark man sie bejagt, also: wie viele Tiere pro Hektar weiden dürfen. »Weidedichten nahe der Tragekapazität von Flächen führen zu kurzrasigerer Vegetation.«[15] Dabei lässt man also so viele Großtiere weiden, dass sie gerade noch satt werden. »Bei sehr geringen Weidetierdichten entwickelt sich langfristig ein lichter Wald; Dichten zwischen beiden Extremen lassen halboffene Landschaften entstehen, die alten Hudelandschaften* entsprechen.«

Also: Ob unser Mitteleuropa eine Steppen- oder eine Savannenlandschaft ist oder aber ein lichter oder ein dichter Wald, das entscheiden die großen Pflanzenfresser – je nachdem, wie viele von ihnen wir gewähren lassen. Wenn es jedoch nicht genug wilde Pflanzenfresser gibt, brauchen wir Rinder, Schafe und Ziegen, die diese Aufgabe übernehmen.

---

* Waldhude oder Waldhute nannte man die Waldweide. Vor allem Schweine, aber auch Kühe wurden früher zu bestimmten Zeiten in den Wald getrieben, um dort zu grasen oder Waldfrüchte zu fressen.

Kapitel 4

Ist der Mensch von Natur aus Veganer?

Grünland gibt es nicht ohne Weidetiere und Weidetiere gibt es nicht ohne Fleisch- und Milchkonsum. Aber sind diese tierischen Produkte überhaupt für den menschlichen Konsum geeignet?

> **Horst:** *»Der Mensch – von Natur aus Veganer? Und was ist mit den Eskimos? Die wären dann ja alle tot!«*
>
> Lieber Horst, danke für den Hinweis! Ich komme später darauf zurück.

»Wie kann man nur irgend etwas essen, das Augen hat«, soll der Arzt John Harvey Kellog (1852–1943) gesagt haben, der Erfinder der Cornflakes und der Ur-Vater des Vegetarismus. Er fand, dass Fleischnahrung völlig ungeeignet sei für den Menschen. So sieht es auch der badische Zahnarzt Johann Georg Schnitzer, der tierische Lebensmittel generell als schädlich für den Menschen betrachtet, also auch Milchprodukte. Er empfiehlt pflanzliche Nahrung vorzugsweise zum rohen Verzehr. Schnitzer ist fraglos ein Vorkämpfer für gesündere Ernährung. Schon in den 1960er-Jahren vertrat er Thesen, die für die damalige Zeit revolutionär waren und heute zum Allgemeingut vieler gesundheitsbewusster Menschen gehören: Meide industriell verarbeitete Lebensmittel mit ihrem zugefügten Salz, Zucker und den Auszugsstoffen und Chemikalien, die sie schön aussehen lassen und haltbar machen sollen; meide isolierte Kohlenhydrate wie Zucker, Weißmehl und geschälten Reis; iss frisch zubereitete Mahlzeiten aus naturbelassenen Zutaten: Getreide, Hülsenfrüchte, Gemüse und Obst.

Der Mensch sei »ein Fruchtesser«, kein Allesfresser wie das Schwein und beileibe kein Fleischesser, »das sagt die Konstruktion seines Kauorgans eindeutig aus«, so Zahnarzt Schnitzer. »Nur unter besonderen Bedingungen« könne der Mensch »mit Fleisch als Notnahrung existieren«. Fleisch als Hauptnahrung des Menschen vermindere »seine Lebenserwartung, seine Ausdauer und seine geistige Leistungsfähigkeit«. »Keine der menschlichen Hochkulturen hat sich auf derartigen Ernährungsgrundlagen entwickelt.«[1] Meine Nachfrage, was er unter Hochkulturen verstehe, beantwortet Schnitzer nur insoweit, dass jedenfalls die Schöpfer der 30.000 Jahre alten, großartigen Höhlengemälde von Chauvet in der französischen Ardèche »nicht Vertreter einer großen Kultur, sondern erste Individuen einer sich entwickelnden Art (Mensch)« gewesen seien.[2]

Auf seiner Homepage beklagt Schnitzer »die von Generation zu Generation fortschreitende biologische Degeneration und das sich beschleunigende Aussterben der ursprünglichen deutschen Bevölkerung«. Die »Verantwortlichen« nähmen das »gleichgültig hin und ersetzen das eigene Volk durch unkontrollierte Zuwanderung vor allem aus Afrika.«[3]

Wenn auch die wenigsten Veganer*innen diese Geisteshaltung Schnitzers kennen, geschweige denn teilen: Seine These, der Mensch sei von seiner Anatomie her gar nicht für Fleischkonsum geeignet, sondern von Natur aus ein Veganer, beziehungsweise »Frugtivore«, ist in der Szene populär. Beim Stöbern in der Bibliothek und im Internet bin ich auf folgende Aussagen gestoßen:

»Die ursprüngliche, natürliche, pflanzliche Nahrung dient allen Geschöpfen auf unserer Erde schon immer zur Lebenserhaltung«, schreibt Kochbuchautorin Britta Diana Petri.[4] »Unser hochkomplizierter Organismus und auch unser Zellstoffwechsel sind daher an pflanzliche Nahrungsmittel angepasst.« Im Buch *Klartext Ernährung* von Petra Bracht und Claus Leitzmann heißt es, der Mensch sei »aufgrund seines Verdauungstraktes vorwiegend für die Pflanzenkost ausgerüstet«.[5]

Der Mensch könne »nicht wie ein Fleischfresser Vitamin C selbst bilden«, schreibt ein »zertifizierter, veganer Ernährungsberater« auf seiner Homepage nutripunkt.de. Seinen Namen nennt er nicht, da er die Website »ohne Gewinnabsicht« betreibe und deshalb »den Namen nicht wichtig« finde, wie er mir auf Nachfrage schreibt. »Der Mensch ist wie der Affe eher aufrecht statt waagerecht, evtl. um Früchte leichter zu pflücken.« Es gebe sogar die Annahme, »dass der Mensch keinen angeborenen Tötungstrieb oder Jagdinstinkt hat. Sogar eine Tötungshemmung und Abscheuinstinkt vor Fleisch wird dem Menschen nachgesagt.«[6]

In seinem Blog *Regenbogenkreis* argumentiert auch Matthias Langer mit der Anatomie. Menschen und »viele andere Pflanzenfresser haben lediglich stumpfe Backenzähne, mit denen sie ihre Nahrung zermahlen und zerquetschen können« – anders als Fleischfresser. Die Mägen von Menschen und Pflanzenfressern »produzieren weitaus weniger Säure, da sie an sich zum Verdauen von pflanzlicher Kost nicht benötigt wird.« Fleischfresser hätten »einen verhältnismäßig kurzen Darm«, um die Reste ihrer Nahrung möglichst schnell wieder los zu werden. »Im Gegensatz dazu ist Dein und mein Darmsystem sowie das von Menschenaffen etwa zwölf Mal mal so lang wie der Körper.« Auch die »Zusammensetzung der menschlichen Verdauungssekrete ähnelt denen der pflanzenfressenden Menschenaffen stark.«[7]

Der Mensch sei also von Natur aus ein Veganer (oder Frugtivore), »wie die meisten der ihm am nächsten verwandten Primaten«, so dazu noch einmal Zahnarzt Schnitzer.[8] Der uns am allernächsten verwandte Primat ist der Schimpanse. Und wer wüsste mehr über diese Tiere als die Verhaltensforscherin Jane Goodall?

»Der Schimpanse ist, wie der Mensch, ein Allesfresser und ernährt sich von Pflanzenkost, Insekten und Fleisch«, so das Fazit Goodalls nach jahrzehntelangen Beobachtungen der Menschenaffen am ostafrikanischen Gombe-Fluss. Diese ernährten sich Godalls Beobachtung nach von 90 verschiedenen Pflanzenarten, darunter 50 Sorten von Früchten und 30 Sorten von Blättern und Knospen, außerdem von Termiten und Ameisen, Vogeleiern und Nestlingen. Und sie lieben laut Goodall Fleisch.[9]

Die Forscherin beobachtete, dass die Schimpansenmännchen Buschböcke, Tschirrantilopen und Buschschweine jagen, töten und auffressen – und andere Affen: Paviane, Kolumbusaffen und Meerkatzen. Mal erbeuteten sie diese Tiere zufällig: »Dem Schimpansen läuft ein Buschschweinferkel über den Weg, er packt es, und im nächsten Augenblick ist es zur Stecke gebracht.«[10] Dann wieder zeigten die Menschenaffen »bei der Jagd die ersten Ansätze eines Zusammenwirkens [...], wie es die menschlichen Jagdgemeinschaften charakterisiert« – etwa, indem sie gemeinsam dem gejagten Tier die Fluchtwege abschneiden.[11] Nach Goodalls Beobachtung ist Fleisch eine begehrte Delikatesse für die Schimpansen. Sie ließen sich beim Fleisch fressen »fast immer reichlich Zeit«. Gewöhnlich »kauen sie jeden Bissen mit einer Portion Blätter, als ob sie den Geschmack so lange wie möglich genießen wollten.«[12]

Der erfolgreiche Jäger verteidigte die Beute auch gegenüber ranghöheren Männchen, denen er sich sonst durch Demutsgesten unterordnete. Den jungen Männchen und den Weibchen blieb nur abzuwarten, bis kleine Brocken der Beute vom Baum herabfielen, auf dem der Jäger das Tier verspeiste, worauf sie »sich im Unterholz auf die Suche nach den winzigen Stückchen« machten. Immer wieder habe Goodall beobachtet, wie die Affen, die nichts vom Beutetier abbekommen, »an den Ästen des Baumes lecken, die mit der Beute in Berührung gekommen waren oder auf die, wie ich vermute, Blut getropft war.«[13]

»Eine besondere Delikatesse scheint für die Schimpansen das Gehirn zu sein.« Die Forscherin sah mehrfach, wie ein männlicher Schimpanse aus ihrer Beobachtungsgruppe »nach und nach das Hinterhauptloch« im Schädel des Beutetiers »erweiterte, indem er mit den Zähnen kleine Knochenstücke abbiss. Wenn dann die Öffnung groß genug war, holte er mit dem Zeigefinger das Gehirn heraus«.[14]

So viel von Jane Goodall über die Ernährungsweise der Schimpansen. Die Entwicklungslinien von Schimpanse und Mensch haben sich »vor deutlich mehr als sieben Millionen Jahren« getrennt, schreibt die Geologin und Paläontologin Madelaine Böhme.[15] Vor ungefähr 2,5 Millionen Jahren wurden die Vormenschen (unter anderem der Gattung *Australopithecus*) von den Frühmenschen unserer Gattung Homo abgelöst. Vor mehr als 300.000 Jahren tauchten in Afrika die ersten unserer Art auf, des Homo sapiens, und zwischen 300.000 und 200.000 Jahre ist es her, dass in Europa die andere moderne Menschenart entstand, der Neandertaler. Wir und sie haben Jahrtausende lang in Europa nebeneinander gelebt, auch gemeinsamen Nachwuchs gezeugt. Vor rund 40.000 Jahren ist der Neandertaler dann ausgestorben und seither sind wir die einzige Menschenart. Vor mehr als 10.000 Jahren haben wir im Nahen Osten erstmals Weizen und Gerste angebaut und wohl bald auch angefangen, Tiere zu domestizieren.[16] Machen wir uns jetzt einmal mithilfe der Paläoanthropologen, der Vorzeit-Menschenforscher, schlau, wie sich während dieser Evolution unser Essverhalten verändert hat und infolgedessen auch unsere Anatomie.

Noch vor fünf bis sechs Millionen Jahren ernährten sich die Vormenschen ähnlich wie Schimpansen überwiegend von Pflanzen und ihren Früchten, sagt der Paläoanthropologe Philipp Gunz.[17] Der große Unterschied zu den Affen war aber: Sie gingen schon aufrecht. Ausdauernde oder gar schnelle Läufer waren sie noch nicht. Ihre Hände waren noch zu ungeschickt, um komplizierte Werkzeuge herzustellen. Und ihr Gehirn war noch zu klein, um raffinierte Jagdtaktiken zu ersinnen. Aber in ihrem Lebensraum, einer »savannenähnlichen Landschaft«, hatten sie mit ihrem aufrechten Gang bereits den Überblick. Sie hatten die Hände frei, etwa um Werkzeuge zu tragen, und sie stellten schon einfache Steinwerkzeuge her, »einseitig scharfkantige Geröllgeräte«, so beschreibt sie Böhme.[18]

Man gehe davon aus, dass diese »ursprünglichen Steinwerkzeuge vor allem zur Bearbeitung von Kadavern waren, also noch keine Jagdwerkzeuge«, erklärt Gunz. »Und dass wir sie erst im Laufe der Jahrmillionen zu Jagdwaffen weiterentwickelten.«[17] Und doch, mit ihren einfachen Steinmessern konnten die Vormenschen »eine für sie neuartige ökologische Nische besetzen: die des Aasfressers.«[18] Wenn sie etwa ein großes von Raubtieren erlegtes Tier entdeckten (dank der darüber kreisenden Geier), konnten sie mit ihren Steinmessern rasch das Fleisch von den Knochen schneiden und abtransportieren.

Vor etwa 2,5 Millionen Jahren nahm die Evolution des Menschen so richtig an Fahrt auf. »Fleischnahrung, auch das Fett und das Knochenmark« seien schon bis dahin immer wichtiger für unsere Entwicklung geworden, erläutert Gunz, und »sobald wir von der menschlichen Linie sprechen«, also der Gattung Homo, sei Fleisch »fester Bestandteil unserer Nahrung«.[17] Die Entwicklung unserer Hände spielte dabei eine wichtige Rolle. »Die Fähigkeit, zuerst Steine und später Speere präzise mit den Händen zu werfen, bekam im Lauf der menschlichen Evolution immer mehr Gewicht.« Und war laut Böhme Voraussetzung für eine Karriere, die uns zu den besten Jägern auf Erden machte.[19]

Was schon der Heidelbergermensch, ein Vorläufer des Neandertalers, in dieser Hinsicht konnte, beschreibt die Paläoanthropologin Silvana Condemi am Beispiel eines Wurfspeers dieser Menschenart. Mehrere Exemplare davon waren anhand von Ausgrabungsfunden exakt nachgebildet und Profisportlern in die Hände gegeben worden. »Die Sportler konnten sie nicht nur problemlos handhaben, sondern vermochten auch, sie 70 Meter weit zu schleudern.«[20]

Wir sind jetzt Wesen, deren Hände auch kleinste feinmotorische Arbeiten verrichten können, deren Füße uns schnell und vor allem sehr ausdauernd tragen können und deren Gehirn immer größer wird. Und wir sind nackt, mit bis zu vier Millionen Schweißdrüsen auf der Haut. »Ohne Fell, anatomisch perfekt für Langstreckenläufe gerüstet, mit einem der besten Kühlungsmechanismen« aller Säugetiere sind wir »zum perfekten Hetzjäger« geworden, »der – im trainierten Zustand – nahezu jedes Tier an Ausdauer übertrifft«.[21]

Die Neandertaler hatten eine ausgesprochene Vorliebe für Großwild. Sie nahmen es mit Elefanten und Mammuts auf, die das 75- oder 100-fache ihres eigenen Körpergewichts hatten.[22] Auch Nashörner, Auerochsen und Riesenhirsche der ausgestorbenen Gattung Megaloceros standen auf ihrem Speiseplan. In Nordfrankreich haben Paläontologen eine 200.000 Jahre alte, nun ja, Neandertaler-Mülldeponie entdeckt, mit 220.000 Knochenresten verspeister Tiere. Darunter waren »besonders häufig vertreten der Auerochse (69 %), der Bär (15,8 %) und das Prärienashorn (7,5 %)«.[23] Solch eine Paläo-

Müllkippe gibt es auch im tschechischen Předmostí, allerdings nur 30.000 Jahre alt und nicht von Neandertalern, sondern von Homo sapiens hinterlassen. »Über tausend Mammuts sind hier gestorben«, sagt Mammutforscher Dick Mol. »Man könnte sagen: Das hier ist eine eiszeitliche Metzgerei gewesen.«[24] Die frühen europäischen Vertreter*innen unserer Art mussten viel tierische Kost essen, um überleben zu können, allein schon wegen ihrer Hautfarbe. Denn sie »sahen eher so aus wie die Menschen, die südlich der Sahara wohnen«, also sehr dunkelhäutig, erklärt der Paläogenetiker Johannes Krause die Ergebnisse einer Genanalyse der Eiszeitmenschen. Mit dunkler Haut auf einem dunklen Kontinent konnten unsere Urahnen nicht genügend Vitamin D selbst bilden. Dazu braucht es viel Sonnenlicht auf heller Haut. Sie mussten das Vitamin über tierische Kost aufnehmen. Erst mit dem Ackerbau sei die Hautfarbe der Europäer*innen allmählich heller geworden.[25]

Außer der unglaublichen körperlichen Leistung bei ihren langen Jagdzügen und ausgedehnten Wanderungen mit viel Gepäck von einem Quartier zum anderen gibt es einen weiteren Grund für den enormen Hunger dieser Menschen, vor allem nach tierischem Protein: ihr enorm gewachsenes Gehirn. Es verbrauchte 20 Prozent des täglichen Energiebedarfs und 60 Prozent der aus der Nahrung gewonnenen Glucose.[26]

Schimpansen und die frühen Vormenschen haben praktisch den ganzen Tag nicht nur mit dem Sammeln von Nahrung zugebracht, sondern vor allem damit, Wurzeln, Blätter und Brocken rohen Fleisches so gründlich zu kauen, dass in ihrem Darm wenigstens ein Teil davon verdaut werden konnte. Und durch all das Kauen hatten sie einen großen Teil der Nahrungsenergie bereits verbraucht, bevor sie damit etwas anderes als Kauen und nochmals Kauen anfangen konnten. Wenn die frühen Menschen »nur von roher Fleisch- und Pflanzenkost gelebt hätten, wäre unser Gehirn niemals entstanden«, schreibt Madelaine Böhme. »Für andere Tätigkeiten«, die für unsere Entwicklung entscheidend waren, »wie Werkzeugmachen oder soziale Kontakte wäre kaum Zeit übrig geblieben.«[27]

Der vielleicht wichtigste Wendepunkt in der Menschheitsgeschichte ist die Bezähmung des Feuers – vor zwei Millionen Jahren, wie die einen Wissenschaftler*innen meinen, oder auch erst vor 500.000 Jahren, so die anderen. Über dem Feuer gegartes Fleisch, aber auch Pflanzenkost wie Wurzeln und Körner, ließen sich ganz leicht kauen, verdauen und in Energie umsetzen. Das Feuer sei der entscheidende Schritt für die Gehirnentwicklung der Hominiden gewesen, meint auch der Paläoanthropologe Pascal Picq vom Collège de France. Denn das »Braten von Fleisch ist eine Art Vorverdauung und verringert die Kauleistung. So wird weniger Energie für körperliche Anstrengung verbraucht. Da außerdem auch der Verdauungsvorgang erleichtert wird, gewinnt man mit erheblich geringerem Aufwand das 16-fache an Energie.« Durch das Braten »werden physiologische Grenzen gesprengt. Plötzlich stand genügend Energie für die Entwicklung eines großen Gehirns zur Verfügung«.[28]

Zweifellos habe es mit der Zähmung des Feuers »eine Ernährungsumstellung« gegeben, sagt Philipp Gunz. »Ob es jetzt das Fleisch war,« durch das unser Hirnwachstum möglich wurde, »oder das Knochenmark oder später dann auch die Ernährung durch pflanzliche Fette und Fische und alles, was im Meer und in Fließgewässern zu holen ist an Muscheln oder Schnecken: All das hat eine Rolle gespielt« für die Gehirnentwicklung des Menschen.[17]

Das gilt für Homo sapiens wie Neandertaler. Silvana Condemi schreibt, »dass die Neandertaler auch kleinere Land- und Wassertiere wie Schildkröten, Fische, Schnecken und Muscheln aßen.« Sowie vor allem im Mittelmeerraum auch Frösche, Insekten, Eier und Honig, während in Nordeuropa die Fleischkost überwogen haben dürfte.[29] Condemi veranschaulicht uns in ihrem Buch den Energiebedarf der großen Jäger unter der Überschrift: »Laden Sie nie einen Neandertaler ins Restaurant ein!« Sie zitiert eine Berechnung nordamerikanischer Forscher, wonach ein heutiger Mann, 20 Jahre, 1,80 Meter groß, 70 Kilogramm schwer, einen täglichen Energiebedarf von gut 1.500 Kilokalorien habe. Neandertaler-Jäger dagegen, die »sich bei der Jagd völlig verausgabten«, hätten einen Bedarf von täglich mehr als 6.600

Kilokalorien. »Um Hungergefühle zu vermeiden, musste ein aktiver Neandertaler umgerechnet 22 Steaks von je 200 Gramm [...] verdrücken, und das jeden Tag!«[30]

Der Homo sapiens besiedelte in jüngerer Zeit Gebiete, die denkbar lebensfeindlich sind: etwa die Inuit die Eiswüsten Grönlands und Alaskas, wo sie bis zur Kolonisierung ausschließlich von Landsäugetieren (etwa Eisbären), Meeressäugern, Vögeln und Fischen lebten. Der von Veganer*innen gerne gegebene Hinweis, dass die Fleischesserkulturen sich die lebensnotwendige Pflanzennahrung über den »pflanzlichen Mageninhalt erlegter Tiere«[31] zugeführt hätten, greift bei den Inuit nicht so recht. Denn fast all ihre Beutetiere waren reine Fleischfresser, ihr Darminhalt war also frei von Pflanzlichem.

Auch die Viehnomaden des Nordpolarkreises sowie der spärlich bewachsenen Wüstenränder in Nordafrika, auf der arabischen Halbinsel und in der Mongolei lebten und leben fast ausschließlich von Fleisch. In den sesshaften Ackerbau- und Viehzuchtgesellschaften haben dagegen Pflanzen einen hohen Anteil an der Ernährung. Dennoch urteilt der Paläoanthropologe Philipp Gunz: »Von der Anatomie her sind wir Allesfresser, das ist ganz klar.« Zwar haben wir uns aus Wesen entwickelt, die überwiegend Pflanzen fraßen, und »dieses Echo haben wir noch in unseren Körpern«. Aber im Zuge der Evolution hätten wir Menschen »weniger Energie in unseren Verdauungsapparat investiert und mehr Energie in unser Gehirn. Und das geht nur, indem man die Qualität der Nahrung erhöht« – durch »extrem proteinreiche oder fettreiche Ernährung aus Fleisch und Co«.[17]

War schon das Gebiss des Schimpansen nicht das eines reinen Pflanzenfressers, unseres sieht noch einmal ganz anders aus. In sechs Millionen Jahren menschlicher Evolution sind Zähne und Kiefer immer kleiner geworden, stellt Gunz fest. »Das hat vor allem damit zu tun, dass wir die Nahrung nicht mehr mit unseren Zähnen aufbereiten müssen, sondern mit Werkzeugen oder auch durch Kochen und Garen die Nahrung leichter bekömmlich und verdaulich machen.« In den letzten Jahrtausenden vor unserer Zeit, »seit der Entwicklung des Ackerbaus und der Sesshaftigkeit, wird der Kiefer noch einmal graziler.«[17]

Wenn man die Ernährungsweise der heute noch lebenden Jäger und Sammler betrachte, dann reiche diese »von einer fast rein animalischen bis hin zu einer vorwiegend auf pflanzlichen Ressourcen basierenden Nahrung«, schreiben die Ernährungswissenschaftler Alexander Ströhle und Andreas Hahn. »So ergaben ethnografische Auswertungen von weltweit 229 Jäger- und Sammlervölkern, dass der Anteil pflanzlicher Kost zwischen 0 und 85 % variiert«. Demnach gibt es unter all den Völkern, die heute noch ähnlich wie unsere Urahnen leben, zwar solche, die von reiner Fleischkost leben, aber keine, die ausschließlich Pflanzen essen.[32]

Gab es und gibt es tatsächlich kein rein vegan lebendes Volk? »Historisch ist da kaum etwas bekannt«, sagt Paläoanthropologe Gunz. Lediglich von einzelnen Gruppen innerhalb einer Bevölkerung wisse man, die ohne tierische Kost lebten, etwa auf dem indischen Subkontinent. »Es wirkt so, als wären die Gründe dafür, rein vegetarisch oder vegan zu leben, vor allem in rituellen oder spirituellen Überlegungen zu finden.«[17]

Patrick: *»Aber dort gibt es dann doch eine Tradition, das zu nehmen, was die Tiere uns freiwillig schenken, ohne sie zu töten und aufzuessen.«*

Lieber Patrick, die »Heiligen Kühe« Indiens haben es dir also angetan? Hindus ist der Verzehr von Rindfleisch verboten und folglich sollen sie die Kühe, wenn sie nicht länger als Arbeitstiere taugen und keine Milch mehr geben, eines würdevollen, natürlichen Todes sterben lassen. Die meisten ihrer Besitzer haben aber kein Geld dafür, ihre ausrangierten Rinder bis zu deren Tod zu füttern. Also irren die armen Viecher herum und verenden irgendwann an Hunger oder Krankheiten. Andererseits ist Indien der viertgrößte Rindfleischexporteur der Welt.[33]

Aber Schwamm drüber. Lass uns mal überschlagen, was es in Deutschland bedeuten würde, wenn wir all die Milchkühe und Hühner »eines natürlichen Todes« sterben lassen wollten, die von den Agrarbetrieben aussortiert werden, weil sich ihre Milch- oder Legeleistung betriebswirtschaftlich nicht mehr rechnet. Wenn du einen großen Garten und tolerante Nachbar*innen hast, kannst du vielleicht vier, fünf ausrangierte Legehennen bei dir aufnehmen. Sie werden dir noch ein paar Jahre lang Eier »freiwillig schenken«, wenn auch in immer größeren Abständen. Es spricht nichts dagegen, das zu tun, es ist schön für die Hühner und für dich. Aber es ist ansonsten keine Lösung für überhaupt nichts.

Denn wir reden hier von mehr als 40 Millionen ausrangierten Legehennen und einer Million ausrangierter Milchkühe pro Jahr allein in Deutschland. Pro Jahr! Wenn du die alle, statt sie zu schlachten, eines »natürlichen Todes« sterben lassen willst, müsstest du das ganze Land, jeden einzelnen Quadratmeter unbebauter Fläche, in einen Gnadenhof verwandeln.

Kapitel 5

Wie viel Fleisch verträgt der Mensch?

Eine Tagesdosis des Neandertalers von 22 Riesen-Steaks: Horst, diese Berechnung muss für dich doch (entschuldige bitte das alberne Wortspiel) ein gefundenes Fressen sein? Andererseits: Joggst du tagtäglich 50, nein, eher 70 Kilometer, über Stock und Stein, einen Großteil der Strecke mit schwerem Gewicht auf den Schultern (Jagdbeute oder Umzugsgut)? Nein? Nun, dann scheidet der Neandertaler als Ernährungsvorbild alleine schon aus diesem Grund aus.

Brauchen wir aber wenigstens ein bisschen Fleisch (und Milchprodukte, Eier), um gesund zu leben? Nein, natürlich nicht! Jedenfalls nicht in unserer zentraleuropäischen Überflussgesellschaft, in der das ganze Jahr über eine große Auswahl an Getreide und Hülsenfrüchten, Nüssen, Obst, Salat und Gemüse verfügbar ist. Einziges Problem bei der veganen Ernährung sind die Cobalamine (Vitamin B12), die unser Körper nicht selbst bilden kann und die nur in tierischer Kost enthalten sind. In viele der hoch verarbeiteten veganen Produkte mischt die Industrie reichlich B12 hinein. Wer sich vegan und zugleich natürlich ernähren will, wird dann aber schon mal ein Vitaminpräparat brauchen. Ansonsten können wir uns alle von rein pflanzlicher Kost rundum gesund ernähren.

Wir Menschen sehnen uns ja nach stimmigen, einfachen Antworten auf die großen Fragen des Lebens, etwa nach der richtigen Ernährung und danach, wie unser Planet zu retten sei. Es würde sich natürlich großartig fügen, wenn die vegane Ernährung nicht nur die beste Lösung für unseren Planeten wäre (und dem kommt sie ja tatsächlich auch nahe), sondern zugleich die einzige unserer Anatomie entsprechende (der Mensch als geborener Veganer) sowie die einzig gesunde Ernährungsweise (Fleischkonsum als Ursache von

Krankheit und Tod). Vegan-Aktivist*innen und viele Wissenschaftler*innen arbeiten an diesem stimmigen, einfach zu begreifenden Bild.

Nur, je mehr man daran kratzt, desto weniger stimmig wird das Bild. Da wird etwa, auch von ernst zu nehmenden Forscher*innen, behauptet, die Inuit und die Hirtenvölker des Wüstengürtels hätten wegen ihres hohen Fleischkonsums eine kürzere Lebenserwartung. Nur: Das ist eine reine Mutmaßung. Sie lässt sich nicht beweisen, weil es überhaupt keine Vergleichsgruppe von Menschen gibt, die den gleichen extremen Lebensbedingungen (Wüste oder Eiswüste) ausgesetzt ist und sich zugleich ausschließlich (oder überwiegend) pflanzlich ernährt. Auch mancherlei andere Thesen zur Schädlichkeit von Fleisch erscheinen bei genauer Betrachtung näher an Dichtung zugunsten eines stimmigen Weltbilds als an wissenschaftlich überprüfbaren Tatsachen.

Epidemiologische Studien: Mit Vorsicht zu genießen

So stuft die Weltgesundheitsorganisation (WHO) seit einigen Jahren rotes Fleisch, also Fleisch vor allem von Schweinen, Rindern, Schafen und Ziegen, in die Gruppe 1 krebserregender Stoffe ein. Diese Einstufung basiere auf epidemiologischen Studien, »die einen positiven Zusammenhang zwischen dem Verzehr roten Fleisches und der Entwicklung von Dickdarmkrebs« zeigten. Es gebe aber auch Hinweise für einen Zusammenhang mit Bauchspeicheldrüsen- und Prostatakrebs. Die Gruppe 1 werde bei »ausreichenden Belegen für krebserregende Wirkung beim Menschen« gewählt.[1] In das gleiche Horn stößt auch der World Cancer Research Fund (WCRF). Es gebe »starke Anhaltspunkte dafür, dass rotes Fleisch das Risiko von Dickdarmkrebs erhöht«.[2]

Nun ist die Epidemiologie, jedenfalls wenn es um die menschliche Ernährung geht, keine exakte Wissenschaft, sondern eine ungefähre. Ein Beispiel dafür mag das Kochsalz (Natriumchlorit) sein, dessen Schädlichkeit in zahlreichen Studien behauptet wird. Man vergleicht dafür zwei Gruppen von Menschen, von denen die eine sehr viel Salz oder stark gesalzene Lebensmittel isst, die andere salzarme Kost bevorzugt. Und dann schaut man sich an, wie häufig bestimmte Krankheiten in der einen und in der anderen Gruppe auftreten. Wenn die Salzliebhaber*innen nun deutlich häufiger Herzinfarkte erleiden als die salzarm Essenden, ist dann bewiesen, dass Natriumchlorit das Herz schädigt? Aber nein!

Wenn in der Gruppe der Salzliebhaber*innen häufiger Herzprobleme auftreten, dann kann das auch viele andere Gründe haben. Zum Beispiel, dass diese Leute im Unterschied zur anderen Gruppe eine große Vorliebe für industriell verarbeitete Lebensmittel haben, also etwa für Burger, Fertigpizza, Grillwürste, Fabrikbrot und Co. Diese Lebensmittel sind aus vielen Gründen ungesund: weil sie zu viel Fett enthalten, vor allem gesättigte Fettsäuren, zu viel Zucker und Weißmehl, zu wenig Ballaststoffe, Vitamine und Mineralien, dafür aber allerlei Chemikalien wie Konservierungsmittel, Farbstoffe, künstliche Aromastoffe – und viel Salz. Auch mancherlei andere Faktoren kommen als mögliche Erklärung dafür infrage, dass es in der einen Gruppe mehr Herzerkrankungen gibt als in der anderen: Vielleicht gibt es hier insgesamt einen Hang zur Überernährung und damit zum Übergewicht. Vielleicht wird hier mehr geraucht, mehr Alkohol getrunken, weniger Sport getrieben als in der anderen Gruppe. Vielleicht atmen die einen mehr Luftschadstoffe am Wohnort, am Arbeitsplatz ein als die anderen oder haben mehr Stress.

Warum also sollte das Kochsalz den Unterschied machen? Die Epidemiolog*innen behaupten, sie könnten all die Störfaktoren, also andere mögliche Ursachen, anhand allgemeiner statistischer Daten herausrechnen, sodass unterm Strich nur noch die Wirkung des Kochsalzes übrig bleibe.

Und wenn nun nicht nur zwei oder drei Studien zu dem Ergebnis kommen, Kochsalz erhöhe das Risiko eines Herzinfarkts, sondern Hunderte? Falls alle Studienautor*innen mit der gleichen Methodik gearbeitet haben, macht das die Ergebnisse auch nicht glaubhafter.

Mit exakter Wissenschaft hätten wir es zu tun, wenn die beiden zu vergleichenden Gruppen sich tatsächlich nur durch einen einzigen Parameter stark unterscheiden würden, in unserem Beispiel: durch die Salzaufnahme. Ansonsten müssten sie sich nicht nur nach Alter und Geschlecht gleichen, sondern in allen Faktoren, die maßgeblichen Einfluss auf die Gesundheit haben: etwa, wie viel Nahrung mit welchem Energiegehalt sie täglich zu sich nehmen, wie vollwertig oder degradiert diese Nahrung ist und wie sehr die Proband*innen körperlich aktiv sind oder nicht.

Solche halbwegs (bis auf einen Faktor) identischen Vergleichsgruppen zusammenzustellen, ist enorm aufwendig. Die meisten Forscher*innen haben dafür weder die Zeit noch das Geld, zumal die Gruppen für eine verlässliche Aussage groß sein müssen. Wenn bei zwei Gruppen von 50 Personen eine Krankheit in der einen Gruppe um drei Prozent seltener auftritt als in der anderen, kann die Studie gleich in den Papierkorb wandern. Denn das kann auch reiner Zufall sein. Bei zwei Gruppen von je 500 Probanden sind die drei Prozent dagegen schon bedingt aussagekräftig. Je größer die Gruppen, desto kleiner kann die Abweichung sein, die kein purer Zufall und somit aussagekräftig ist.

Um 2018 gab es wohl eine wahre Flut von Untersuchungen zur (unterstellten) Schädlichkeit von Kochsalz, und der Kardiologe Clyde Warren Yancy, langjähriger Präsident der American Heart Association, bekam seinerseits einen Untersuchungsauftrag: Er sollte die Salzstudien auf ihre Glaubwürdigkeit und ihre Tauglichkeit für die Veröffentlichung in einer Übersichtsarbeit prüfen. »Von allen Salzstudien der Welt wiesen 99 Prozent schwerwiegende Mängel auf«, sagt Yancy. »Lediglich neun Studien genügten den wissenschaftlichen Qualitätsstandards. Erstaunlicherweise fanden die Forscher in diesen neun Studien keinerlei Beweise für den Nutzen einer reduzierten Salzzufuhr.«[3]

Ein anderes Beispiel: Wird das Risiko von Herz-Kreislauf-Erkrankungen geringer, wenn man viel rohes Obst und Gemüse isst? Diesen ja sehr wünschenswerten möglichen Zusammenhang hat eine

Forschergruppe unter Federführung von Wissenschaftler*innen der Universität Oxford untersucht. Die Studie war mit 400.000 Teilnehmer*innen über einen Zeitraum von zwölf Jahren wirklich sehr breit angelegt. Die unbereinigten Zahlen zeigten zunächst, dass sich das Krankheitsrisiko durch Rohkostverzehr tatsächlich um 21 Prozent senken lasse. Dann haben die Forscher*innen aber versucht, die Einflussfaktoren Alter, Bildungsstand, Wohnort und Gesundheitsstatus herauszurechnen. Und vom Rohkostverzehr blieb nur noch ein elfprozentiger Gesundheitsvorteil übrig. »Wenn alle restlichen Einflussfaktoren perfekt berücksichtigt« würden, könne es sein, dass der »beobachtete Nutzen« der Rohkost »womöglich ganz verschwindet«, räumten die Forscher*innen ehrlicherweise ein. Ihr doch wohl eher bescheidenes Fazit: Es sei »nicht ausgeschlossen, dass Rohkost tatsächlich Herz und Blutgefäße schützt«.[4]

Der Verdacht liegt nahe, dass es sich mit den Studien zur (unterstellten) darmkrebsverursachenden Wirkung von rotem Fleisch ähnlich verhält, und eine Forschungsgruppe mit dem Akronym NutriRECS* sieht diese These offenbar auch kritisch. Sie ist zu dem Schluss gekommen, dass »den Menschen mit einem hohen Verzehr von rotem und verarbeitetem Fleisch nicht empfohlen werden sollte, den Verzehr von diesen Lebensmitteln zu reduzieren.« Kurz gesagt begründen die Forscher*innen ihr Fazit mit den methodischen Mängeln der epidemiologischen Studien. Diese zeigten nicht, dass »auf eine Reduktion des Fleischverzehrs« von Menschen, die nach dem Zufallsprinzip ausgewählt wurden, »tatsächlich eine Reduktion von Herz-Kreislauferkrankungen und Krebs erfolgt«. Das gelte auch für die Studien, die über einen Zeitraum von zehn Jahren liefen und die NutriRECS als methodisch gut akzeptierte. Auch hier seien beim Vergleich zwischen Menschen, die viel oder wenig Fleisch essen, »die Auswirkungen« (eines hohen Fleischkonsums) »für eine einzelne Person zu vernachlässigen«.[5]

---

* Nutritional Recommendations and Accessible Evidence Summaries Composed of Systematic Reviews

Auf der Homepage der Deutschen Gesellschaft für Ernährung wird die Vorgehensweise der NutriRECS-Gruppe kritisiert. Diese sei »nur bedingt für Ernährungsstudien zur Primärprävention« geeignet. Zugleich beklagen die Kritiker*innen aber einen »Mangel an Ernährungsstudien«, bei denen in der einen Gruppe »die bisherige Ernährung beibehalten wird« und in der anderen »die Ernährung zielgerichtet verändert wird«.[6] Aber genau das hatte die NutriRECS-Gruppe ja kritisiert: Es gibt keine Beweise dafür, dass eine Umstellung auf fleischfreie oder fleischarme Kost die Zahl oder Schwere von Erkrankungen senkt. In der gebotenen Bescheidenheit müssten sich die Schlussfolgerungen von WHO und WCRF deshalb in etwa so lesen: »Der Konsum von viel verarbeitetem roten Fleisch ist ein Indiz für eine insgesamt ungesunde Lebensweise, in deren Folge vermehrt Dickdarmkrebs auftreten kann.« Aber das liest sich natürlich nicht so flüssig wie: »Rotes Fleisch verursacht Krebs.« Gut, so platt hat es die WHO auch nicht formuliert, aber so stand es dann eben in vielen Schlagzeilen.

Schwein oder Rind, Freiland oder Industriemast?

Trotzdem ist die Warnung vor verarbeitetem Fleisch ernst zu nehmen. Die Frage ist nur: Wie wird das Fleisch verarbeitet? Werden den Tierbestandteilen für die Wurst oder Pastete ausschließlich Kochsalz und pflanzliche Gewürze (Kräuter, Pfeffer, Knoblauch etc.) hinzugefügt? Oder allerlei Industriechemikalien (Konservierungs-, Farb-, Aromastoffe usw.), die – für meinen Geschmack – sowieso nicht in Lebensmittel hineingehören? Um welche Arten von rotem Fleisch handelt es sich? Um das von Wiederkäuern (Rind, Schaf) oder das von Schweinen? Und: Wurden die Tiere auf der Weide gehalten oder in größter Enge auf Betonspaltenböden, wo sie ihr gesamtes kurzes Leben lang krank waren und unter Dauerstress litten? Diese Fragen können für die Aussagekraft einer Studie über die gesundheitlichen Auswirkungen des Verzehrs von rotem Fleisch entscheidend sein. Sie sind aber nicht gestellt worden.

Dass diese Fragen aber zentral sind, verdeutlicht eine Geschichte aus dem westfälischen Sauerland: Der Schweinemäster Heiner Korte, Erbe des väterlichen Betriebs in Menden, wurde furchtbar krank: Er litt unter Polyarthritis und entzündlichem Gelenkrheuma. Die Prognose: »Nicht heilbar und invalide, und dann Rollstuhl.« Die Ärzte verordneten Medikamente, die auf den Magen schlugen, weshalb weitere Medikamente für den Magen nötig waren. Und sie legten ihm dringend nahe, kein Schweinefleisch mehr zu essen, was er bis dahin reichlich getan hatte. Da die Schulmedizin ihm nicht helfen konnte, suchte und fand Korte einen Heilpraktiker, der ihm sagte: »Herr Korte, Sie sind übersäuert!«

Es folgten drei Jahre mit vegetarischer Ernährung, Salzbädern, und er habe »Tee getrunken ohne Ende«, erzählte mir Korte. Und »dann waren auf einmal die Schmerzen weg, und ich war wie geheilt«. Daraufhin nahm er sich seine Schweine vor, nach dem Motto: Was ihm selbst geholfen hatte, würde auch die Tiere gesünder machen. Zuerst ersetzte er die Tierantibiotika durch Homöopathie und Heilkräuter, dann baute er die Ställe um. Nun gab es Heu statt Betonspalten. Korte sorgte für reichlich Auslauf, sodass die Tiere ihr Geschäft draußen verrichten konnten, baute ihnen sogar eine Schweinedusche und kümmerte sich um frischeres und gesünderes Futter.

Schließlich ließ er das Fleisch seiner Schweine untersuchen. »Wir haben die Harnsäure bis auf zehn Prozent herunterbekommen. Das heißt: Dieses Fleisch können auch Rheumatiker, Allergiker und so weiter vertragen. Das ist viel, viel besser als normales Fleisch.« Er selbst isst auch wieder Schweinefleisch – von den eigenen Tieren – und verträgt es gut.[7]

Tierarzt und Slow-Food-Aktivist Rupert Ebner kennt viele solcher Geschichten. »Wenn Sie in der Bio-Gründerszene herumfragen, berichten sie ja alle das gleiche«, nämlich dass das Fleisch bekömmlicher sei, »seit sie ihre Tiere anders halten«, tiergerechter eben. Trotzdem ist Ebner bei dem Thema sehr zurückhaltend. Es sei sinnvoll, diese Frage wissenschaftlich zu untersuchen. Aber da es solche Studien noch nicht gebe, tue man sich mit dem Nachweis »wahnsinnig schwer«, dass die Haltungsform der Tiere sich auf die Gesundheit der Fleischesser auswirkt. »Ich kann es nicht beweisen, aber ich glaube sicher, dass es doch Unterschiede gibt.«[8]

Pökelsalz, Arachidonsäure und Purin

Die wohl am häufigsten in Wurstwaren verwendete Chemikalie ist das Nitritpökelsalz. »Das im Pökelsalz enthaltene Nitrit kann mit Aminen (Eiweißstoffen) sogenannte Nitrosamine bilden«, schreibt der Verband für Unabhängige Gesundheitsberatung. »Diese haben sich im Tierversuch als krebserzeugend erwiesen.« Bei starkem Erhitzen verwandelt sich besonders viel Nitrit in Nitrosamine. »Gepökelte Lebensmittel sollten daher möglichst nicht gebraten, gegrillt oder frittiert werden.«[9] Besser ist es jedenfalls, Nitritpökelsalz zu meiden. Auch einige andere gesundheitliche Warnungen vor hohem Fleischverzehr sollten nicht auf die leichte Schulter genommen werden. Die wichtigste: dass »Überernährung heute das größte Ernährungsproblem in den Industrienationen und zunehmend auch weltweit«[10] ist.

Zu Überernährung kommt es besonders leicht beim Verzehr industriell verarbeiteter Produkte, weil diese einerseits oft ein Übermaß an Zucker, anderen isolierten Kohlenhydraten, gesättigten Fettsäuren, Eiweiß und Purinen enthalten, andererseits aber kaum Ballaststoffe. Bei diesen Nahrungsmitteln stellt sich deshalb erst ein Sättigungsgefühl ein, wenn es gewissermaßen zu spät ist, weil wir schon viel zu viel davon gegessen haben.

Bei verschiedenen Krankheiten wird dazu geraten, ganz oder teilweise auf tierische Produkte zu verzichten. Bei Gefäßverengung (Arteriosklerose) und Arthrose geht es darum, weniger an gesättigten Fettsäuren aufzunehmen, die nicht nur in Fleischwaren, sondern auch in Palm- und Kokosfett reichlich vertreten sind. Rheuma kann durch Arachidonsäure verschlimmert werden, die »sich ausschließlich in Nahrungsmitteln tierischer Herkunft« befindet.[11] Bei Gicht heißt der Bösewicht Purin. Es ist absolut unentbehrlich für den Aufbau unseres Erbgutmoleküls DNA und seines Informationsübermittlers RNA. Aber ein Zuviel davon wird zu Harnsäure abgebaut, und ein Zuviel an Harnsäure, das die Nieren überfordert, wird in Form von Kristallen in den Gelenken eingelagert. Das Ergebnis ist die Gicht. Besonders viel Purin findet sich in Fleisch und Wurst, in der Haut von Fisch und Geflügel, in Krabben, Krebsen und Muscheln, in Hefe (Bier, Wein) und in Hülsenfrüchten.

Vermutlich ist auch in diesen Fällen nicht jeweils ein einzelner »Bösewicht« unter den Nahrungsbestandteilen der Hauptschuldige an dem Elend, sondern Überernährung und einseitige Ernährung, meist wahrscheinlich in Kombination mit Fehlernährung durch einen hohen Anteil an Industrienahrung.

Nadine: *»Aber dann sind doch Hühner- oder Putenbrust eindeutig gesünder als das rote Fleisch!«*

Liebe Nadine, es kommt darauf an, was du vergleichst. Wenn die Wahl zwischen Fleisch von Rindern und Schafen aus Weidehaltung einerseits besteht, Hühnern und Puten aus Biohaltung andererseits, dann würde ich sagen: kein Unterschied, was deine Gesundheit betrifft, die Ökobilanz ist aber noch einmal eine ganz andere Geschichte. Wenn du dagegen rotes Weidetierfleisch mit Geflügel aus industrieller Haltung vergleichst, ist die Entscheidung eindeutig. Denn im Gegensatz zu den Weidetieren bringen diese Hühner und Puten ihr gesamtes erbärmliches Leben in maximalem Dauerstress zu, sie werden vollgepumpt mit Antibiotika und anderen Medikamenten, deren Reste du mit ihrem Fleisch aufnimmst. Und es gibt eine ziemlich große Wahrscheinlichkeit, dass du dir mit dem rohen Fleisch dieser Tiere multiresistente, lebensbedrohliche Bakterien einhandelst.

Also, wie viel Fleisch kann ein gesunder Mensch nun zu sich nehmen, ohne seine Gesundheit zu gefährden? Die WHO will sich da nicht festlegen: Die vorliegenden überprüfbaren Daten »erlauben keinen Rückschluss darauf, ob es eine unbedenkliche Menge gibt«.[1]

Die Krebsforscher*innen vom WCRF raten dazu, den »Verzehr von rotem Fleisch auf 350 bis 500 Gramm pro Woche zu begrenzen und, wenn überhaupt, nur wenig verarbeitetes Fleisch«[2] zu essen. Das deckt sich in etwa mit der Empfehlung der Deutschen Gesellschaft für Ernährung: »Wenn Sie Fleisch essen, dann nicht mehr als 300 bis 600 g pro Woche.«[6]

Wenn wir die 600 Gramm pro Woche als Maßstab nehmen, dann wäre das ein Pro-Kopf-Verbrauch von 31 Kilogramm pro Jahr. Und das ist ja nur das rote Fleisch. Rechnen wir noch Geflügel und Kaninchen dazu, dann fehlt nicht mehr allzu viel bis zum aktuellen Durchschnittsverbrauch von 55 Kilo Fleisch. Und auch in dieser Rechnung sind Eier noch nicht enthalten. Mit 300 bis 600 Gramm rotem Fleisch pro Woche mag man die eigene Gesundheit auf der sicheren Seite wähnen. Für die Gesundheit unseres Planeten ist das aber immer noch viel zu viel.

Kapitel 6

Wie viel Fleisch verträgt der Planet?

Und: Welche Art von Fleischerzeugung verträgt der Planet? Die Antwort des Deutschen Bauernverbands (DBV) auf diese zweite Frage lautet: Er habe »an die Verbraucher appelliert, heimisches und vor allem nachhaltig erzeugtes Fleisch zu kaufen und damit die Bauern in Deutschland zu unterstützen«, so sein Sprecher Axel Finkenwirth.[1]

Insgesamt ist der Verzehr von Fleisch in Deutschland zwischen 2000 und 2021 zurückgegangen, von 61,5 auf 55 Kilogramm pro Kopf und Jahr. Es wird deutlich weniger Schweinefleisch gegessen, nämlich statt 39,5 nur noch 31 Kilogramm. Der Konsum von Geflügel hat dagegen kräftig zugenommen, von 9,6 auf 13,1 Kilogramm.[2] »Und das ist gar keine gute Nachricht«, findet Katrin Wenz vom Bund für Umwelt- und Naturschutz (BUND). »Es gibt Menschen, die der Meinung sind, dass das gesundes Fleisch ist. Das ist deutlich ein falscher Weg.« Andererseits sei es erfreulich, »dass wir gerade beim Schweinefleisch einen Rückgang haben.«[3]

Der Trend zur mageren Hühner- oder Putenbrust habe dazu geführt, »dass wir eine Geflügelproduktion in Deutschland etabliert haben, die nicht zu akzeptieren ist«, findet Martin Schulz von der Arbeitsgemeinschaft bäuerliche Landwirtschaft (AbL). Es handele sich um »eine völlig inakzeptable Tierhaltung und insbesondere eine Eiweißversorgung, die dazu führt, dass in Südamerika Regenwald abgeholzt wird«, um die Masthühner und -puten mit Soja von dort zu mästen. »Aus klimatechnischer Sicht ist das nicht unterstützenswert.«[4]

Wenz ergänzt einen anderen Aspekt: Schweine und Geflügel seien Nutztiere, »die in unmittelbarer Nahrungskonkurrenz zu den Menschen stehen«, weil sie mit Nahrungsmitteln gemästet werden, von denen wir Menschen auch direkt satt werden könnten. Es sei aber falsch zu denken, wir könnten die derzeit an Geflügel verspeisten Mengen »durch Rindfleisch ersetzen. Dann bekommen wir ein genauso großes Problem«[3] – weil so große Mengen an Rindfleisch nicht nachhaltig erzeugt werden können.

Eine andere zentrale Frage ist die Haltungsform. »Ob nun Schwein, Geflügel oder Rind: konventionelles Fleisch ist nicht empfehlenswert«, so fasst es Tanja Dräger de Teran vom World Wide Fund for Nature (WWF) zusammen. Wer weiterhin Fleisch essen wolle, dem rät sie, »Biofleisch nachzufragen oder Weidefleisch oder regionales Wildfleisch«.[5] Auch Katrin Wenz empfiehlt »Fleisch aus besserer Haltung, aus Weidehaltung«.[3]

»Ich würde von allem Fleisch die Finger lassen, was aus diesen unteren Haltungsformen[6] kommt, die der Handel selbst kreiert hat und freiwillig kennzeichnet«[7], sagt Stephanie Töwe-Rimkeit von Greenpeace. Also: Finger weg vom Billigfleisch, das immer noch die Werbung der Handelsketten dominiert.

Auf den Punkt bringt es der WBAE, der Wissenschaftliche Beirat für Agrarpolitik, Ernährung und gesundheitlichen Verbraucherschutz beim deutschen Bundeslandwirtschaftsministerium. Er stellt ein »partielles Marktversagen in der Ernährungswirtschaft« fest. Es führe »zu erheblichen Nachhaltigkeitsdefiziten und auch zu hohen volkswirtschaftlichen Belastungen durch eine zunehmende Zahl ernährungs(mit)bedingter Krankheiten«. Die »Förderung des Ökolandbaus zielgerichtet weiterentwickeln« lautet deshalb eine Empfehlung des Beirats, und: »Verringerung der Ertragslücke zwischen ökologischem und konventionellem Landbau«.[8]

Bis hierhin zusammengefasst: Meiden Sie Fleisch aus industrieller Massentierhaltung, denn es schadet dem Klima, der Umwelt und der eigenen Gesundheit. Und meiden Sie insbesondere Schweine-, Puten- und Hühnerfleisch aus konventioneller Produktion, weil für die Aufzucht dieser Tiere auch noch jede Menge Lebensmittel verbraucht werden, die uns Menschen auch direkt satt machen können.

So, und jetzt kommt die ganz heiße Frage: Wie viel Fleisch darf es denn nun sein? Wie viel Fleischverzehr ist mit dem Klima unseres

Planeten, mit dem Schutz der Artenvielfalt und zugleich mit dem Tierwohl vereinbar? Nun ja, jedenfalls deutlich weniger als bisher, das ist doch wohl längst gesellschaftlicher Konsens, oder? Das dachten sich die Verantwortlichen von Bündnis 90/Die Grünen, als sie mit der Forderung nach einem Veggieday in den Bundestagswahlkampf 2013 zogen und eine unverbindliche Empfehlung dafür abgaben, in öffentlichen Kantinen einen fleischlosen Tag pro Woche einzuführen. Der Vorschlag flog ihnen trotz seiner Harmlosigkeit um die Ohren, wozu maßgeblich ein für seinen Kampagnenjournalismus bekanntes deutsches Boulevardblatt beitrug. Die Grünen wurden zur »Verbotspartei« gestempelt. Hätte es die Querdenkerbewegung damals schon gegeben, wäre diese womöglich gegen eine drohende Öko-Diktatur auf die Straße gezogen, mit Judensternen auf der Brust. Aber auch ohne Querdenker verursachte das Getöse um den Veggieday-Vorschlag ein Trauma bei den Bündnisgrünen und all jenen, die sich gegen die exzessive industrielle Fleischproduktion einsetzen.

Ein Trauma, das bis heute nachwirkt? Den Bauernverband betrifft das wohl eher nicht. Der DBV »hat sich immer für ausgewogene Ernährung ausgesprochen, zu der auch Fleisch gehört«, erklärt sein Sprecher. »Wir sind der Meinung, dass es zur Freiheit der Menschen gehört, selbst zu entscheiden, wie sie sich ernähren.«[1]

»Den Fleischverbrauch zu halbieren«[4] findet dagegen der AbL-Chef Martin Schulz richtig. Und Tanja Dräger vom WWF sagt: »Wir haben das mal ausgerechnet für unsere Studie *So schmeckt Zukunft*. Pro Woche und Person wären das 470 Gramm Fleisch«, die unser Planet verträgt, ohne Schaden zu nehmen, »pro Jahr dann 30 Kilo«.[5] Auch Katrin Wenz vom BUND nennt die Hälfte des heutigen Verbrauchs, also rund die besagten 30 Kilo, als Zielmarke. Sie ergänzt aber, das sei »dann schon relativ hoch gegriffen«.[3] Und Stephanie Töwe von Greenpeace erklärt, wenn man sowohl den Klima- als auch den Arten- sowie den Tierschutz berücksichtige, »dann müssten wir die Tierzahlen bis 2035 um 50 Prozent senken«, was »dann auch beim Konsum eine Halbierung voraussetzt«.[7]

Eine Halbierung, reicht das wirklich? Oder wirkt da das Veggieday-Trauma nach? Die Hälfte des heutigen Fleischkonsums, das kann man vielen vernünftig denkenden Menschen ja noch erklären. Aber sollte es noch viel weniger sein, wer zieht dann noch mit?

Auch der WBAE unterstütze eine »stärker pflanzlich orientierte Ernährung mit einer Halbierung des heutigen Konsums«[9] von Fleisch, schreibt mir sein Sprecher, der Agrarökonom Achim Spiller. Zugleich weist der Beirat aber darauf hin, dass Deutschland »bei Fleisch und Milch um den Faktor 4 über den Empfehlungen der Eat-Lancet-Kommission«[10] liegt. Bei dieser Kommission handelt es sich um 37 Wissenschaftler*innen aus 16 Ländern und aus den unterschiedlichsten Disziplinen, von der Ernährungswissenschaft bis zur Ökonomie. Sie haben sich drei Jahre lang mit der Frage beschäftigt, wie die im Jahre 2050 von ihnen erwarteten zehn Milliarden Menschen ausreichend ernährt werden können, ohne dem Planeten zu schaden. Dabei herausgekommen ist ein Ernährungsplan mit sehr viel Getreide, gefolgt von Pflanzenfetten, Hülsenfrüchten und Nüssen. Mit 2.500 Kilokalorien pro Person und Tag ist der Speiseplan durchaus komfortabel ausgestattet. Auch Tierisches gehört dazu: Alle fünf Tage ein Hühnerei, täglich ein volles Glas Frischmilch sowie pro Tag 14 Gramm rotes und 29 Gramm weißes Fleisch.[11]

Stephanie Töwe von Greenpeace findet die Eat-Lancet-Rechnung »sehr interessant«. Bis 2035 sei eine Senkung des Fleischkonsums bei uns in Deutschland »von 50 Prozent« nötig. Aber »wenn wir das im weltweiten Kontext sehen, dann kommen wir wahrscheinlich in den westlichen Industrieländern auf einen notwendigen Konsum-Rückgang von 75 Prozent«[7] – bis 2050.

Nehmen wir also die Eat-Lancet-Rechnung zum Maßstab, rechnen aber das Fleisch von Schweinen und Hühnern heraus, weil es im Unterschied zu rotem Fleisch von Weidetieren nicht nachhaltig ist und weil wir es somit besser gar nicht (oder nur ausnahmsweise) essen sollten. Die Eier lassen wir aus demselben Grund weg und runden dafür unser Budget roten Fleisches ein wenig auf. Dann wären wir bei 16 Kilogramm Fleisch pro Person und Jahr, gut einem Viertel des heutigen Konsums, wie der WBAE trefflich feststellt. Und bei 45 Gramm Weidetierfleisch pro Tag.

Horst: *»45 Gramm – was ist das denn schon? Hätte ich bloß nie dieses Scheiß-Buch gekauft! Meine Frau will jetzt Vegetarierin werden.«*

Lieber Horst, aber das ist doch toll! Dann kannst du die Fleischration deiner Frau übernehmen und damit springt für dich nach den Eat-Lancet-Empfehlungen alle zweieinhalb Tage ein Neandertaler-Steak heraus!

Wir bekommen also doch noch ein rundes, schlüssiges Bild von einer Ernährungsweise, die gleichermaßen unsere eigene Gesundheit schützt, die des Planeten, die Artenvielfalt und das Wohl der Nutztiere. Das Menüschema à la Landgasthof müssen wir dafür aber über den Haufen werfen, wonach Fleisch die Hauptspeise ist, Gemüse und Salat dagegen Beilagen sind, Kartoffeln, Reis oder Nudeln sogar nur Sättigungsbeilagen.

Gemüse, Früchte und Salate, Kartoffeln, Getreide und Hülsenfrüchte sollten ab sofort die Hauptspeise sein. Fleisch, gebratene Leber, Schinken, Wurst oder Terrine, jeweils ausschließlich von Weidetieren (oder Wild), dagegen die Zugabe, das besondere, nicht alltägliche Leckere.

Ellen: *»Ein Viertel des heutigen Fleischverzehrs, schön und gut. Aber ich finde, auch das reicht nicht. Das ist doch so gerechnet, als wenn alle heutigen Weideflächen ewig weiter für die Fleischproduktion genutzt werden könnten. Aber es stehen doch noch ganz andere Probleme an, die wir lösen müssen. Klimaschädliche Baustoffe wie Zement und Stahl müssen durch Holz ersetzt werden, also brauchen wir mehr Wald. Und statt Kunststoff, der aus Erdöl hergestellt wird, brauchen wir viel mehr Pflanzen wie Flachs und Hanf, um daraus nachhaltige Alltagsgegenstände herzustellen. Und dafür brauchen wir auch mehr Ackerfläche.«*

Liebe Ellen, jetzt muss ich ein bisschen ausholen. Ich gebe dir völlig recht, dass wir die Vorgänge, die unsere Lebensgrundlagen bedrohen, nicht isoliert betrachten dürfen. Klimaerwärmung und Artenschwund, Bautätigkeit und Flächenversiegelung, Verkehr, ineffektives Heizen, Bevölkerungswachstum und Hunger, Intensivlandwirtschaft, Naturraumvernichtung, das Überspringen gefährlicher Krankheitserreger von Tieren auf Menschen – all das hängt zusammen und muss zusammenhängend gelöst werden.

Gerade darum finde ich den Eat-Lancet-Vorschlag zum Fleischkonsum sehr charmant. Er beinhaltet den Grundsatz: viel weniger, aber dafür gerecht verteilt auf alle Menschen. Und dieser Grundsatz lässt sich doch wunderbar auf viele andere kritische Bereiche übertragen. Die 57 Millionen Diesel- und Benzin-Pkw in Deutschland, Österreich und der Schweiz sind doch nicht einfach durch 57 Millionen E-Autos zu ersetzen und alles ist gut. Woher sollte denn so viel klimaneutraler Strom kommen, es sei denn aus Atomkraft? All die dafür nötigen Akkus und Windräder sind ja auch keineswegs klimaneutral herzustellen. Nein, ein Viertel des heutigen Pkw-Bestands, E-Autos und Verbrenner, die mit »grünem« Wasserstoff fahren, das würde passen. Ein Viertel des heutigen Personen- und Frachtverkehrs, sei es auf der Straße, der Schiene, dem Schiff oder im Flugzeug, das würde den Herausforderungen gerecht werden.

Beim Bauen reicht es dagegen nicht, es auf ein Viertel des heutigen Niveaus zu senken: Der Flächenverbrauch durch immer neue Verkehrswege und Gebäude muss komplett gestoppt werden. Nicht mehr benötigte Straßen, Parkplätze und Gebäudeflächen müssten entsiegelt werden, will man Spielraum für neuen Flächenverbrauch gewinnen. Und jetzt kommt das Bauholz ins Spiel: Wenn wir weiterhin so viel bauen wie bisher, nur mit Holz statt mit Beton, Stahl, Ziegeln und Natursteinen – dann kann das nicht funktionieren. Dafür müssten wir ja unsere Wälder restlos abholzen. Erst einmal muss viel weniger gebaut und viel mehr vorhandener Bestand modernisiert werden. Dann müssen die Materialien von Gebäuden, in denen wirklich niemand mehr wohnen oder arbeiten will, noch viel sorgfältiger als bisher für den Bau neuer Häuser wiederverwertet werden. Und ja, dann kommt das Holz ergänzend als nachhaltiges Baumaterial dazu.

Für Bauholz Grünland aufforsten? Das würde das Artensterben massiv beschleunigen. Es gibt aber ein riesiges Potenzial für zusätzliches Bauholz: Mehr als vier Millionen Quadratkilometer Wald sind seit 1990 gerodet worden. Das entspricht der Fläche der Europäischen Union. Dieser Wald ist vernichtet worden für Dinge, die verzichtbar sind: Palmöl für billige Industrieprodukte wie Margarine und Kosmetika, Soja für die industrielle Schweinemast, Palm- und Sojaöl als Autotreibstoff. Opfer sind vor allem die tropischen Regenwälder in Brasilien und Indonesien.

Der Regenwaldboden ist äußerst zerbrechlich. Nur wenige Jahrzehnte lang bringen die Ölpalmen auf diesem Boden lukrative Erträge. Das Gleiche gilt für die Plantagen und Viehweiden am Amazonas. Als Urwald (Primärwald) sind diese Flächen zwar auf ewig verloren. Aber sie können aufgeforstet, nachhaltig bewirtschaftet werden und damit viel Bauholz liefern. Und wir Verbraucher*innen können mithelfen, die Abholzung und Brandrodung weiteren Urwaldes zu verhindern, indem wir Produkte wie konventionelles Schweinefleisch und Palmöl-Margarine boykottieren.

Kapitel 7

Einfach Bio – alles gut?

Um sich ökologisch korrekt zu verhalten, gesünderes Fleisch zu essen und dazu noch dem Tierwohl zu dienen, sind Bioprodukte stets die beste Wahl – oder?

Eines vorweg: Wenn Sie vom Biohof ein Bild mit einem Dutzend grasender Kühe im Kopf haben, die auf Zuruf gemächlich zum Melkstand trotten, von Hühnern, die auf dem Misthaufen scharren, oder 10 bis 20 Schweinen, die im Stroh herumstöbern: Vergessen Sie es! Ja, sicher gibt es (noch) kleine Biohöfe, auf denen es ähnlich idyllisch zugeht. Aber das Gros der Biolandwirtschaft sieht anders aus.

Das EU-Recht für die ökologische Landwirtschaft erlaubt pro Stall 4.800 Masthühner oder 3.000 Legehennen, 4.000 Enten oder 2.500 Puten.[1] Pro Stall, nicht pro Betrieb! Pro Betrieb können es Zehntausende sein. Das ist Massentierhaltung à la öko. »In Teilen folgt Bio längst der Logik der industriellen Landwirtschaft.« Der Professor für Tierernährung und Tiergesundheit Albert Sundrum nennt das »die Aldisierung des Ökomarkts«. Die Landwirt*innen »schaffen es auch in der ökologischen Landwirtschaft nicht, die Tiere gesünder zu halten«[2] – zum Beispel, weil sie auch in manchen Bioställen viel zu wenig Platz haben. Zwar müssen Schweine auf Biohöfen Auslauf im Freien haben. An Stallfläche sind jedem ausgewachsenen Schwein aber gerade einmal 1,5 Quadratmeter zugedacht.[1]

Dennoch ist Bio zumindest ein Schritt in Richtung Nachhaltigkeit, also: zum Schutz des Planeten und für das Tierwohl.

Den Rahmen setzen die Öko-Verordnung der Europäischen Union[3] und die dazugehörige Durchführungsverordnung.[1] »Die Tiere müssen ständigen Zugang zu Freigelände, vorzugsweise zu Weideland, haben, wann immer die Witterungsbedingungen und der Zustand des Bodens dies erlauben«, schreibt das EU-Recht vor.

Sie müssen so viel Platz haben, »dass Überweidung, Zertrampeln des Bodens, Erosion oder Umweltbelastung [...] möglichst gering gehalten werden«. Und: »Anbindung oder Isolierung der Tiere ist untersagt.«[3] Die Durchführungsverordnung verbietet außerdem das routinemäßige »Kupieren von Schwänzen, das Abkneifen von Zähnen, das Stutzen der Schnäbel und Enthornung« in der Öko-Tierhaltung. Für Wiederkäuer auf Biohöfen gilt: »Die Ställe müssen ausreichend große, bequeme, saubere und trockene Liege-/Ruheflächen aufweisen [...]. Im Ruhebereich muss ausreichend trockene Einstreu vorhanden sein. Die Einstreu muss aus Stroh oder anderem geeigneten Naturmaterial bestehen.« Außerdem »müssen Pflanzenfresser Zugang zu Weideland haben, wann immer die Umstände dies gestatten«. Andererseits: Das EU-Recht schreibt keineswegs vor, dass Wiederkäuer ausschließlich artgerechtes Futter bekommen müssen, also frisches Gras, Heu oder Grassilage.

Beim Federvieh gibt das EU-Recht vor: »Geflügel darf nicht in Käfigen gehalten werden.« Und mindestens ein Drittel des Bodens in den Ställen müsse »mit Streumaterial in Form von Stroh, Holzspänen, Sand oder Torf bedeckt sein«. Außerdem müssten die Ställe so gebaut sein, »dass alle Tiere leichten Zugang zu einem Auslaufbereich haben«. Und »Geflügel muss während mindestens eines Drittels seiner Lebensdauer Zugang zu Freigelände haben.«[1]

In der Biolandwirtschaft ist außerdem die Verwendung genveränderter Organismen verboten, es ist vorgeschrieben, die Bodenfruchtbarkeit »zu erhalten oder zu verbessern«, pflanzliche wie tierische Abfälle als Dünger wiederzuverwerten und die Äcker mit »mehrjährigen Fruchtfolgen«[1] zu bewirtschaften.

Ein ganz wichtiger Punkt: Das EU-Recht stellt für Biobauern und -bäuerinnen eine Relation zwischen der Landfläche und der Zahl der Tiere her. Ganz im Gegensatz zur industriellen Schweine- oder Geflügelhaltung, bei der Tausende oder Zehntausende Tiere auf engstem Raum gehalten werden, ohne dass der Betrieb auch nur über einen einzigen Hektar eigenen Landes verfügen muss, um das Futter für diese Tiere anzubauen und ihre Fäkalien im eigenen Betrieb als Dünger zu verwenden. »Die Gesamtbesatzdichte darf den Grenzwert von 170 kg Stickstoff pro Jahr und Hektar [...] nicht überschreiten«, nimmt die EU-Verordnung das Nitrat zum Maßstab, den für das Pflanzenwachstum wichtigsten Bestandteil von Jauche und Mist. »Eine flächenunabhängige Tierhaltung [...] ist verboten.«[1] Es wäre revolutionär, es wäre schon fast die Hälfte der überfälligen Agrarwende, würde dies für die gesamte Landwirtschaft gelten und nicht nur für den Biosektor! Ein Teil der hiesigen Bioanbauverbände sattelt drauf und zieht die Grenzlinie strammer, nämlich bei 112 Kilo Nitrat pro Hektar.[4]

Aber Bio alleine reicht nicht. Bei Schweinefleisch und Geflügel gibt es auch in der Biolandwirtschaft ein Nachhaltigkeitsproblem. Es besteht darin, dass diese Tiere mit Nahrungsmitteln gemästet werden, die uns Menschen auch direkt satt machen könnten. Und damit gehen große Ackerflächen für die Ernährung der Menschheit verloren. Dabei gibt es keinen großen Unterschied zwischen konventioneller und Bioproduktion. Aber schauen wir uns erst einmal die Kennzahlen für die konventionelle Tiermast an.

Schon 2014 dienten »drei Viertel der Äcker in irgendeiner Weise der Tierfütterung«, heißt es im Fleischatlas.[5] »Besonders hoch ist der durchschnittliche Sojamehlanteil [...] in der Fütterung von Schweinen und Geflügel«, schreibt der WWF. »Fast 20 % des eingesetzten Kraftfutters in der Schweineproduktion bestehen aus Sojamehl. In der Geflügelfleischerzeugung sind es sogar mehr als ein Drittel. Fast 1 kg Soja wird hierbei benötigt, um gemeinsam mit anderen Futtermitteln 1 kg Geflügelfleisch zu erzeugen.«[6] »Die Umwandlungsrate von pflanzlichen in tierische Kalorien schwankt im Idealfall zwischen 2:1 bei Geflügel, 3:1 bei Schweinen«, so die Rechnung im UN-Weltagrarbericht.[7] Die Rechnung anhand des Eiweißanteils von Futterpflanzen und dem daraus erzeugten Fleisch: »Infolge des tierischen Stoffwechsels werden 6 kg Pflanzenprotein benötigt, um 1 kg Fleischprotein zu gewinnen«, rechnen uns Forscher*innen der Freien Universität Amsterdam vor. »Folglich werden nur 15 % des Proteins und der Energie aus diesen Pflanzen jemals (indirekt) die Münder von Menschen erreichen, und 85 % sind vergeudet.«[8]

Bei Schweinen und Geflügel aus Biohaltung sieht die Rechnung, wie gesagt, nicht viel günstiger aus. Statt der Protein- schauen wir uns dafür eine Gewichtsbilanz an: Aus 2,4 Kilogramm hochwertiger Pflanzennahrung wird ein Kilogramm Hähnchen. Drei Kilogramm Pflanzennahrung werden zu einem Kilogramm Pute, zwei bis zweieinhalb Kilogramm Pflanzenkost zu einem Kilogramm Schwein. Bei Gänsen und Enten werden zwischen zwei und 5,4 Kilogramm Biopflanzenkost benötigt, um ein Kilogramm an Tiergewicht zu erzeugen.[9]

Die Futter-Ertrags-Bilanz bei Biolegehennen sieht folgendermaßen aus: In der 30. Woche ihres Lebens erreichen die Vögel 90 bis 95 Prozent ihrer maximalen Legeleistung und benötigen dafür 125 bis 130 Gramm Futter pro Tag. In der 75. Lebenswoche, also mit nicht einmal anderthalb Lebensjahren, ist die Legeleistung auf 65 bis 73 Prozent gesunken und gleichzeitig fressen die Tiere mehr, nämlich bis zu 150 Gramm pro Tag.[9] Das bedeutet: Auch ein Biobetrieb muss seine Legehennen im Alter von nicht einmal zwei Jahren aussortieren, wenn er nicht teurer produzieren will als die anderen Öko-Höfe.

Mit Biofleisch von Weidetieren, von Rindern und Schafen sind wir dann aber hoffentlich am rettenden ökologischen Ufer? Denn die bekommen ja nur zu fressen, was draußen auf Wiese und Weide wächst? Ach, wäre das schön! Laut EU-Vorschrift muss die Rinderkost zu mindestens 60 Prozent aus Raufutter bestehen, nach den Vorschriften des Anbauverbands Demeter sogar zu 75 Prozent. »Die restlichen bis zu 25 % setzen sich aus Saft- und Kraftfutter zusammen«, schreibt mir Susanne Kiebler, Pressesprecherin von Demeter.[10] »Die Mischung ist den Betrieben überlassen, auch ob sie eigenes Getreide schroten und verfüttern oder Kraftfutter einer Demeter-Futtermühle zukaufen.« Bis zu 40 Prozent des Biorinderfutters (25 Prozent bei Demeter) können also schon einmal aus Nahrungsmitteln bestehen, die bestens direkt für uns Menschen geeignet wären (etwa Weizen) oder die eigens für die Tiere angebaut werden, für die also Ackerflächen verloren gehen und damit Nahrungsressourcen.

Was hat es aber nun mit dem Raufutter auf sich? Darunter sind in der Tat frisches Gras, Heu und Grassilage zu verstehen, aber nicht nur. Auch Leguminosen wie Klee und Luzerne zählen dazu. Das ist ökologisch absolut in Ordnung, wenn es sich dabei um eine Zwischenfrucht des Ackerbaus handelt, also um einen Anbau in der Fruchtfolge, mit dem sich der Ackerboden erholen soll. Aber auch andere Ackerfrüchte können als Raufutter zählen. »Mais als Hackfrucht kann als ganze Pflanze siliert werden und zählt in diesem Fall als Silage«[10] und somit als Raufutter. Dazu zählen außerdem »Silomais, Getreide-Ganzpflanzensilage« sowie »Erbsen, Bohnen und Ackerbohnen«, wenn sie »als ganze Pflanze gehäckselt« werden.[11] Die reinen Samen dieser Pflanzen, also Maiskörner oder Bohnen und Erbsen ohne Hülsen, Stängel und Blätter, wären dagegen nicht als Raufutter erlaubt.

Biomastrinder (auch Kälber) und Biomilchkühe dürfen also zu weit mehr als der Hälfte mit Ackerfrüchten ernährt werden statt ausschließlich mit Gras, Heu oder Grassilage. Das steigert zwar den Milch- und Fleischertrag, nachhaltig ist es aber nicht. Das Gleiche gilt für Schafe und Ziegen. Fleisch von Rindern, Schafen und Ziegen, die nicht mit Mais, Getreide und Hülsenfrüchten gefüttert wurden, ist noch relativ einfach aufzutreiben. Schwieriger ist das bei Milch und Milchprodukten. Natürlich gibt es auch Milchviehhalter*innen, deren Tiere nur Gras zu fressen bekommen. Aber: Es gibt nur ganz wenige kleine Molkereien, die ausschließlich solche Milch verarbeiten. Das bisschen reine Grasmilch verschwindet zumeist in der Flut der Kraftfuttermilch. Hier müssen wir notgedrungen Kompromisse beim Einkauf schließen und Weidemilch kaufen, wohl wissend, dass für den Großteil der Tiere eigens Futtermitteläcker angelegt worden sind. Ich finde, dass wir an dieser Stelle die Weidehaltung unterstützen und beim Thema Nachhaltigkeit ein Auge zudrücken sollten. Falls die EU eines Tages eine Agrarreform zustandebringt, die diesen Namen verdient, dann wird es sich ja vielleicht zumindest für die Biohöfe lohnen, wirklich nur noch Gras und Heu zu füttern.

Ach ja, noch eine bittere Biopille: In der Biometzgerei sind einige chemische Zusatzstoffe erlaubt, die auch die konventionellen Wurstfabriken verarbeiten, zum Beispiel das Nitritpökelsalz. Die Fabrikware darf »je nach Wurstsorte maximal 50 bis 250 Milligramm Nitritpökelsalz pro Kilogramm Fleisch« enthalten. »Biowurst, die nach der EU-Öko-Verordnung produziert ist, darf bis zu 80 Milligramm Pökelsalz pro Kilogramm Fleisch zugesetzt werden.«[12] Dabei könnte man stattdessen auch einfach normales Salz verwenden, erklärt Biometzger Sergej Korotkich. »Man braucht das nicht. Aber Pökelsalz macht die Wurst haltbarer und gibt ihr eine rote Farbe.«[13]

Kapitel 8

Dann eben Fisch?

Wenn auch Bio nicht komplett nachhaltig ist, sollte man dann vielleicht statt Fleisch nur noch Fisch essen, mag manch eine*r denken. Natürlich kann ein Mal pro Woche bei Nicht-Veganer*innen Fisch auf dem Teller liegen. Aber unseren irrwitzigen Fleischkonsum von 55 Kilogramm pro Kopf und Jahr durch Fisch ersetzen? 2018 verzehrten wir 14,4 Kilogramm Fisch und Meeresfrüchte pro Kopf und Jahr,[1] Tendenz steigend. Den heutigen Fleischkonsum hinzugerechnet, wären wir bei durchschnittlich 70 Kilogramm Fisch. Fleisch durch Fisch zu ersetzen ist undenkbar, denn wir misshandeln unsere Meere und Binnengewässer ebenso übel wie die Landflächen. Neben all den Abwässern und den Düngemitteln, die durch Wind und Regen ins Wasser gelangen, müssen die Meere einen Großteil unseres Plastikmülls schlucken, grob geschätzt zwischen fünf und 13 Millionen Tonnen pro Jahr.[2]

Und die Fischereiindustrie geht äußerst verschwenderisch mit den Lebewesen um, die in ihren Netzen landen und nicht zum erwünschten Fang gehören: Das sind Fische, die zu klein oder nicht schmackhaft genug sind, um sie im großen Stil zu vermarkten. Aber auch delikateste Speisefische werden ins Meer zurückgeworfen, wenn die Fangquote ausgeschöpft ist, wenn also bereits so viele Fische dieser Art an Land gebracht wurden wie insgesamt erlaubt. Außerdem landen Seevögel, Robben, Schweinswale und Schildkröten in den Netzen und sind meist schon verendet, wenn man sie ins Meer zurückwirft.

»Nach Angaben der Welternährungsorganisation […] gelten bis zu 89 Prozent der wirtschaftlich wichtigen Fischbestände als maximal genutzt, überfischt oder bereits kollabiert. Seit 1950 sind durch das Einwirken der Menschen rund 90 Prozent der großen Raubfische, wie Kabeljau, Thunfisch oder Lachs aus den Meeren bereits verschwunden.«[3] Den Fisch und die Meeresfrüchte, die wir essen, müssen wir deshalb genauso sorgsam auswählen wie das Fleisch, damit wir der Meeresfauna nicht zusätzlich schaden und umweltkriminelle Methoden der Fischereiindustrie nicht ungewollt unterstützen.

Der WWF gibt in seinem Fischratgeber[4] Einkaufstipps, nennt die Arten, die nicht überfischt sind, und erklärt allerlei drumherum. Diesen Service gibt es auch als Smartphone-App. So empfahl der WWF Ende 2021 etwa Heilbutt aus europäischer Aquakultur mit Durchflussanlagen sowie Hering und Kabeljau aus dem Nordost- und Nordwestatlantik. Auch Zuchtaustern sowie gefischte Eismeer-Garnelen aus dem Nordwestatlantik sind demnach in Ordnung.

Wer Thunfisch aus der Dose mag, für den ist der Weiße Thun von Followfood eine unbedingte Empfehlung. Er stammt aus dem Indischen Ozean, genauer gesagt von den Küstengewässern der Inselgruppe der Malediven. Die Regierung des kleinen Staates hat sämtliche Trawler aus ihren Hoheitsgewässern, der 200-Meilen-Zone, verbannt und sichert damit die Existenz Tausender Fischerfamilien. Bis heute wird der Thunfisch dort von zahlreichen Fischern auf kleinen Booten einzeln mit Angelruten gefangen, was »nicht nur nachhaltig zum Schutz von Meer und Umwelt, sondern auch noch sozial verträglich«[5] ist. Die Regierung in der Hauptstadt Malé gebe an, »dass 30.000 Menschen direkt in der Fischindustrie beschäftigt sind«[6], so Followfood, womit sie nach dem Tourismus der wichtigste Wirtschaftszweig sei.

Von Zuchtlachs sollte man dagegen die Finger lassen. Dessen Erzeugung sei wie die Schweinemast eine Form der industriellen Massentierhaltung, stellt der Fischbiologe Ulrich Plug fest, »nur ist die Lachszucht noch schlimmer«. Jeder fünfte Lachs stirbt während der Aufzucht, »weil die Bedingungen so schlecht sind«.[7] In den Mastkäfigen mit »bis zu 100.000« Tieren seien viele Lachse »von Läusen befallen«, schreibt dazu der WWF. »Deshalb werden die Lachse mit Chemikalien behandelt«, gegen die ihre Parasiten immer öfter resistent würden. »Die Folge: Die Läuse können sich auf die ohnehin schon raren Wildbestände ausbreiten. Und diese im schlimmsten Fall ausrotten.« Außerdem werde oft das Pflanzenschutzmittel Ethoxyquin »dem Fischfutter beigemischt, um es haltbarer zu machen. Ethoxyquin steht unter Verdacht, krebserregend zu sein und die Leber zu schädigen.« Ein weiteres Problem: »Brechen Zuchtlachse aus ihren Aquakulturanlagen aus, kontaminieren sie den genetischen Pool der Wildlachse. Hochgezüchteter Lachs ist weniger intelligent und bewegt sich langsamer.«[8] Er ist zu den langen Wanderungen zwischen dem offenen Meer und den Quellgebieten der Flüsse nicht mehr im Stande. Auch auf genetischem Wege könnten die Zuchtlachse also den wilden *Salmo salar* ausrotten. Aber: Im Gegensatz zum Zuchtlachs dürfen wir uns gefischten Wildlachs aus dem Nordostpazifik laut WWF guten Gewissens schmecken lassen. Der ist aber natürlich viel teurer als Industrielachs.

Sehr zurückhaltend sollte man auch beim Einkauf von Zuchtgarnelen sein, denn sie sind ein Synonym für die Vernichtung von Mangrovenwäldern. Diese Wälder an den Küsten, die ständig im Wasser stehen, die eine unglaubliche Artenvielfalt beherbergen, sind fürs Weltklima wichtig und vor allem unentbehrlich für den Schutz der Küsten vor Sturmfluten und Erosion. Für die Krabbenzucht »werden die Mangroven abgeholzt und einen Meter tiefe Teiche angelegt. Die Küste verliert ihren Schutzwall, der Boden wird schwach und viele der Tier- und Pflanzenarten verlieren ihren Lebensraum. Das Ökosystem gerät aus dem Gleichgewicht. Die Erträge im Fischfang sinken, der Lebensunterhalt der einheimischen Fischer ist bedroht. Hinzu kommt, dass die künstlichen Teiche mit Antibiotika, Pestiziden und Fischfutter verschmutzt sind.«[9] Dasselbe Problem gibt es nicht nur in Süd- und Zentralamerika, sondern auch in Asien. »In den Flussdeltas Indiens und Bangladeschs dominieren Garnelenteiche zunehmend die Landschaft und verdrängen die wertvollen Mangrovenwälder.«[10] Faustregel beim Einkauf: Zuchtkrabben meiden, Nordwestatlantik-Krabben kaufen. Die sind nicht gezüchtet, sondern gefischt, mithin pestizidfrei. Und für sie wurde auch kein Mangrovenwald zerstört.

Bei der Suche nach umweltverträglich erzeugten Fischprodukten sticht auf den Verpackungen das Label MSC ins Auge, auch auf den

Followfood-Verpackungen. Die Abkürzung steht für Marine Stewardship Council, eine 1997 vom WWF und von dem Lebensmittelkonzern Unilever gegründete Organisation. Wie vertrauenswürdig ist MSC für Verbraucher*innen, die nachhaltig einkaufen wollen?

Dieses Label erhalten auch Betriebe, die mit Grundschleppnetzen fischen, kritisiert Greenpeace völlig zurecht. »Die Ketten oder Metallkugeln« an der Unterseite dieser Netze scheuchen »auf dem Grund lebende Fische und Garnelen auf, die dann im Netz landen. Der Meeresboden wird bei dieser Fangmethode brutal durchwühlt, die Scherbretter hinterlassen tiefe Furchen. Ganze Ökosysteme, wie zum Beispiel Korallenriffe, werden vollständig zerstört.«[11] Außerdem entweichen durch diese Art der Raubfischerei Unmengen an CO_2, die zuvor sicher im Meeresboden eingeschlossen waren. Auf die Kritik antwortet der WWF, er dränge »auf stetige Verbesserung des MSC-Standards«. Aber »bei allem Reformbedarf bleibt MSC das weltweit strengste Wildfang-Label für Meeresfisch.«[12] Schlussfolgerung: Das MSC-Label bietet eine grobe Orientierung, um nicht an die allerübelsten Produkte zu geraten, aber auch nicht mehr.

Die Raubfischerei ließe sich durch strikteres EU-Recht eindämmen. Zwar hat die EU eine Anlandungsverpflichtung, einen Discard Ban, erlassen, sprich: Alle Tiere, die in den Netzen landen, müssen in den Hafen und an Land gebracht werden. Diese Verpflichtung in Artikel 15 der Gemeinsamen Fischereipolitik wurde schrittweise von 2015 bis zum 1.1.2019 eingeführt, »doch durch fehlende Kontrollen und Überwachung werden auch in Nord- und Ostsee weiterhin viele Beifänge illegal zurückgeworfen«.[13] Bei der Anlandungsverpflichtung seien zudem so viele Ausnahmen zugelassen, »dass es viele legale Möglichkeiten gibt, sich um die Reform zu drücken«, kritisiert Christopher Zimmermann vom Thünen-Institut für Ostseefischerei. »Der Gesetzgeber hat es versäumt zu überlegen, wie man den Discard Ban eigentlich kontrolliert und Verstöße bestraft.« Insgesamt habe dessen Einführung »nichts bewirkt«.[14]

Überwachungskameras an Bord und Sensoren an den Netzen, die das Fanggewicht registrieren und deren Daten die Kontrollbehörde jederzeit online abrufen kann, das könnte das Beifangproblem lösen. Auch Plastik- und anderer aus dem Meer gefischter Müll sollte an Land gebracht werden – den müsste der Staat den Fischereien und Trawler-Firmen dann zu einem angemessenen Preis abkaufen.

Mit etwas diplomatischem Geschick ließen sich vielleicht auch die Nicht-EU-Anrainer von Mittelmeer, Nord- und Ostsee für einen wirksamen Discard Ban mit ins Boot holen. Dadurch würde sich ein besseres Bild ergeben, welche Art und Größe der unerwünschte Beifang überhaupt hat. Und die Betreiber*innen der großen Fangflotten müssten sich darum bemühen, Abnehmer auch für diejenigen Tierarten zu finden, die sie bislang als unerwünscht über Bord werfen. Was an tierischem Beifang wirklich kaum für Menschen genießbar ist, könnte immer noch zu Futter für die Fischfarmen verarbeitet werden. Die kleinen selbstständigen Fischereien hätten damit das geringste Problem: Sie versuchen sowieso, alles zu verkaufen, was sie gefangen haben. Und sie sorgen so für die großartige Auswahl an fangfrischem Fisch in den Häfen entlang der Mittelmeerküste, vom riesigen Schwertfisch bis zur fingerkleinen Rotbarbe.

Kapitel 9

Das ganze Tier muss es sein

»Ganz wichtig ist, dass wir in Zukunft das ganze Tier essen, damit wir insgesamt weniger Tiere essen«, so der Appell von Katrin Wenz vom Bund für Umwelt und Naturschutz (BUND).[1] In der Tat: Nur das zarteste Teil vom Tier zu naschen – das Filet –, das kann und darf nicht sein. Es macht gerade einmal 2,2 Prozent vom Schlachtgewicht eines Rindes aus und 1,4 Prozent vom Schwein.[2]

Und was ist mit dem Rest? In Deutschland wird »mehr Schweinefleisch erzeugt [...] als verbraucht und trotzdem eine erhebliche Menge, nämlich knapp 30 % der Verbrauchsmenge importiert«, schreibt die Gesellschaft zur Ausrichtung berufsständischer Veranstaltungen der Fleischwirtschaft (GAVF). »So werden Schweinepfoten, -schnauzen oder -schwänze und Innereien von den deutschen Verbrauchern so gut wie gar nicht mehr verzehrt. Dafür müssen Abnehmer in anderen Ländern gesucht werden. In vielen asiatischen Ländern stehen diese Teilstücke ganz oben auf dem Speiseplan und gelten als Delikatessen.«[3] Nun müssen wir uns nicht unbedingt angewöhnen, Schweinepfoten zu essen. Es spricht auch nicht viel dagegen (außer dem Energieaufwand für den Transport), die von uns in Europa verschmähten Pfoten nach China zu verkaufen. Dass unser Fleischkonsum in dramatischer Schieflage ist, lässt sich aber daran ablesen, dass jede Menge Fleisch von Tieren nach Deutschland importiert wird, die wir hier bereits in riesengroßer Zahl mästen, »z. B. das Rinderfilet. Beim Schwein sind es die Schnitzel, Koteletts oder Schinken«, die eingeführt werden.[3]

Um die Ökobilanz unseres Fleischverbrauchs zu verbessern, müssen wir also das ganze Tier verwerten. Ich habe darüber mit drei Metzger*innen in Köln gesprochen, die alle drei nicht ganz typisch für ihre Zunft sind. Paul Dörnbaum, inzwischen im Ruhestand, hatte in seinem Verkaufswagen auf dem Wochenmarkt immer viel Wild im Angebot, aber auch viele – na, sagen wir: exotische – Stücke, die kaum ein anderer Metzger in seine Theke legen würde. Den anderen beiden, Sergej Korotkich und Bernadette Krentzel, gehören Biometzgereien.[4]

Zu Dörnbaums Angebot zählten die Hälse von Lamm, Reh und Mufflon und die Unterschenkel der Vorderläufe von Reh und Lamm: Stücke mit viel Knochen und wenigem, aber besonders köstlichem Fleisch sowie Bäckchen von Schwein und Rind. Alles Dinge, die die meisten Fleischesser*innen gar nicht kennen. Und – ist er das los geworden? Aber ja: Wie das schmeckt und wie man es zubereitet, »das erkläre ich den Leuten, dann nehmen die das schon.«

Die Erfahrung von allen Dreien ist: Die ältere Kundschaft kennt sich mit den delikaten Tierteilen jenseits von Schnitzel und Steak besser aus als die jüngere. Ein Beispiel ist das Bürgermeisterstück, ein besonders köstliches Teil aus der Rinderkeule. Es war wohl früher den wichtigen Leuten im Dorf vorbehalten. »Die Jüngeren kennen das gar nicht, die Älteren schon«, sagt Dörnbaum. Und was an inzwischen eher unbekannten Tierteilen verkauft sich bei Biometzgerin Krentzel und Metzger Korotkich? »Lammhals nicht«, Bürgermeisterstück und Ochsenschwanz schon, meint Krentzel. Was vom Rind »gar nicht geht, das sind Schulter, Hochrippe, Hals«, berichtet Korotkich. Beinscheiben ja, aber die seien auch nicht mehr so gut zu verkaufen wie früher. Die Älteren fragten sie noch nach, aber »junge Leute sehr, sehr selten«.

Die meisten Kunden verlangten an der Fleischtheke vom Rind nur »Filet, Hüfte, Rumpsteak«, so der Biometzger. Und »beim Kalb ist es ganz schlimm: nur Filet oder Schnitzel« würden gekauft, »nur mageres Fleisch, alles andere kann man vergessen.« Vom Fleisch des Rinds verlangten »die Leute zehn, zwölf Prozent, nicht mehr«.

Noch einseitiger seien die Kunden bei Lammfleisch ausgerichtet, »da brauchst du an der Fleischtheke nur die Keulen und den Rücken«. In der Grillsaison verenge sich die Nachfrage noch einmal, nämlich auf »Steaks und Spieße«. Von den Innereien seien nur

»Rinder- und Kalbsleber« gefragt, »Herz sehr selten«. Beim Schweinefleisch ist die Bilanz von Korotkich etwas besser. »Schweinebauch geht, Filets, Koteletts, Bratenstücke auch. Sehr selten gefragt ist Eisbein oder Krustenbraten. Das hat auch in den letzten Jahren sehr nachgelassen.«

Grill-Klassiker bei Krentzel sind »Schweinefilet-Spieße, das ist bei uns der absolute Verkaufsschlager«. Die Schweinefilets »gehen uns regelmäßig im Sommer aus. Es geht auch schon einmal Schweinenacken aus. Ich habe verschiedene Lieferanten. Wenn es ausgeht, dann heißt das: Ich habe es von keinem Bioland-Lieferanten kriegen können.«

Korotkich und Krentzel berichten, dass Kochsendungen dafür sorgten, die Fleischkenntnis der Älteren auch wieder bei den Jüngeren zu verbreiten. Bei Krentzel hat das schon zu Bäckchen-Knappheit geführt: »Kalbsbäckchen sind bei keinem einzigen Lieferanten mehr erhältlich, Ochsenbäckchen auch nicht«, erzählt sie. »Das ist also mit Sicherheit den Kochsendungen geschuldet. Oder Bürgermeisterstück, Tafelspitz, Ochsenschwänze, die sind durchaus wieder voll im Trend.«

Die Knochen dagegen sind Abfall und auch das war einmal anders. »Früher hat man dafür noch was gekriegt«, sagt Dörnbaum. »Und später musste man froh sein, dass sie noch einer nahm« – kostenlos. Den Großteil der Knochen musste er zur Entsorgung in den Schlachthof fahren. Vor Jahren »haben wir auch viele Knochen verkauft«, berichtet Korotkich. »Mittlerweile musst du das alles wegschmeißen. Dabei könnte man so schöne Suppe davon machen.« Krentzel hat da bessere Nachrichten. Zwar müsse sie die Schweineknochen ebenfalls entsorgen. Aber »bei den Rinderknochen haben wir Kunden, die nur Knochen kaufen wollen, am liebsten fünf Kilo. Für Hunde und um Brühe zu kochen.«

Noch eine gute Nachricht haben alle drei: Sie müssen kein Fleisch wegwerfen, weil ihre Kund*innen genug Wurst und Hackfleisch kaufen. »Was immer weggeht, ist Hackfleisch«, sagt Korotkich. Und Krentzel erzählt, dass nicht verkaufte Bratenstücke zunächst zu

Gulasch würden, für den Mittagstisch in den beiden Filialen, und ansonsten »alles, was nicht verkauft wird, am nächsten Tag in die Wurst kommt«, die dann Abnahme findet.

Dass die Kund*innen vor allem die zartesten Teile vom Tier verlangen, das kennt auch Schäferin Birgit Tölkes. Sie verkauft das Fleisch ihrer Tiere auf Weihnachts-, Oster- und Handwerkermärkten in der Eifel und im nahen Luxemburg. Aber sie habe ihre Kundschaft »umerzogen. Wer Lachse oder Filet oder Kotelett haben will, kriegt das nur mit einem Kilo von irgendwas anderem, mit Hackfleisch. Und über die Tour habe ich sie alle zum Hackfleisch gebracht. Und heute verkaufe ich mehr Hackfleisch als Lende.«[5] So ähnlich macht es auch Jean-Pierre Bruel, der das Fleisch seiner Freilandrinder auf Wochenmärkten in Südfrankreich anbietet. Wer Steaks oder ein Bratenstück haben will, den bittet er, eine Packung Hackfleisch dazu zu kaufen, mit der freundlichen Erklärung, warum das ganze Tier verwertet werden sollte.

Fazit: Wir sollten auf je eine Fleischmahlzeit mit zartem Muskelfleisch für zwei, besser drei Mahlzeiten stattdessen Hackfleisch oder Wurst auswählen, Durchwachsenes oder Innereien. Zwar ist es auch dann noch schade um viele köstliche, aber wenig bekannte Fleischstücke, dass sie in der Wurst landen. Aber die ökologische Waage wäre wieder näher am Gleichgewicht.

Noch ein Einwand in Sachen Nachhaltigkeit: Der Großteil des Fleisches, das wir in Deutschland verzehren, ist Schwein und Geflügel, »und das sind Tiere, die in unmittelbarer Nahrungskonkurrenz zu den Menschen stehen und Futter benötigen«, das auf Ackerflächen angebaut wird, erinnert uns Katrin Wenz vom BUND, »und das ist der falsche Weg«.[1] Schwein und Geflügel lassen sich nicht (oder kaum) nachhaltig erzeugen, deshalb sollten wir sie meiden, zumindest die allermeiste Zeit des Jahres.

Aber leider kommt ja noch hinzu, dass wir vom Huhn hierzulande in der Regel nur die Brust, vielleicht die Schenkel, maximal noch die Flügel verzehren. Und das hat ziemlich unappetitliche Folgen. Denn der Rest wird in arme Länder exportiert. »Die europäischen Hühnchen-Massentierhalter, die Wiesenhofs & Co, haben schon erfolgreich die bäuerliche Hühnerhaltung in Europa plattgemacht und mit ihren ungebremsten Exporten vor allem von sog. minderwertigen Hühnerteilen haben sie in weiten Teilen Afrikas die Hühnerhaltung zerstört«, heißt es im *Kritischen Agrarbericht 2018*. »Dass es auch anders geht, zeigt Kamerun: Massiver öffentlicher Druck hat dazu geführt, dass das Land seit 2005 faktisch kein Hühnerfleisch mehr ins Land lässt, obwohl es dies nach dem Handelsabkommen mit der EU eigentlich müsste. Kamerun ignoriert diese Verpflichtung einfach und deshalb können Hühnerzüchter in Kamerun seitdem wieder von ihrer Arbeit leben. […] Würde Kamerun das Handelsabkommen mit der EU einhalten, gäbe es überhaupt keine kamerunischen Hühnerzüchter mehr.«[6] Sollte also entgegen allen ökologischen Bedenken doch einmal Geflügel auf den Tisch kommen, dann bitte das ganze Huhn oder die ganze Gans. Genauso sollten wir es bei Schwein, Lamm oder Rind auch handhaben. Denn es gibt Landwirtschaftsbetriebe, »die dazu übergehen, das ganze Tier zu nutzen. Und das ist der beste Weg«, so Umweltschützerin Wenz. Analog zur Gemüsekiste gibt es bei manchen Landwirtschaftsbetrieben »gemischte Beutel, in denen unterschiedliche Teile sind«,[1] etwa beim Rind außer je einem Stück Filet, Nacken, Brust und Keule auch Markknochen, Beinscheibe, Schwanz (für eine köstliche Ochsenschwanzsuppe), Leber und Niere.

Kapitel 10

Für die Katz (und den Hund)

Wer sich fürs Tierwohl einsetzt, wird sich auch als Tierfreund*in sehen und in vielen Fällen selbst Haustiere halten. Und wer zudem den Tieren zuliebe konsequent vegan leben will, also ohne jeglichen auch nur gelegentlichen Fleisch-, Milch- oder Käseverzehr, aber einen Hund oder eine Katze hält – nun, das ist dann doch ähnlich inkonsequent wie bei Vegetarier Patrick, der zwar Fleisch komplett meidet, aber Milchprodukte und Eier verzehrt. »Mit dem Tierschutzgedanken ist es kaum zu vereinbaren, dass man auf der einen Seite die Situation der landwirtschaftlich genutzten Tiere verbessern möchte und auf der anderen Seite die eigenen Haustiere mit dem Fleisch dieser Tiere ernährt«, findet der Deutsche Tierschutzbund.[1]

Es sei denn, auch Katz und Hund werden vegan ernährt. Der Altvater der Veganer*innen, Johann Schnitzer, rät dazu: Die pflanzliche Ernährungsweise sei von so grundlegender Bedeutung, dass selbst ausgeprägte Fleischfresser wie »Hunde, Löwen und Tiger mit ihr nicht nur gesund existieren können, sondern zum Teil sogar damit von Krankheiten geheilt werden«.[2]

Hunde seien Carni-Omnivoren, Allesfresser mit Schwerpunkt Fleisch, schreibt der Tierschutzbund. Gegen eine lacto-ovo-vegetarische Ernährung, bei der Fleisch weggelassen, aber Milch- und Eiprodukte gefüttert werden, sei bei erwachsenen Hunden nichts einzuwenden. »Eine vegane Ernährung von gesunden, ausgewachsenen Hunden ist nach bisherigen Erkenntnissen ebenfalls ohne erkennbare Schäden tolerierbar.«[1] Bleibt eine ethische Frage: Ist es richtig, einem Hund die eigene Weltsicht aufzunötigen und ihm das artgerechte Futter zu verweigern?

Bei Katzen sieht der Tierschutzbund die Sache anders als bei Hunden: »Die vegetarische Ernährung von Katzen ist sehr kritisch zu betrachten. Katzen sind von Natur aus Fleischfresser und nach § 2 Tierschutzgesetz müssen Tiere nach ihrer Art und ihren Bedürfnissen entsprechend angemessen ernährt werden.« Und: »Eine rein vegane Ernährung von Katzen ist abzulehnen. Sie entspricht nicht den ernährungsphysiologischen Grundbedürfnissen einer Katze und ist deshalb aus Tierschutzsicht nicht vertretbar. In einigen klinischen Studien wurden erhebliche Mangelerscheinungen bei Katzen festgestellt, die vegan ernährt wurden.«[3]

Ellen: *»Ich bin doch nun schon Veganerin. Willst du mir jetzt auch noch meine Katze madig machen?«*

Liebe Ellen, aber nein! Die Frage ist nur: Ernährst du sie rein pflanzlich oder zumindest anteilig auch mit Fleisch? Und: Entscheidest du das über den Kopf deiner Katze hinweg oder fragst du sie um ihre Meinung? Mach doch dafür bitte ein einfaches Experiment: Stell deiner Katze eine Zeit lang jeweils zwei Fressnäpfe hin, einen mit liebevoll und nach allen Regeln der Kunst gemäß Internetrezept zubereitetem veganen Futter. In den anderen Napf lege ein simples Stück rohes Fleisch. Und lass die Katze entscheiden, was sie artgerecht findet!

Als Alternativen zur veganen Katzenernährung bleiben eigentlich nur zwei Optionen: entweder die Katze abschaffen und durch einen Pflanzenfresser ersetzen (Kanarienvogel, Wellensittich, Zwergkaninchen, Meerschweinchen etc.). Oder deinen eigenen Veganismus nicht auf die Katze übertragen, sondern ihr möglichst nachhaltige tierische Nahrung besorgen, z. B. in einer Metzgerei, die Vieh aus Weidehaltung verarbeitet. Dort bleibt ja so allerlei übrig, das wir Menschen hierzulande nicht gerne essen, das aber hervorragendes Futter für die Katze ist: Sehnen, Gehirn, Rinderlunge – obwohl: Züngerlsuppe ist in Bayern eine geschätzte Spezialität. Vielleicht wäre das ja sogar für euch beide … Ach nein, entschuldige, schon gut.

Eine Frage noch an jene Veganer*innen, deren Überzeugung es ist, der Mensch habe kein Recht, Tiere zu töten, die aber eine Katze halten, die sie auch ins Freie lassen, wie das zu einer artgerechten Haltung zweifellos dazugehört. Und diese Katze, Tierfreund*in, tötet dann in regelmäßigen Abständen Amseln, Rotkehlchen, andere Singvögel, Spitzmäuse, Blindschleichen; allesamt geschützte Tiere, die in unseren Naturhaushalt hineingehören – im Gegensatz zur Katze, die ein Haustier ist. Wie passt das zusammen mit der Auffassung, wir Menschen dürften keine Tiere töten?

Kapitel 11

Einkaufszettel für ungeduldige Leser*innen

Wir können zur De-Industrialisierung der Landwirtschaft beitragen, zum Klimaschutz, zur Artenvielfalt, zum Tierwohl, wir können uns gegen die Ausbreitung lebensbedrohlicher multiresistenter Keime wehren, jede*r von uns: durch unser Einkaufsverhalten. Meine Einkaufstipps in Kürze für Lese-Unfreudige, mit Erklärungen in Kurzfassung – die ausführlichen Begründungen sind weiter hinten im Buch zu finden:

- 300 Gramm Fleisch (einschließlich Wurst und Innereien) pro Woche und Person sollten das Maximum sein. Etwas Fisch (100–150 Gramm) kann dazukommen.
- Schweinefleisch, Geflügel, Eier und Kaninchen sollten wir meiden.
- Bei Wild kann man (fast) nichts verkehrt machen, es ist per se klimaneutral und gesund, ein Geschenk der Natur.
- Ansonsten kaufen wir das Fleisch von Rindern, Schafen (Lamm) und Ziegen aus Freilandhaltung.
- Auf eine Mahlzeit mit magerem Muskelfleisch (Filet, Steak, Braten, Gulasch, Rouladen) sollten mindestens zwei Mahlzeiten mit Hackfleisch, Wurst, Innereien oder Durchwachsenem (z. B. Beinscheibe vom Rind) kommen.
- Kaufen Sie nur Milch und Milchprodukte (Butter, Käse, Joghurt, Quark, Sahne) von Tieren aus Freilandhaltung.
- Lassen Sie ab und zu einmal Fünfe gerade sein: Wenn sich der Sohn oder die beste Freundin zum Geburtstag eine Grillparty wünscht, Mutti zum Hochzeitstag einen Schweinsbraten oder Papa zu Ostern ein Kaninchen, dann kaufen Sie die Schweinswürste und all das andere halt ein, aber bitte in einer Bio-Metzgerei oder zumindest aus Freilandhaltung! Wenn sich das auf

wenige Male im Jahr beschränkt, hängt das Schicksal unserer Erde nicht davon ab. Und auch nicht von dem einen Ei pro Woche zum Sonntagsfrühstück.

Jetzt kommt der schwierigere Teil der Übung: Wie lassen sich Fleisch, Milch und Milchprodukte aus Weidehaltung finden und woran sind sie zu erkennen? Fangen wir beim Fleisch an.

Es gibt inzwischen eine Menge Bauernhöfe (und Schäfereien sowieso), deren Tiere für die Fleischproduktion draußen auf der Weide sind. Wenn ihr Anteil an der Gesamtproduktion beim Rindfleisch auch winzig ist – bei einer Internetsuche mit den Begriffen »Rind« (oder »Lamm«), »Freilandhaltung« plus dem Namen oder der Postleitzahl des Wohnorts wird man eine Reihe von Treffern bekommen. Wer sich auf dem Hof selbst eindeckt, tut den Bäuerinnen und Bauern das Beste und dem eigenen Geldbeutel auch.

Aber nun hat nicht jede*r die Energie, die Zeit und das vielfach notwendige Auto, um direkt auf dem Hof einzukaufen. Da kommt nun der Metzger oder die Metzgerin des Vertrauens ins Spiel. Warum eigentlich sollten nur der Zahnarzt und die Hausärztin, der Friseur und das Kindermädchen Vertrauenspersonen sein? Metzger*innen spielen eine wichtige Rolle für die eigene Gesundheit und fürs Weltklima und man muss darauf vertrauen können, dass sie ehrliche Antworten geben.

Meine drei befragten Metzger*innen haben mir jedenfalls solche ehrlichen Antworten gegeben. Wenn Sie Schweinewurst meiden und deshalb Wurst vom Rind, Lamm oder Wild kaufen wollen, sollten Sie wissen, dass fast immer Schweinefett in diese Wurstsorten gemischt wird. »Weil sie sonst zu trocken ist«, erklärt Metzger Paul Dörnbaum, da müsse »immer fettes Schweinefleisch dazu, bis zu 30, 40 Prozent«. Biometzgerin Bernadette Krentzel dagegen versichert: »In die Rindswurst kommt wirklich nur Rindfleisch.« Man brauche kein Schweinefett für die Rindswurst, urteilt auch Biometzger Sergej Korotkich, er nehme dafür nur Rinderfett und Rindfleisch. In seine Lammwurst mische er dagegen 15 Prozent Rind, »dann wird die Wurst roter. Nimmt man nur Lammfleisch, dann kannst du das vergessen«[1] – also: Die Kund*innen finden die Wurst dann unattraktiv, weil sie so grau und weniger frisch aussieht. Was natürlich Unfug ist. Achtung! Manche Biometzgereien mischen Palmfett statt Schweinefett in die Wurst. Das ist aber nun ökologisch noch weitaus problematischer als Fett vom Strohschwein. Denn für jeden Hektar Ölpalmenplantage wird ein Hektar Regenwald vernichtet, einerlei, ob das Palmfett ein Öko-Siegel trägt oder nicht.[2]

Das Nitritpökelsalz ist wohl nur dann gesundheitsschädlich, wenn man damit behandelte Fleisch- und Wurstwaren scharf anbrät oder grillt. Korotkich verwendet es trotzdem nicht, Krentzel dagegen schon, »in kleinsten Mengen«, Dörnbaum auch, »sonst wird das Fleisch ja nicht rot, das sieht ja nach nichts aus«.[1] Diese Substanz ist also eine Frage der Ästhetik und der Haltbarkeit. Solche klaren Auskünfte sollten Sie auch in Ihrer Metzgerei verlangen.

Wann immer wir Fleisch vom Rind, Kalb, Lamm oder Wild kaufen wollen, sind zwei Fragen wichtig – erstens: Wie wurden die Tiere gehalten? Und zweitens: Wo kommt das Fleisch her? Wenn die Metzgerin oder der Verkäufer an der Fleischtheke darauf keine Antwort weiß, streichen Sie den Einkauf! Das Gleiche gilt für Fleisch aus dem Kühl- oder Gefrierregal beim Discounter: Wenn Ihr Smartphone nach dem Scan des Warencodes keine klare Auskunft liefert, lassen Sie die Ware bitte liegen! Denn nur ein Bruchteil des Rindfleischs stammt aus Freilandhaltung, das meiste kommt dagegen aus Mastfabriken. Auch bei Lammfleisch kann das der Fall sein. Außerdem: Nur wenig vom angebotenen Lamm kommt aus mitteleuropäischen Schäfereien oder wenigstens aus der EU. Der Großteil wird aus Übersee herangeschippert. Beim Wild ist es das Gleiche und das meiste hier verkaufte Wild stammt nicht nur von anderen Kontinenten, sondern außerdem auch noch aus Gehegen statt aus dem Wald. Aus ökologischen Gründen verbietet sich beides: Mastfabrikfleisch genauso wie Überseefleisch.

Milch von Kühen, die draußen weiden und somit das Grünland erhalten? Das ist ein recht übersichtliches Kapitel, besonders für die

Menschen, die in Norddeutschland leben, denn dort gibt es das Label Pro Weideland. Produkte unter dieser Bezeichnung sind vor allem im Norden auch bei Lidl und REWE zu haben. Und außer Milch gibt es auch Butter, Käse, Joghurt und Fleisch mit diesem Label. Es besagt unter anderem, dass die Kühe an mindestens 120 Tagen im Jahr für jeweils mindestens sechs Stunden auf der Weide sind, dass es pro Kuh mindestens 2.000 Quadratmeter Grünland gibt und keine gentechnisch veränderten Pflanzen gefüttert werden. Das ist noch nicht die reine Lehre, aber es geht schon recht weit in Richtung Nachhaltigkeit. Etwas irritierend mag man es finden, dass einige der Allergrößten aus der Agrarindustrie zu den Unterstützern dieses Labels zählen, so die Milchkonzerne Arla und Friesland-Campina sowie Westfleisch. Andererseits stehen aber auch BUND und NABU positiv zu der Initiative.[3]

Außer Milch mit dem Label Pro Weideland kann man auch recht guten ökologischen Gewissens Milch mit den Bezeichnungen Weidemilch, Heumilch oder Bergbauernmilch einkaufen. Die Bezeichnung Weidemilch ist indirekt geschützt durch ein Urteil des Oberlandesgerichts Nürnberg. Wegen des »Irreführungsverbots« müssten die Kühe, von denen Milch mit dieser Bezeichnung stammt, an mindestens 120 Tagen für jeweils mindestens sechs Stunden auf der Weide stehen, urteilte das Gericht.[4] Aber: Außer dem Gras draußen dürfen solche Kühe »zusätzlich Futtermittel wie Silage und Kraftfutter« bekommen, so die Verbraucherzentrale, und die »Hauptfütterung findet in der Regel im Stall statt«.[5]

»Die Bezeichnung ›Heumilch‹ ist seit 2016 EU-weit als ›garantiert traditionelle Spezialität‹ (g. t. S.) geschützt«, erklärt die Verbraucherzentrale. »Der wesentliche Unterschied zur üblichen konventionellen Milchwirtschaft besteht darin, dass die Milchkühe keine Gärfuttermittel (Silage) erhalten. Heumilchkühe erhalten im Sommer überwiegend frische Gräser, Leguminosen und Kräuter. Im Winter werden die Kühe hauptsächlich mit Heu gefüttert.«[5] Außerdem darf man diesen Rindern »kein Kraftfutter geben«, ergänzt die Kölner Käsehändlerin Dorothee Lehmann. »Der Begriff Heumilch kommt aus Österreich. Dort sind mittlerweile über 15 Prozent der Produkte mit Heumilch hergestellt. In Deutschland sind es drei Prozent«,[6] vor allem Käse aus dem Allgäu, aber auch Milch aus dem Schwarzwald.

Bergbauernmilch? Das ist wie Weidemilch keine gesetzlich geschützte Produktbezeichnung, aber bei der Molkerei Berchtesgadener Land jedenfalls steht sie für die Milch von Betrieben, deren Höfe auf mindestens 700 Meter Höhe liegen (oder über 500 m in steilen Hanglagen) und deren Kühe zwischen Juni und September hoch oben auf den Almen (bayerisch) bzw. Alpen (schwäbisch) grasen und die großartigen Landschaften erhalten. »Das Futter der Milchkühe stammt zu mindestens 60 % aus dem Berggebiet«, ergänzt die Verbraucherzentrale. »Kühe, die den Winter im Tal verbringen, sollen mindestens ein Viertel ihres Lebens im entsprechenden Berggebiet oder auf der Alm gegrast haben.«[5]

Die Bezeichnungen Alpenmilch oder Heimatmilch, Bauernkäse, Landkäse und Bergkäse besagen dagegen überhaupt nichts, obwohl sich auch darunter Produkte aus Weidehaltung befinden mögen. Also – wie nun beim Einkauf Weidetierkäse erkennen? Käsehändlerin Lehmann rät dazu, Käse mit geschützter Herkunftsbezeichnung zu kaufen, wovon es in Europa 170 Sorten gebe. Denn »die Tiere werden fast alle im Freiland gehalten. Da ist es ganz selten, dass sie in Stallhaltung sind.« Solcher Käse aus Deutschland und Österreich ist mit »g. U.« gekennzeichnet, für »geschützte Ursprungsbezeichnung«, Käse aus Frankreich und der Schweiz mit »AOP« (für »Appellation d'Origine Protégée«) und Käse aus Italien mit »DOP« (für »Denominazione d'Origine Protetta«).

Aber mal ehrlich: Das ist auch nur eine Faustregel für den nachhaltigen Einkauf und am ehesten ist darauf bei Kuhmilchkäse Verlass. »Silofutter gefährdet vor allem lange reifende Käse durch Fehlgärungen.« Deshalb würden Kühe in der Schweiz »auch außerhalb der Weidezeit nie mit Silage, sondern mit Heu gefüttert«, so die Tierärztin und Autorin Anita Idel.[7] Das gilt auch für viele Käsereien in Österreich sowie im italienischen und bayerischen Alpenraum, zum Beispiel für die Käserei Obere Mühle im Allgäu. Die beiden Bauern, die ihr Milch liefern, haben sich verpflichtet, keine Silage zu füttern.[8] Bei lange gereiftem Kuhmilchkäse mit Herkunftsbezeichnung können wir also recht sicher sein, dass er möglichst klimaneutral erzeugt wurde. Bei Schaf- und Ziegenkäse ist dagegen Skepsis angebracht. In Deutschland würden Milchschafe und -ziegen den Sommer über fast immer im Freiland gehalten, versichern mir mehrere Schäfer*innen. In Frankreich stehen diese Tiere nach meiner Beobachtung aber meist das ganze Jahr über im Stall. Wir sollten also darauf achten, dass Schaf- und Ziegenkäse auch mit einem Biosiegel gekennzeichnet sind – dann ist wenigstens gewährleistet, dass die Tiere etwas Auslauf im Freien haben, auch wenn es sich nicht um echte Weidehaltung handelt.

Kapitel 12

Das Schandmal der EU: Agrarpolitik

Die europäische Gemeinsame Agrarpolitik (GAP) wurde 1962 begonnen, als Teil der Politik für einen gemeinsamen Markt namens Europäische Wirtschaftsgemeinschaft (EWG). Ziel der GAP war es von ihrer Stunde null an, »die Produktivität der Landwirtschaft durch Förderung des technischen Fortschritts«[1] zu steigern. Dabei war die Wirtschaftsgemeinschaft eines von nur drei Politikfeldern des EU-Vorläufers Europäische Gemeinschaften, neben der Bergbau- und Stahlindustrie (Montanunion) und der zivilen Atomkraftnutzung (Euratom). Nur sechs Staaten gehörten von Beginn an dazu: Frankreich, Italien, (West-)Deutschland, die Niederlande, Belgien und Luxemburg.

Die Agrarpolitik war von Anfang an ein Fass ohne Boden, ein Bereich, »auf den 1970 noch 90 % aller Ausgaben des damaligen EWG-Haushalts entfielen«[2], so der Agrarwissenschaftler Peter Weingarten und seine Kollegin Bettina Rudloff. »Im Gegenzug für die Exporte landwirtschaftlicher Produkte aus Frankreich wurde der Marktzugang für die Industriegüter aus Deutschland geöffnet«[3], erklären die Volkswirte Adam und Mayer eines der Kernmotive für die EWG-Gründung.

Wachsen oder weichen lautete die Devise, also immer größer, immer effektiver, immer preiswerter produzieren. Mit diesem Grundprinzip schlug die europäische Landwirtschaftspolitik jenen fatalen Irrweg ein, den sie bis heute nicht verlassen hat. Am Anfang dieser Fehlentwicklung standen künstlich hoch gehaltene Erzeugerpreise, die den Bauern und Bäuerinnen das Geld für den Kauf des Nachbarhofs, für Mechanisierung und Rationalisierung verschaffen sollten. Damit keine billigen von außerhalb importierten Lebensmittel die Landwirtschaft in der EWG gefährden konnten, wurden

Mindesterzeugerpreise garantiert, die »erforderlichenfalls durch staatliche Aufkäufe zu festgelegten Interventionspreisen durchgesetzt«[4] wurden.

Diese Politik führte Ende der 1970er- und in den 1980er-Jahren zu einer grotesken Überproduktion. Die Überschüsse verursachten einen massiven Preisverfall. Die EWG hielt mit Steuergeld dagegen, kaufte die Überschüsse auf und sorgte für Negativschlagzeilen über den »Milchsee«, den »Butter-« und »Getreideberg«. Die gigantische Aufkaufaktion erklärte »den enormen Anstieg des Agrarbudgets«[5]. Zumal die EWG auch noch viel Geld für Exportsubventionen ausgab, um die Überschüsse zu künstlich niedrig gehaltenen Preisen auf dem Weltmarkt abzusetzen. Sie ruinierte damit die Agrarmärkte in den ärmeren Ländern, die nicht mächtig genug waren, um sich wie die EWG gegen Billigimporte abzuschotten.

Von diesem Preisstützungssystem profitierten vor allem Großbetriebe, weshalb es »zu einer stärker industrialisierten Nahrungsmittelerzeugung und zu einem Konzentrationsprozess«[5] kam, so Adam und Mayer, und damit zu einer noch höheren Überproduktion. »Eine Änderung der GAP war unvermeidlich.«

1992, aus den Europäischen Gemeinschaften (EG) war gerade die Europäische Union (EU) geworden, versuchte man erst einmal, die Überproduktion durch Kürzung der Interventionspreise in den Griff zu bekommen, also der Preisgrenzen, ab denen die Stützungskäufe einsetzen. Der Interventionspreis für Getreide wurde dabei um 35 Prozent gesenkt, der für Rindfleisch um 15 Prozent. Außerdem mussten Landwirtschaftsflächen stillgelegt werden. Bis zu diesem Zeitpunkt entfielen »über 90 % der EU-Agrarausgaben auf Exportsubventionen und die sonstige Marktstützung (staatlicher Aufkauf von Überschüssen)«.[6]

Nach Ablauf des Siebenjahresplans (das ist die Taktung des EU-Haushalts) hatte sich aber nicht viel geändert. »Versuche, die Überschussproduktion bei Getreide und anderen pflanzlichen Erzeugnissen durch automatische Senkungen der Garantiepreise bei Überschreitung bestimmter Produktionsmengen einzudämmen (›Stabilisatorenregelungen‹), blieben erfolglos.«[7] EU-Landwirtschaftskommissar war zu diesem Zeitpunkt der Österreicher Franz Fischler, der die Agenda 2000 zur Reform der EU-Agrarpolitik ausrief. Ab 2001 begleitete Renate Künast diesen Prozess, als erste deutsche Bundeslandwirtschaftsministerin von Bündnis90/Die Grünen, erste Frau in diesem Amt und erste dieser Partei.

Dünner grüner Anstrich, zum Ersten, Zweiten und Dritten

Kernidee der Reform Agenda 2000 ist eine »weitgehende Entkopplung der bis dahin noch an die Produktion gebundenen Direktzahlungen«.[8] Dabei ging es, wie die Agrarwissenschaftler Dieter Kirschke und Gerald Weber schreiben, »zunächst um die Verbesserung der Wettbewerbsfähigkeit der Landwirtschaft und deren Integration in die internationalen Agrarmärkte.«[7] Also um ein Weiter so: Wachsen oder Weichen, jetzt mit ein bisschen grünem Anstrich.

EU-Kommissar Fischler nannte als Ziele seiner Agrarreform »eine stärkere Wettbewerbsfähigkeit der EU-Landwirtschaft« und »die Stärkung einer stärker marktorientierten und nachhaltigeren Landwirtschaft«.[9] Die Direktzahlungen an die Agrarbetriebe sollten »künftig an die Einhaltung von verpflichtenden Standards in den Bereichen Umwelt, Lebensmittelsicherheit, Tiergesundheit und Tierschutz sowie Betriebssicherheit« gebunden sein. Frei übersetzt bedeutete das: Die Agrarbetriebe sollten nur dann Direktzahlungen bekommen, wenn sie sich an geltendes Recht hielten.

Die Direktzahlungen, die bis dahin für bestimmte Produkte geflossen waren, wie für Ackerfrüchte, Rindfleisch, Milch, Tabak, Olivenöl und Hopfen, sollten nun in einer neuen einheitlichen Betriebsprämie zusammengefasst werden. Deren Höhe sollte sich auf die »einzelbetriebliche Referenzfläche« beziehen, also auf die Größe der bewirtschafteten Fläche, sprich: je mehr Hektar, desto mehr Geld. »Die Summe der Prämienzahlungen an einen einzelnen Betrieb ändert sich hierdurch nicht.«[7]

Die Umstellung von den Produktprämien auf eine Flächenprämie war geboren. Statt pro Tonne Milch oder Weizen wurden die Betriebe jetzt pro Hektar Landfläche bezahlt, unabhängig davon, was sie mit dem Land anstellten. Die agrarpolitische Sprecherin der bündnisgrünen deutschen Bundestagsfraktion, Ulrike Höfken, schrieb damals: »Schrittweise Entwicklungen in Richtung einer flächenbezogenen Förderung sind sinnvoll.«[10] Dass die EU bei der Umstellung von Produkt- auf Flächenprämie den Teufel mit dem Beelzebub ausgetrieben hatte, würde sich bald zeigen.

Die EU wollte die Welthandelsorganisation (WTO) gerne dafür einspannen, dass sie ihre Agrarüberschüsse zollfrei in die armen Länder verkaufen konnte, woran die aber verständlicherweise kein Interesse hatten. »Das spektakuläre Scheitern der WTO-Ministerkonferenzen von Seattle 1999 und Cancún 2003 zeigte diesen Dissens klar auf. Nach Cancún erklärte ein frustrierter EU-Handelskommissar Pascal Lamy die WTO zur ›mittelalterlichen Organisation‹, die dringend reformiert werden müsse. Bundeslandwirtschaftsministerin Künast (Grüne) attackierte – in völliger Verkennung der Lage – die Nichtregierungsorganisationen, die den erfolgreichen Widerstand der Entwicklungsländer begrüßten: ›Wer jetzt feiert, feiert auf dem Rücken der Schwächsten.‹«[11]

Neben den Direktzahlungen an die Landwirtschaftsbetriebe (erste Säule) wurde eine zweite Säule der EU-Agrarausgaben »zur Entwicklung des ländlichen Raums«[12] errichtet. In dieser zweiten Säule fand sich ein merkwürdiges Sammelsurium von Vorhaben, die aus dem EU-Agrarhaushalt bezuschusst wurden und immer noch werden, von der Dorferneuerung über die »Verbesserung der Wettbewerbsfähigkeit landwirtschaftlicher Betriebe« bis zu »Maßnahmen für Klimaschutz und -anpassung sowie Umweltschutz«.[12]

Was im EU-Deutsch »Verbesserung der Wettbewerbsfähigkeit landwirtschaftlicher Betriebe« hieß und im Klartext das Prinzip Wachsen oder Weichen war, bekam volkstümlich die Bezeichnung Höfesterben. »Getrieben wird das Wachstum der Hofgrößen auch durch die Gemeinsame Agrarpolitik« der EU, »deren Fördermittel einen wesentlichen Einkommensanteil vieler Landwirtinnen und Landwirte ausmachen. Die Höhe richtet sich dabei maßgeblich nach der bewirtschafteten Fläche der Betriebe. Je größer ein Betrieb, desto mehr Subventionen erhält er«.[13]

Die Agrarausgaben der EU stiegen unterdessen unaufhörlich weiter an. Betrugen sie 1980 umgerechnet noch gut zehn Milliarden Euro, sind sie 2021 auf fast 56 Milliarden angewachsen.[14] Das Artensterben in der Agrarlandschaft beschleunigte sich. Die Vogelbestände gingen in nur 30 Jahren um 30 Prozent zurück, die Zahl der Schmetterlinge reduzierte sich sogar um 40 Prozent.[15]

Die nächste Reform des EU-Agrarhaushalts war überfällig, nun für die Haushaltsperiode 2014 bis 2020. Und über den grünen Anstrich der Fischler-Ära namens Agenda 2000, mit der die an Industrieinteressen ausgerichtete Landwirtschaftspolitik kaum kaschiert wurde, sollte eine neue dünne grüne Farbschicht aufgetragen werden, die sich diesmal »Greening« nannte. Auf die erste Säule, die Direktzahlungen, entfielen immer noch »73 % aller EU-Agrarausgaben«.[16]

Von den 313 Milliarden Euro an Direktzahlungen im Siebenjahresplan wurden 54,8 Prozent weiterhin bedingungslos ausgezahlt, ohne jede Gegenleistung, nur nach Flächengröße des Betriebs. Ein kleinerer Teil der Direktzahlungen, 30 Prozent, wurde dagegen an Greening-Bedingungen geknüpft. Damit sollten sogenannte ökologische Vorrangflächen gefördert werden. Dazu zählte die EU auch Kurzumtriebsplantagen, also Monokulturen von schnell wachsenden Bäumen wie Pappeln, die biologisch genauso tot sind wie ein Maisacker. Auch der Anbau von Zwischenfrüchten wie Klee auf dem Acker galt als Greening, obwohl er notwendig ist, um die Bodenfruchtbarkeit zu erhalten – also auch ohne Extrazahlung in jedem Betrieb stattfinden müsste. Um »ihre Flächenprämien zu erhalten, führen die Betriebe in der Regel nur die Greening-Maßnahmen mit dem geringsten Aufwand durch, die aber leider auch am wenigsten für die Artenvielfalt bewirken«,[17] urteilte der Naturschutzbund.

Die Agrarreform von 2013/2014 werde von vielen Fachleuten »als vertane Chance gesehen«,[18] schreiben die Agrarwissenschaftler*innen Weingarten und Rudloff. Der »oft empfohlene schrittweise Ausstieg aus dem Direktzahlungssystem und der Ausbau der gezielten Honorierung öffentlicher Güter erfolgten nicht«. Der Versuch, »die Direktzahlungen […] durch deren (vermeintliche) Ökologisierung neu zu legitimieren, ist aus Sicht vieler Beobachter gescheitert«. Sinnvoll wäre es stattdessen gewesen, »die Direktzahlungen schrittweise abzubauen und durch Maßnahmen zur gezielten Honorierung öffentlicher Leistungen der Landwirtschaft zu ersetzen«.[18]

Mit Ablauf des Siebenjahresplans 2020 gab es eine neue Chance zur Reform der Agrarpolitik. Die Überlegungen der EU-Kommission dazu ließen aber erwarten, »dass an dem überholten Instrument der Direktzahlungen festgehalten und die Chance für eine zielorientiertere, effiziente Agrarpolitik vertan wird«.[19] EU-Landwirtschaftskommissar Phil Hogan wollte den Mitgliedsstaaten nun mehr Spielraum bei den Agrarausgaben geben. Alle Regeln auf zentraler Ebene in Brüssel festzulegen, das habe »einfach nicht funktioniert«. Die EU werde nur noch die Ziele der Agrarpolitk vorgeben und eine »breiten Palette« von Instrumenten anbieten, wie diese Ziele erreicht werden können. Den Mitgliedsstaaten sei es dann überlassen, welche Instrumente sie nutzten, »um diese Ziele zu erreichen«.[20] Die Kommission werde nur noch einen groben Rahmen setzen, den die Mitgliedsstaaten dann mit nationalen Strategieplänen ausfüllen sollten.

Man konnte diese Strategie auch so interpretieren: Die Kommission in Brüssel war des EU-Bashings überdrüssig und gab die Devise aus: So, liebe Mitgliedsstaaten, dann zeigt ihr eben jetzt einmal, dass ihr es besser könnt! Doch diese Idee führte zu einem beispiellosen Verhandlungs- und Regelungschaos. Und dass der neue EU-Agraretat statt 2021 erst 2023 in Kraft getreten ist, das ist noch die harmloseste Folge dieser Dezentralisierungsidee.

Vorwärts in die Vergangenheit à la von der Leyen

2019 wurde die Deutsche Ursula von der Leyen Präsidentin der EU-Kommission. Sie kündigte als Kern der Kommissionspolitik den European Green Deal an – die nächste wohlklingende Worthülse nach Agenda 2000 und Greening? Nein, diesmal sollte es der ganz große Wurf werden, der nicht nur den Agrarbereich, sondern die gesamte EU-Politik umfasste. Den von der Vorgängerkommission bereits fertiggestellten Entwurf für die nächsten sieben Jahre EU-Agrarpolitik (das Greening wurde darin umbenannt in Eco Schemes) kassierte von der Leyen allerdings nicht ein, sondern übernahm ihn als Verhandlungsgrundlage, mitsamt der bedingungslosen Flächenprämie.

Da der Kommissionsentwurf für den neuen EU-Agraretat »nicht mehr im Einklang mit den Inhalten des [...] Green Deal steht«, solle von der Leyen ihn »zurückziehen und einen neuen Reformvorschlag« vorlegen, der tatsächlich das Potenzial habe, die EU-Agrarpolitik »zukunftsfähig zu machen«,[21] forderte der Deutsche Naturschutzring. Die Forderung verhallte ungehört. »Das war ein ganz entscheidender Fehler« von der Leyens, urteilt der EU-Abgeordnete Martin Häusling, »weil der vorgelegte Kommissionsentwurf noch vom Agrarkommissar Hogan war, der nun alles andere als ein Reformer war, und man kann nicht einen Green Deal und die Farm-to-fork-Strategie* und die Biodiversitätsstrategie ausrufen und dann gleichzeitig den Vorschlag so durchwinken«.[22] Häusling vermutet, dass von der Leyen, die nur mit knapper Mehrheit gewählt wurde, im Vorfeld mit ihrer Fraktion, der konservativen EVP, sowie den Liberalen ausgehandelt habe: »Wählt mich, aber die GAP-Reform, das ist eure Sache, da mische ich mich nicht ein.«[22]

---

* Die Farm-to-Fork-Strategie zielt darauf ab, dass die Lebensmittelproduktion in jeder Etappe, vom Bauernhof (Farm) über Verarbeitung und Handel bis zum Tisch der Verbraucher*innen (Fork=Gabel) nachhaltig wird.

Dabei hatten die im Hogan-Entwurf fortgeschriebenen bedingungslosen Direktzahlungen an die Landwirtschaftsbetriebe in Form der Flächenprämie inzwischen groteske Blüten getrieben, die jeden ökologischen Fortschritt zunichte machten. Und das vor allem, seit die Europäische Zentralbank 2016 den Leitzins auf null gesenkt hatte. Bereits »zwischen 2009 und 2019 hat sich der Kaufpreis [für Agrarflächen] in vielen Regionen mehr als verdoppelt, wodurch auch Pachtpreise deutlich anstiegen. Besonders stark legte der Kaufpreis in den östlichen Bundesländern zu, wo er innerhalb von zehn Jahren […] fast um das Dreifache stieg.«[23]

Wegen der Null-Zins-Politik konnten Anleger*innen und Investor*innen in kaum einem Bereich noch sichere, risikofreie Renditen erzielen; mit Agrarland dagegen schon. »Wenn wir früher, bei Hochzinspolitik, mit zwei, drei Prozent Rendite an die Kunden herangegangen wären, hätten die gesagt: Ja, warum soll ich das denn machen?«[24], erinnert sich Hans Heinrich Meller an die Zeit vor den Nullzinsen. Er ist Landwirt im Nebenberuf und im Hauptberuf Chef einer Investmentfirma, die auch mit Agrarland handelt. Bei einem Leitzinsniveau von null seien »natürlich zwei Prozent laufende Rendite schon wieder ein Thema, worüber man nachdenken« könne. Vor allem sei es die bedingungslose Flächenprämie, die Agrarland als Geldanlage interessant mache. »Sie brauchen ja quasi für diese Flächen keine Maschinen, wenn Sie's geschickt machen, das muss man sich mal vorstellen!«[24]

Die Investor*innen sahen die Flächenprämie als durchlaufenden Posten: von der EU direkt in die eigenen Taschen. Die EU-Flächenprämie schöpften sie sowieso mit dem Pachtpreis ab und sie kassierten zusätzlich auch noch einen Teil des Ertrags, den die Landwirt*innen auf dem gepachteten Boden erwirtschafteten. Nach den Zahlen des Statistischen Bundesamts von 2020 gehörten bereits 36 Prozent der landwirtschaftlichen Fläche nicht mehr den Bauern, Bäuerinnen und ihren Familien, sondern juristischen Personen und Personengemeinschaften oder -gesellschaften, sprich: Investor*innen.[25]

Im Osten von Deutschland profitieren die Finanzhaie noch heute von den Fehlern, die bei der hastigen Abwicklung der DDR gemacht wurden. Das letzte und einzige frei gewählte Parlament der DDR, die Volkskammer von 1990, beschloss im Juni jenes Jahres ein Gesetz zur Umwandlung der Landwirtschaftlichen Produktionsgenossenschaften (LPG) in der Noch-DDR. Die LPG wurden gezwungen, sich innerhalb von nur anderthalb Jahren in Gesellschaften nach westdeutschem Recht umzuwandeln. Viele von ihnen wählten dafür die Rechtsformen GbR und GmbH & Co. KG*.

Das macht diese Betriebe bis heute auf dreifache Weise besonders attraktiv für den Landraub durch branchenfremde Investor*innen: Erstens handelt es sich um richtig große Happen, 1.000 Hektar Agrarland und mehr pro Betrieb. Entsprechend reich sprudeln die EU-Agrarsubventionen in Form der Flächenprämie. Zweitens lassen sich diese Riesenflächen optimal in industriellem Stil ausbeuten und hohe Gewinne einfahren, bis der Boden endgültig ruiniert ist. Und drittens müssen die Käufer*innen einer Ex-LPG nicht einmal Grunderwerbsteuer zahlen.

Die Bäuerin und der Bauer führen normalerweise zwischen 3,5 und 6,5 Prozent des Grundstückswerts als Grunderwerbsteuer ans Finanzamt ab, wenn sie Agrarland dazukaufen – der Steuersatz ist von deutschem Bundesland zu Bundesland unterschiedlich. Dagegen dürfen Geldanleger*innen bis zu knapp 90 Prozent einer Agrar-GbR oder -GmbH kaufen, ohne auch nur einen Euro Grunderwerbsteuer zu zahlen. Rein formal gesehen kaufen sie ja nur Anteile an einer Firma und kein Agrarland. Das Grunderwerbsteuergesetz in seiner aktuellen Form ist eine Einladung an die Finanzindustrie zur Enteignung von Agrarland!

All das läuft von der Leyens Green Deal frontal entgegen: Um die von Investor*innen in die Höhe getriebenen Pachten bezahlen zu können, müssen die Bauern und Bäuerinnen immer intensiver wirtschaften, müssen das Letzte aus dem Boden herausholen, ohne Rücksicht auf Feldlerche und Feldrittersporn.

---

* Gesellschaft bürgerlichen Rechts, Gesellschaft mit beschränkter Haftung und Compagnie Kommanditgesellschaft

Zudem komme ein Teil der Direktzahlungen nicht Landwirtschaftsbetrieben zugute, sondern Konzernen, kritisierte die Arbeitsgemeinschaft bäuerliche Landwirtschaft. Sie schlug vor, »dass Großkonzerne wie z. B. Südzucker, RWE oder die Münchner Rückversicherung zukünftig von den Fördergeldern der GAP ausgeschlossen werden«,[26] Möbelkonzerne wie Steinhoff ebenso. Man solle alle Unternehmen von der Agrarförderung ausklammern, bei denen die Agrargelder aus Brüssel weniger als fünf Prozent ihrer Gesamteinkünfte betragen.

Die Kritik an den Direktzahlungen beeindruckte die deutsche Bundeslandwirtschaftsministerin wenig. »Wie die Kommission sehen auch wir die Direktzahlungen als wesentliches Element der Einkommenssicherung« der Bauernhöfe, lobte Julia Klöckner (CDU) den Siebenjahresvorschlag der EU-Kommission. Andererseits kritisierte sie, dass die Agrarzahlungen pro Betrieb bei 100.000 Euro pro Jahr gedeckelt werden sollten. Das sehe sie »nicht als geeignetes Instrument an«. Die Kappungsgrenze »sollte den Mitgliedsstaaten freigestellt sein«. Klöckner versäumte es in ihrer Stellungnahme vom Juni 2018 keineswegs, die »nachhaltige Landwirtschaft« als Ziel zu nennen, dies jedoch zusammen mit der Forderung, »die Wettbewerbsfähigkeit landwirtschaftlicher Betriebe zu steigern«.[27] Diese beiden Elemente – Nachhaltigkeit und Wettbewerbsfähigkeit –fanden sich in fast jeder ihrer Erklärungen zum Thema GAP wieder. Später sollte sich deutlich zeigen, welches von beiden Zielen ihr das wichtigere war.

Ende Oktober 2020 legte der EU-Rat seinen Vorschlag für den Siebenjahres-Agraretat vor. Bundeslandwirtschaftsministerin Klöckner meinte dazu: »Förderung gibt es nur noch, wenn Bedingungen für mehr Nachhaltigkeit erfüllt werden.«[28] Für »die Öko-Regelungen« müsse ein »Mindestbudget von 20 Prozent der Direktzahlungen« zur Verfügung stehen. Und auch hier wieder: Man schaffe die Grundlage »für eine wettbewerbsfähige Nahrungsmittelproduktion in der EU«.[28]

»Die Position des Rates hat Frau Klöckner ausgehandelt«, so der Europa-Abgeordnete und Landwirt Martin Häusgen. »Und ganz klar lag der Fokus darauf, die Direktzahlungen zu erhalten, mit relativ wenigen Umweltauflagen und viel Spielraum für die Mitgliedsländer. Und die Säulen-Struktur auch so zu belassen, wie sie ist. Und keine Berücksichtigung von Farm-to-Fork oder von der Biodiversitätsstrategie. Das haben sie im Wesentlichen auch erreicht.«[22]

Kommission, Parlament und Rat der EU eröffneten einen Trilog, um sich auf den neuen Agraretat zu einigen, der ja eigentlich ab 2021 gelten sollte. Aber das war zeitlich nicht mehr möglich. Jetzt ging es nur noch um einen neuen Etat für 2023 bis 2027, bis dahin sollte alles bleiben wie gehabt. Und keine der drei beteiligten EU-Institutionen stellte »die Zwei-Säulen-Architektur der GAP mit ihrem Fokus auf flächenbezogene Direktzahlungen in Frage«,[21] kritisierte der Deutsche Naturschutzring. »Fast ein Drittel des gesamten EU-Budgets wird so für eine immer intensiver wirtschaftende Landbewirtschaftung ausgegeben, die biologische Vielfalt bedroht und unsere Gewässer, Böden, Luft und Klima immer stärker belastet. Auch das Höfesterben setzt sich ungebremst fort.«[21]

Ende März 2021 einigten sich Klöcker und die Landwirtschaftsminister*innen der deutschen Bundesländer auf den nationalen Strategieplan für die EU-Agrarpolitik, noch bevor der Sieben- bzw. Fünfjahresplan der EU überhaupt beschlossen war, der den Rahmen für den nationalen Strategieplan vorgeben würde. Nach der innerdeutschen Einigung sollten »25 Prozent der Direktzahlungen an die Bauern an Umweltauflagen gebunden sein«. Zusätzliche zehn Prozent der Direktzahlungen und ab 2026 15 Prozent sollten »in einen zweiten Topf fließen und unter anderem nachhaltiger Landwirtschaft, Tierwohl und Ökolandbau zugute kommen.«[29]

Der Bauernverband sprach von »schmerzhaften Einschnitten«.[29] Der BUND meinte vorsichtig, die Bund-Länder-Entscheidungen könnten die Landwirtschaft »umwelt- und klimafreundlicher machen«[30]. Dafür sei es notwendig, »das Zusatzgeld für die 2. Säule [die erwähnten zehn und später 15 Prozent] in wirkungsstarke Umwelt- und Klimaprogramme sowie den Ökolandbau zu stecken«. Ab 2028 dürfe es nur mehr Flächenprämien für »übergesetzliche gesellschaftliche Leistungen der Agrarbetriebe geben«. Im Hinblick auf den Green Deal habe sich der BUND von der Bund-Länder-Einigung aber »mehr erhofft«.[30] Bauer und Grünen-Politiker Häusling meinte zu dem parteiübergreifenden deutschen Kompromiss: »Wenn Frau Klöckner das mal in Brüssel vorstellen würde«, beim Trilog, »wäre das ein Schritt nach vorne«.[31]

Am 25. Juni 2021, unmittelbar vor dem Ende der portugiesischen EU-Ratspräsidentschaft, vor der deutschen parlamentarischen Sommerpause und nicht weit vom Ende der schwarz-roten Merkelregierung entfernt, einigten sich in Brüssel Kommission, Parlament und Rat der EU im Trilog auf den Agraretat 2023–2027 und noch am selben Tag beschlossen in Deutschland Bundestag und Bundesrat den nationalen Strategieplan. Bundeslandwirtschaftsministerin Klöckner freute sich, damit sei der Einstieg »in den Systemwechsel« gelungen, nämlich für »eine Landwirtschaft, die noch mehr für den Klima- und Umweltschutz« leiste und »im Wettbewerb bestehen«[32] könne.

»Das ist eine Politik der Realitätsverweigerung, die sich den aktuellen Problemen nicht stellt«, meinte dagegen der Geschäftsführer der Rhein-Wasserwerke, Wolfgang Deinlein, zur EU-Einigung. Zumindest in Wasserschutzgebieten dürfe nur noch Bio-Landbau zugelassen werden. Die Nitratverschmutzung des Trinkwassers durch Düngemittel sei heute schon vielerorts ein großes Problem für die Wasserwerke. Deinlein sieht noch größere Gefahr für dieses Lebenselixir durch die 288 in Deutschland zugelassenen Pestizide. »Zu glauben, dass davon auf Dauer nichts im Trinkwasser ankommt, ist realitätsfern.«[33]

Am 9. September 2021 verabschiedete das EU-Parlament den im Trilog ausgehandelten Agraretat. Damit werde »der Stillstand zementiert. In einer Zeit, in der enorme Herausforderungen an Klima- und Artenschutz gerade auch in der Landwirtschaft bestehen, beschließt die konservative Mehrheit der Europa-Parlamentarier eine Reform, die ihren Namen nicht verdient«, urteilte der EU-Abgeordnete Martin Häusling. »Denn wie sonst soll man erklären, wenn das bestehende Greening, das mit seinen Umweltauflagen für 30 Prozent der

Zahlungen gilt, nun durch ein hochtrabend Eco-Schemes genanntes System ersetzt wird, das sich aber nur auf ein Viertel der Gelder bezieht und für die Bauern freiwillig ist. Wie kann es sein, dass eine Bundeslandwirtschaftsministerin Julia Klöckner (CDU) darin einen ›Meilenstein‹ sieht, wenn es sich doch tatsächlich um einen eklatanten Rückschritt handelt?«[34] Häusling erinnerte sich: »Bei der letzten Agrarreform unter Cioloş*, die ich auch schon miterleiden durfte, sind alle am Ende rausgegangen und haben gesagt: Hurra, 30 Prozent ›Greening‹, und dann wird alles ganz toll. Dabei herausgekommen ist nichts, weil die vielen Hintertürchen, die offen gelassen wurden, dafür gesorgt haben, dass da draußen nichts passiert.«[22] Dieses Mal gebe es eher noch mehr Hintertürchen, um auch die 25 Prozent Eco-Schemes zu umgehen.

Eines dieser Hintertürchen, eher schon ein gewaltiges rückwärtiges Scheunentor, ist dies: In den sowieso nur noch auf fünf Jahre angelegten Etat ist eine zweijährige Lernphase eingebaut, in der die Eco-Schemes nur 20 Prozent ausmachen, und wenn die Agrarbetriebe auch diese 20 Prozent nicht ausschöpfen, sollen »bis zu 10 % der Mittel […] auf die Direktzahlungen übertragen werden dürfen. […] Weiterhin hat sich der Rat durchgesetzt,« dass die Mitgliedstaaten »die Summe der Eco-Schemes um 50 % reduzieren können«.[35] Schon bei der letzten Agrarreform und so auch bei dieser sei es »vollkommen unbegreiflich«, dass eine Fruchtfolge zur Erhaltung der Bodenfruchtbarkeit, »die in jedem landwirtschaftlichen Lehrbuch« vermittelt werde, nicht zu den Mindestanforderungen zähle, empörte sich EU-Parlamentarier Häusling. »Eine Fruchtfolge einzuhalten, ist das Minimum-Prinzip für eine gute landwirtschaftliche Praxis, ohne welches zu kennen man weder eine landwirtschaftliche Lehre abschließen, noch ein Studium bestehen kann. Aber Agrarsubventionen bekommt man auch, wenn man es ignoriert.«[35]

Der Deutsche Bauernverband beklagte sich derweil über die Brüsseler Entscheidungen zur Gemeinsamen Agrarpolitik in einem Brief

---

* Dacian Cioloş, EU-Landwirtschaftskommissar 2010–2014

an die scheidende Bundeslandwirtschaftsministerin: Auf die Betriebe kämen »erhebliche Einkommensverluste und mehr Antragsbürokratie« zu. Der künftig vorgesehene »Mindestabstand von 3 Metern« zu Gewässern beim Pflügen und Düngen bedeute »einen starken Einschnitt im Vergleich zur geltenden Orientierung am Fachrecht«. Beim »umweltsensiblen Dauergrünland« sei »ein pauschales Pflugverbot für das gesamte Grünland in Natura-2000-Gebieten [Naturschutzgebieten nach EU-Recht] nicht akzeptabel.« Und beim Schutz von »Feucht- und Moorgebieten« sehe es der DBV kritisch, eine neue Kulisse »mit dem pauschalen Verbot einer Dauergrünlandumwandlung, dem Verbot einer tieferen Bodenbearbeitung oder dem Verbot von Aufsandung zu schaffen«. Der abschließende Appell an Klöckner: Sie möge sich für die vom DBV »dargelegten Vorschläge« einsetzen.[36]

»Kaum ein Ministerium hat sich derart umfassend zum Erfüllungsgehilfen einer Branche selbst degradiert und seinen öffentlichen Auftrag so gründlich beiseitegeschoben« wie das deutsche Bundeslandwirtschaftsministerium, urteilte Jürgen Maier im *Kritischen Agrarbericht*. Und er warf einige, wie ich finde, sehr berechtigte Fragen auf: Warum sollen deutsche und europäische Agrarprodukte mit Steuergeld auf weltweite Wettbewerbsfähigkeit getrimmt werden? Zu wessen Nutzen? »Wer hat eigentlich beschlossen, dass so eine Politik im öffentlichen Interesse Europas ist?«, fragte Maier. »Weltmärkte für Smartphones machen Sinn, Weltmärkte für Milch sind Schwachsinn.«[37]

2022: Die EU-Kommission zeigte sich mit dem deutschen Agrar-Strategieplan nicht einverstanden und forderte Anpassungen. Das gab den Landwirtschaftsminister*innen Gelegenheit zu kleinen ökologischen Nachbesserungen – Bundeslandwirtschaftsminister ist inzwischen Cem Özdemir von den Grünen. Die Änderungen betreffen den Schutz von Feuchtgebieten und Mooren, besseren Schutz der Ackerböden vor Erosion, Fruchtwechsel auf Ackerland und die Möglichkeit, auf Brachflächen Wildblumen auszusäen.[38]

Der Ukraine-Krieg und seine Folgen für die EU-Länder haben die Europäische Zentralbank gezwungen, ihre Nullzinspolitik zu beenden. Ob damit auch der Ausverkauf des Agrarlands an branchenfremde Geldanleger*innen zu Ende gehen wird, ist zweifelhaft. Denn die bedingungslose Flächenprämie besteht weiterhin als Anreiz zum Landraub fort, ebenso wie das deutsche Steuerrecht, das Großinvestor*innen immer noch dafür belohnt, Landwirtschaftsbetriebe aufzukaufen, die als Personengesellschaften (GbR, GmbH & Co. KG) firmieren.

Kapitel 13

Ekelhaft: Fleisch aus der Mastfabrik

Produkte aus konventioneller Massentierhaltung sind schlecht für Tier und Mensch, das hatte ich schon angesprochen. Bei Wurst aus industrieller Produktion sollte schon die Zutatenliste ausreichen, um vom Kauf abzuschrecken. Nachzulesen ist sie bei abgepackter Ware auf dem Etikett, zu verstehen meist aber nur mithilfe der Liste von erlaubten Lebensmittel-Zusatzstoffen.[1] Beispiele: Ein großer deutscher Hersteller mischt in seine Cervelatwurst Natriumascorbat (E301), Natriumnitrit (E250) und den Farbstoff Echtes Karmin (E120), der aus Schildläusen gewonnen wird. Die Fleischwurst desselben Herstellers ist außer mit E250 und E301 noch mit Diphosphaten (E450) »gewürzt«. Ein anderer bekannter deutscher Wurstfabrikant toppt das noch mit seiner Fleischwurst. Sie enthält neben E250 und E301 auch Natriumisoascorbat (E316) und Triphosphate (E451) sowie synthetische Aromastoffe und Raucharoma, auch bekannt als Liquid Smoke. Das bedeutet nicht etwa, dass die Würste in der Räucherkammer gehangen hätten, sondern es handelt sich um das Kondensat von Holzrauch, das der Wurst als Flüssigkeit beigemischt wird. Auch wenn die Gesundheitsschädlichkeit dieser Zusatzstoffe nicht erwiesen ist – stört das nicht irgendwie Ihren Appetit auf Industriewurst? Nein? Dann schauen wir uns mal an, was mit den Tieren passiert, bevor sie verwurstet werden.

»Ob Huhn, Rind, Schwein oder Schaf: Eine tiergerechte Haltung ist von der Geburt bis zur Schlachtung das A und O«, schreibt die *Neue Züricher Zeitung* in einem von Schweizer Fleisch gesponserten Beitrag. Sie zitiert Michel Darbellay vom Schweizer Bauernverband: »Die Bedürfnisse der Tiere müssen stets berücksichtigt werden. Sie benötigen ausreichend Platz, einen sauberen Liegebereich sowie Fütterungsbereich und genug Auslauf.«[2] Und wenn es nur ein Lippenbekenntnis wäre: Eine solche Äußerung würde ich mir auch einmal vom Deutschen Bauernverband wünschen. Denn die Realität der Tiermast ist eine völlig andere, jedenfalls in Deutschland.

»Der Sündenfall der Landwirtschaft war, dass sie die industriellen Ideen der Arbeitsteilung übernommen hat«,[3] urteilt der Tierarzt Rupert Ebner. Das Ergebnis seien »Geflügelställe mit mehreren hunderttausend Tieren, die innerhalb eines Monats gemästet werden; Schweinemastbetriebe mit bis zu 50.000 Schweinen«.[4] Laut Bundesimmissionsschutzgesetz »müssen Bürger gehört werden ab einer Größenordnung von 40.000 gehaltenen Tieren. Es gibt daher viele Anlagen mit 39.999 Hähnchen«.[5]

Die von der Agrarindustrie angehäuften Probleme beginnen laut Ebner schon bei der Zucht der Nutztierrassen. »Was wir den Tieren in der Landwirtschaft in den letzten 30, 40 Jahre zugemutet haben, kann man bei fast allen Tieren als Qualzucht bezeichnen. Die von Genetikern entwickelten Tiermodelle haben Existenzen hervorgebracht, die sich von der natürlichen Ernährungsweise so weit entfernt haben, dass sie ihre ursprünglichen Qualitäten weitgehend verloren haben.«[3] Diese Tiere vertragen kaum noch die Temperaturschwankungen im Freiland, sie werden nur schwer mit Krankheitskeimen fertig, neigen zu Knochenbrüchen und können sich teilweise kaum noch fortbewegen. Legendäres Beispiel sind die Mastputen, die sich unter dem Gewicht ihrer angezüchteten monströsen Brüste kaum mehr aufrechthalten können – »die Brustmuskulatur macht letztlich bis zu 40 % des gesamten Körpergewichts aus«.[6]

Schweinefleisch statt Regenwald

Beim Welthandel mit Futtermitteln setzt sich das Problem fort und wird zu einem gravierenden Klimaschutzproblem. Es werde »immer eine zusätzliche Fütterung von Schweinen und Geflügel« geben müssen, selbst wenn sie im Freiland gehalten werden und dort Futter suchen können. »Aber da ist die wesentliche Frage: Woher kommt das Futter?«,[7] so Tanja Dräger vom WWF. Also: Werden die Schweine mit Erbsen und Ackerbohnen vom eigenen Hof gefüttert, wie beim AbL-Bundesvorsitzenden Martin Schulz? Oder mit Soja, »das aus anderen Regionen dieser Welt« herbeigeschafft wird, weil es preiswerter ist als Hülsenfrüchte vom eigenen Acker?

»Die EU importiert pro Jahr ca. 22 Mio. Tonnen Sojaschrot und 13 Mio. Tonnen Sojabohnen. Das meiste davon kommt aus Argentinien und Brasilien.« Und für diese Monokulturen werden amazonischer Regenwald und der Trockenwald des Gran Chaco vernichtet. »Wollte man diese Mengen aus heimischen Eiweißpflanzen decken, dann müsste man 20 % der deutschen Ackerfläche dafür nutzen.«[8]

Bei der Fütterung verschärft sich das Problem mit der Agrarindustrie weiter, weil die Tiere zwecks Leistungssteigerung maximal gemästet werden. »Wenn man das Schwein bis an die Grenze der Aufnahmefähigkeit des Darms füttert und wenn das Protein dann ein bisschen zu viel ist und nicht resorbiert werden kann, dann freuen sich die Bakterien, dann kommt es zu Durchfällen.«[3] Ähnlich sieht es bei Milchkühen aus, die mit artfremdem Futter vollgestopft werden – doch dazu später.

Geburt in den Kot der Mutter

Die ganze Abscheulichkeit der industriellen Tierhaltung offenbart sich nur denen, die einen Blick in die Ställe werfen können, etwa in einen Schweinemastbetrieb. »Die Tiere, die eigentlich sehr, sehr reinlich sind, liegen in ihrer Scheiße«,[9] berichtet mir eine Tierschutzaktivistin von ihrer illegalen »Stallkontrolle« in einem der vielen Betriebe, in denen die Schweine auf Betonspaltenböden leben müssen – auf nacktem Beton mit vielen Spalten, durch die Kot und Urin abfließen sollen. »Wir hatten Masken an, als wir in diesem Schweinezuchtbetrieb waren. Und trotz dieser Masken haben einem danach die Augen gebrannt und die Atemwege weh getan. Und wir waren da nur eine halbe Stunde lang.« Die Schweine dagegen müssen den Ammoniakgestank, der von ihren Exkrementen herrührt, ihr gesamtes kurzes Leben lang aushalten.

Auch wenn die Spaltenböden ihren Zweck erfüllen und die Exkremente zum größten Teil nach unten ablaufen, dann müssen die Tiere doch ständig »über ihren Exkrementen leben. Und das bei Tieren, die so eine empfindliche Nase haben. Sie können teilweise besser riechen als unsere Hunde, sie setzen ihren Rüssel ein, um Nahrung zu suchen, und es ist gesundheitlich eine wahnsinnige Belastung, so leben zu müssen, aber auch psychisch, weil diese Tiere sehr reinlich sind und mit ihren Exkrementen eigentlich nichts zu tun haben möchten.«

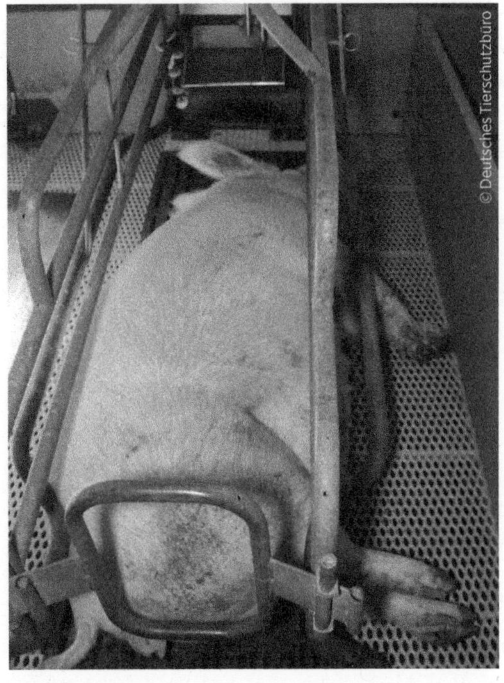

Sau im Kastenstand

Und dann gibt es noch die »Ferkelproduktion« mit Kastenständen, Metallkäfigen für die trächtigen Sauen, kaum größer als die Tiere selbst. »Das ist ein völlig verstörendes Bild. Das Tier ist fast bewegungslos. Teilweise sieht man nur noch eine flache Atmung. Manche haben Verhaltensstörungen und pendeln immer wieder mit dem Kopf hin und her, lecken die Metallstangen ab. Die Tiere können gerade mal einen Schritt, maximal zwei, nach vorne oder hinten gehen. Hinter der Sau ist oftmals alles verkotet, und da hinein werden dann die Ferkel geboren.«[9] Die kleinen Schweine fallen bei der Geburt in den Kot der Mutter und die kann sich nicht einmal umdrehen, um ihren Nachwuchs zu begrüßen. Die Betriebsgröße macht dabei keinen Unterschied. »Die bäuerlichen Betriebe mit 150 Muttersauen haben die gleiche technische Einrichtung wie die großen Betriebe mit 1.000 oder 2.000 Muttersauen«,[3] meint Tierarzt Ebner dazu. Die Begründung für diese Tierquälerei sei, »dass die Sau ohne Kastenstand ihre Ferkel erdrückt«, erklärt Hubert Heigl, Bio-Ferkelproduzent und Präsident des Anbauverbands Naturland. »Doch wenn die Tiere genug Platz haben, passiert das nicht.«[10]

Die Schweine in der Intensivhaltung auf Betonspaltenböden sind fast alle krank, wobei drei Arten von Krankheiten vorherrschen, zählt Tierarzt Ebner auf: Respiratorische, also Atemwegserkrankungen, zurückzuführen auf echte Infektionen oder die Dauerreizung durch den hohen Ammoniakgehalt in der Luft, dann Diarrhö (Durchfallerkrankungen) sowie Erkrankungen des Bewegungsapparats: Gelenk-, Sehnenscheiden- und Schleimbeutelentzündungen. »Bis an die 80 oder 90 Prozent« der Mastschweine »haben diese Veränderungen«.[3] Und je größer die Schweine sind, desto größer werden auch ihre Probleme mit dem Bewegungsapparat, vor allem mit den Klauen. Die Tiere haben schließlich entsetzliche Schmerzen, »und dann fressen sie nicht mehr, und dann werden Schmerzmittel ins Futter gemischt«. Für die Mastbetriebe ist es wirtschaftlich unentbehrlich, »dass Schmerzmittel für Schweine zugelassen wurden, und zwar Schmerzmittel, die wir alle aus der Humanmedizin kennen: Paracetamol, Aspirin, also Acetylsalicylsäure. Diese wurden auch schon vor ihrer Zulassung« für die Tiermast »nachweislich in Tonnen-Dimensionen eingesetzt.«[3]

Auch Diclofenac wird den Tieren verabreicht, ein sogenanntes nicht steroidales Antirheumatikum (NSAR), das zugleich schmerzlindernd und entzündungshemmend wirkt. Es wird in der Humanmedizin bei Rheuma, Gicht und Sportverletzungen angewendet. »Wissenschaftler und Vogelschützer haben vergeblich gegen die Zulassung des Mittels« in der Tiermast gekämpft, berichtet der Ornithologe Thomas Krumenacker, weil es »in Indien und Nepal drei Geierarten fast zum Aussterben brachte«.[11] Wenn die Geier Kadaver von Nutztieren fressen, die gegen ihre haltungsbedingten Schmerzen mit Diclofenac behandelt wurden, erleiden sie tödliche Vergiftungen. Die EU hat die Proteste der Vogelschützer ignoriert und das Mittel 2013 für die Tiermast zugelassen. Folglich wurde bei einem toten Mönchsgeier in Katalonien, Exemplar einer äußerst seltenen und bedrohten Art, festgestellt, »dass der Vogel an einer schweren Gicht starb, die durch eine Diclofenac-Vergiftung verursacht wurde«. Während das Mittel bei Mensch und Schwein gegen die Gicht hilft, löst es bei den Vögeln das Gegenteil aus. Mit der Obduktion des toten Geiers wurde bewiesen, dass Dicolfenac aus der Anwendung in der Tiermast in die Nahrungskette von Geiern gelangt, »eine Tatsache, die bei der Zulassung bestritten wurde«.[11]

Diclofenac darf zwar nicht ins Futter gemischt, sondern »nur als Injektionsware«[3] angewendet werden. Aber bei einer »Erkrankung am Bewegungsapparat, die vielleicht auch mit einer Infektion zu tun« habe, sei »die Kombination von NSAR mit Antibiotika die Standard-Therapie«, ähnlich wie bei Atemwegserkrankungen. In der Muttersauenhaltung werde eine Kombination von NSAR, Antibiotika und dem Mast-Beschleuniger Cylactin systematisch verabreicht, »das findet in jeder industriellen Schweinehaltung statt«, so Ebner.[3]

Nach der Qual der Aufzucht kommt die Qual des Transports. Dessen Strapazen »beginnen für die Tiere schon mit dem Beladen, etwa wenn sie unter Zeitdruck auf die Ladeflächen der Lkw getrieben oder gefangen und in Transportboxen gepackt werden. Verletzt sich ein Tier während des Beladens, wird es meist trotzdem abtransportiert.«[12] Der Transport selbst ist ungewohnt und beängstigend. »Im Transporter haben sie aufgrund der unbequemen Enge, des Lärms und der Fahrtbewegungen nur wenig Chancen, richtig zur Ruhe zu kommen. Zusätzlich sind sie den Wetterverhältnissen stark ausgesetzt: In heißen Sommermonaten kann sich der Innenraum eines Transporters unerträglich aufheizen, im Winter ziehen Nässe und Kälte in den Transportraum. Eine besondere Belastung ist ein Transport – zusammen mit der frühzeitigen Trennung von der Mutter – oft für Ferkel und Kälber.«[12]

Selbst die letzten Lebensminuten der Schweine sind noch eine Quälerei. Die Mehrzahl »wird vor der Tötung im Schlachthof mithilfe von Kohlenstoffdioxid betäubt – darunter auch Schweine aus der Biohaltung. Bei dieser Methode werden Gruppen von mehreren Tieren […] in eine Grube hinabgelassen, die mit einer hohen CO_2-Konzentration angefüllt ist. Das Gas soll die Tiere bewusstlos machen […]. Doch die Betäubung ist alles andere als kurz und schmerzlos, denn die Tiere verlieren das Wahrnehmungs- und Empfindungsvermögen erst nach einer Einleitungsphase von 10 bis 30 Sekunden. In dieser Zeit bildet das Kohlendioxid auf den feuchten Schleimhäuten der Atemwege Kohlensäure, die den Schweinen einen stechenden Schmerz zufügt.« Bis zur Betäubung leiden die Tiere »an Erstickungserscheinungen und versuchen panisch, zu fliehen«.[13]

Leben auf toten Artgenossinnen

Und die Puten mit den Monsterbrüsten? »Putenfleisch ist für mich ein absolutes No go«, sagt Umweltschützerin Kathrin Wenz vom BUND. Auch die Haltung von Öko-Puten sei »nicht optimal.« In der konventionellen Mast aber würden Puten »extrem schlecht gehalten und mit einem sehr, sehr hohen Einsatz von Antibiotika«, und es gebe »keinen rechtlichen Rahmen, wie die Tiere gehalten werden müssen«.[14]

»In Deutschland leben rund 12,4 Mio. Mastputen in konventioneller Haltung (Stand 2016). Rund 88 % dieser Puten werden in Mastbetrieben mit 10.000 und mehr Tieren gehalten. […] Während ein männliches Küken noch etwa 60 Gramm wiegt, beträgt sein Gewicht am Ende der Mast« nach neun bis 22 Wochen »bis zu 21 kg – das entspricht einer 350-fachen Gewichtssteigerung. Sogar ›Spitzenleistungen‹ von knapp 24 kg werden erreicht. Zum Vergleich: Ein Wildputer wiegt gerade einmal 5 kg. […] Die Überzüchtung ist mit erheblichen gesundheitlichen Schäden für die Puten verbunden«.[15]

Auch in der Biohaltung »werden ausschließlich diese Monster-Puten verwendet«, erklärt Jan Pfeifer vom Verein Deutsches Tierschutzbüro. »In der End-Mastphase, im letzten Monat, bevor es zur Schlachtung geht, kippen die nach vorne um, kommen teilweise gar nicht mehr hoch, knicken die Beine weg aufgrund des schweren Gewichtes. Das sind klare Anzeichen dafür, dass die Tiere überzüchtet sind.«[16]

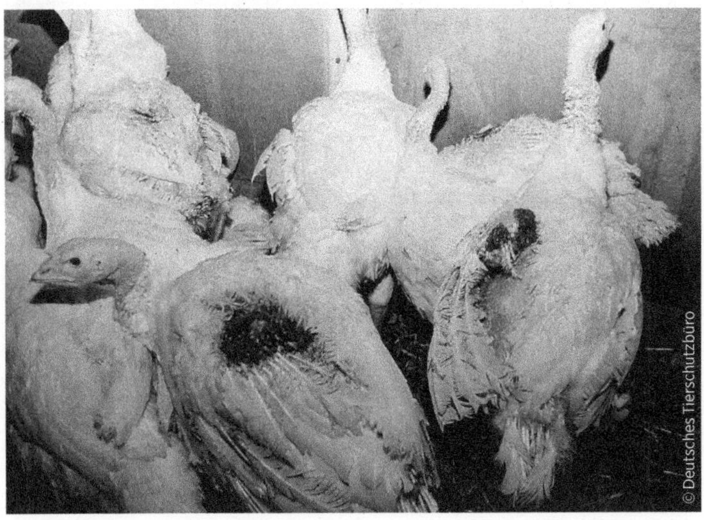

Putenmast

Pfeifer gehört zu den Tierschützern, die für »Stallkontrollen« in Mastbetriebe einsteigen – was ihnen Strafverfahren einbringen kann. Auch im Putenstall schlug ihm »eine warme Ammoniak-Wand entgegen, die sehr ätzend ist beim Atmen, die so richtig in den Rachen rein geht«. Das liege daran, »dass die Tiere auf ihrem eigenen Kot stehen. Da ist zwar Einstreu drin, aber meist wird nur beim Start der Mastperiode reine gemacht. Also stehen die Tiere die ganze Zeit darauf und urinieren in diese Einstreu.«

Auf Pfeifers Fotos sind zahlreiche Puten mit großen blutigen Fleischwunden zu sehen. Diese Verletzungen kämen hauptsächlich durch Kannibalismus zustande. »Jeder Putenzüchter kann so viele Puten in einen Stall stecken, wie er will. Und dementsprechend sind diese Stallungen sehr voll. Die Tiere wollen eine natürliche Rangordnung unter sich ausmachen, was natürlich bei 20.000 Puten nicht funktioniert. Und deshalb bepicken sie sich aus Rangordnungsgründen, aus Stresssituationen, und wenn ein Tier erst einmal eine blutige Wunde hat, dann picken die anderen auch da rein.«

Eine Quote von fünf Prozent toter Tiere pro Mastdurchgang sei einkalkuliert, meint der Tierschützer. »Da liegen immer tote Tiere herum, und auch tote Tiere«, die von den überlebenden »in die Einstreu hinein getrampelt werden, die platt auf den Boden getrampelt sind, und die werden auch nicht mehr entfernt, die liegen da auch länger herum. Das ist dem Landwirt egal.«[16]

Die Tierschutzaktivistin, die anonym bleiben will, ist zur »Stallkontrolle« in einen Legehennenbetrieb eingestiegen, in einen vermeintlich bäuerlichen Betrieb mit nur einigen tausend Hühnern, aber der hält genau wie die ganz Großen der Branche Hochleistungshennen, die bis zu 300 Eier pro Jahr legen. »Die Tiere sind sehr abgemagert, weil sie ihre ganze Energie in die Eiablage stecken. Sie werden in viel zu großen Gruppen gehalten, mit über hundert Tieren. Das bedeutet für die Hennen maximalen Stress.«[9] Fütterung und Abtransport der Eier – die ganze Anlage läuft vollautomatisch. »Viele Tiere leiden an Knochenbrüchen. Das sind wahnsinnige Schmerzen. Und dem einzelnen Tier wird nicht geholfen, weil das nicht wirtschaftlich wäre. Es lagen tote Tiere herum, die waren teilweise schon mumifiziert, die müssen also wochenlang, teilweise monatelang im Stall gelegen haben. Da waren Hühner, die sich die Federn gegenseitig raus gepickt haben, Hühner mit gebrochenen Beinen, Hühner mit herausstechenden Brustbeinen, entzündeten Fußballen, aber auch apathische Tiere, die völlig mit ihrem Leben abgeschlossen haben.«[9] In den Mastställen mit Enten sieht es zumeist nicht anders aus.

Ein Metzger habe ihn darauf hingewiesen, »was kleine rote Stellen im Hühnchenfleisch bedeuten«, schreibt Tierarzt Ebner: »Das Tier hatte Stress. Todesangst. […] Man kann das trotzdem essen. Aber wenn man weiß, was es bedeutet, ist es was anderes.«[17]

Welche Haltungsform ist tiergerecht?

Weder die EU noch die deutsche Bundesregierung haben bislang eine verbindliche Kennzeichnung für sämtliche Fleischprodukte zustandegebracht, wie es sie für Hühnereier gibt. Also ein leicht zu begreifendes Label mit einer Abstufung, die Auskunft über die Haltungsform gibt. Lediglich für Schweinefleisch hat die Bundesregierung 2022 eine solche Regelung beschlossen. Wegen der zunehmenden Kritik an der industriellen Tierhaltung haben die fünf großen deutschen Lebensmittel-Einzelhandelskonzerne selbst reagiert und ein Haltungsformlabel für alle Fleischarten eingeführt, mit den Qualitätsstufen 1 bis 4, wobei 1 für die schlechteste und 4 für die »beste« Haltungsform steht. Ein Schwein hat bei Haltungsform 1 pro Tier 0,75 Quadratmeter Stallfläche zur Verfügung, bei Stufe 2 dann 0,825 Quadratmeter, in Stufe 3 sind es 1,05 und in Stufe 4 schließlich 1,5 Quadratmeter.

In der Hähnchenmast drängen sich bei Stufe 1 auf jedem Quadratmeter 19 Tiere, bei Stufe 2 sind es 17 Tiere, bei Stufe 3 bis zu 14 Tiere und bei Stufe 4 immer noch 10 Tiere. Einem ausgewachsenen Mastbullen stehen bei Stufe 1 nur 2,2 Quadratmeter zur Verfügung, bei Stufe 2 dann drei Quadratmeter, in Stufe 3 sind es vier und in Stufe 4 müssen es fünf Quadratmeter sein.

In der Puten- und Kaninchenmast sind die Relationen ähnlich. Versuchen Sie bitte einmal, sich ein ausgewachsenes Schwein auf 0,75 Quadratmetern vorzustellen oder ein ausgewachsenes Rind auf 2,2 Quadratmetern: Da ist kaum Luft zwischen den Tierkörpern. Bei Haltungsform 4 immerhin muss den Tieren auch Auslauf im Freien gewährt werden.[18]

Die Stallflächen in Haltungsform 4 entsprechen den EU-Vorschriften für die Biolandwirtschaft. Das bedeutet aber keineswegs, dass diese »beste« der vier Haltungsformen in der Abstufung der Handelskonzerne Bioqualität wäre. Denn das Futter muss ja nicht biologisch angebaut sein. Die Tiere können auch mit genverändertem Soja und Getreide aus Übersee gemästet werden.

»Ein paar Quadratzentimeter mehr Fläche oder ein paar Millimeter engere Spalten im Betonboden haben gar nichts mit Tiergesundheit und Tierwohl zu tun«, meint dazu Tierarzt Ebner, »weil die Klaue eines Schweines schlicht und einfach nicht für Beton geschaffen ist. Die marginale Erhöhung der Quadratmeterzahlen in einem Betonspaltenboden hat mit adäquaten Lebensformen für Schweine nichts zu tun.«[3]

Ob Hühner, Puten oder Schweine: Ebner stellt fest, »dass die Tierhaltung in der industriellen Landwirtschaft nur mit Tonnen von Antibiotika zu realisieren« sei. »Antibiotika-Einsatz und industrielle Tierhaltung sind zwei Seiten einer Medaille.«[19] Er nennt als Beispiel die in der industriellen Milchviehhaltung beliebten Rinder der Rasse Holstein-Friesian. Die kleinen männlichen Kälber würden am ersten Tag der vierten Woche in Mastbetriebe verfrachtet, wo sie entweder zu Mastbullen oder zu Mastkälbern herangezogen werden. »Beide Wege haben zur Folge, dass die Tiere in den Betrieben, die sich darauf industriell spezialisiert haben, ohne Antibiotika-Einsatz nicht einen einzigen Einstallungs-Durchgang überstehen«,[3] etwa die Periode von der Ankunft bis zur Schlachtung oder dem Weiterverkauf an den nächsten Mäster. Und Lisa Kainz von der Tierschutzorganisation PETA fordert »einen Wandel in der sogenannten Nutztier-Haltung«, weil die Antibiotika »oftmals eingesetzt werden, damit die Tiere die Mastzeit überhaupt überleben«.[20]

Fleisch oder Leben: Reserveantibiotika

Damit sind wir bei dem Problem mit der Agrarindustrie angelangt, das nicht nur die grauenhaften Lebensbedingungen der Tiere betrifft, sondern auch die Gesundheit von uns Menschen, nein: unser nacktes Überleben. Denn die massenhafte Verwendung von Antibiotika in der Tiermast erzeugt multiresistente Bakterien, die Leben und Gesundheit der Menschen bedrohen. »Insgesamt 33.000 Menschen sterben pro Jahr in den Staaten der EU und des Europäischen Wirtschaftsraums […] an Infektionen mit multiresistenten Keimen«,[21] pro Jahr, nur in Europa. Zum Vergleich: 2020 gab es in der EU knapp 19.000 Verkehrstote.[22] Zu noch alarmierenderen Zahlen kommt eine Forschergruppe um Christopher Murray: Sie schätzt, dass 2019 weltweit 1,27 Millionen Menschen an Infektionen mit multiresistenten Krankheitserregern gestorben sind, mehr als an AIDS und Malaria zusammen. In West-, Mittel- und Südeuropa habe es 51.000 Tote durch Multiresistenzen gegeben, vor allem infolge von Krankenhausinfektionen.[23] Und bei diesen Todesopfern spielt die industrielle Tiermast die zentrale Rolle.

2001, deutsche Bundeslandwirtschaftsminsterin ist Renate Künast (B90/Die Grünen). »Die meisten Antibiotika sind in der EU als Futtermittelzusatz längst verboten und dürfen nur noch zur veterinärmedizinischen Behandlung von Tieren eingesetzt werden. Vier Präparate – Monensin-Natrium, Salinomycin-Natrium, Flavophospholipol und Avilamycin – dürfen dagegen nach Angaben des Bundeslandwirtschaftsministeriums noch immer legal ins Tierfutter gemischt werden«,[24] berichtet der *Tagesspiegel*. Künast will diese Praxis der Prophylaxe beenden, also der rein vorsorglichen Antibiotikagabe an gesunde Tiere, und »hat sich bereits für ein EU-weites Totalverbot von antibiotischen Leistungsförderern in Futtermitteln ausgesprochen«. Was bei der EU offenbar auf offene Ohren stößt: »›Wir wollen die Verwendung der letzten vier noch zugelassenen Antibiotika als Futtermittelzusatzstoff untersagen‹, erklärt eine Sprecherin von EU-Verbraucherschutzkommissar David Byrne.«[24]

»Renate Künast hat es gut gemeint, aber sie hat die Schlauheit und die juristischen Tricks der Pharma- und Landwirtschaftspolitik nicht erkannt«,[3] resümiert Tierarzt Ebner. Zwar seien Antibiotika als Wachstumsförderer verboten worden, die ohne tierärztliche Verordnung einfach den Futtermitteln beigemischt werden. Aber auf dieses Verbot seien die Lobbyverbände gut vorbereitet gewesen. »Die haben den Begriff Metaphylaxe in die Welt gesetzt.« Der bedeutet: Wenn bei nur einem Tier ein Krankheitserreger nachgewiesen wird, »dann darf der ganze Bestand antibiotisch behandelt werden«, auch wenn die anderen Tiere völlig gesund sind. »Definitiv hat sich nichts geändert. Die Prophylaxe ist aus dem Wortschatz verschwunden und ist durch Metaphylaxe ersetzt worden.«[3] Nur dass jetzt die Tierärzte noch dicker ins Geschäft mit der Pharmaindustrie eingestiegen sind, weil sie daran verdienen, Rezepte über gigantische Antibiotikamengen für die Metapylaxe auszustellen, während für die prophylaktische Beimischung von Antibiotika ins Futter keine tierärztliche Verordnung benötigt wurde.

»Nach wie vor ist es so, dass die ganz wichtige Klasse der so genannten Gyrasehemmer oder Fluorchinolone«,[25] eine Antibiotikagruppe, die »sehr wichtig für die Hähnchen- und Putenmast« sei, ins Trinkwasser gegeben werde, so Tierärztin Kirsten Tönnies. »Die werden in der Metaphylaxe verschleudert für Tiere, die eigentlich gesund sind.«[25]

2014 gab es eine Reform des deutschen Arzneimittelrechts. Damit wurden Großbetriebe verpflichtet, halbjährlich ihren Antibiotikaeinsatz zu melden. Nach fünf Jahren wurde dann überprüft, ob weniger dieser Arzneimittel eingesetzt wurden. Das Ergebnis: »Bei Mastferkeln und Mastschweinen lag der Rückgang zwischen 40 und knapp 50 Prozent; kaum Veränderungen hingegen gab es mit unter 1 bis knapp 4 Prozent beim Geflügel. Auch bei Mastkälbern lag der Rückgang lediglich bei knapp 4 Prozent.«[26] Zwar habe sich die Menge der Antibiotika, die in der Tiermast verbraucht wurden, zwischen 2011 und 2015 halbiert, heißt es bei PAN Germany. Aber dem stehe »ein Anstieg der eingesetzten Reserveantibiotika um 29 % gegenüber«.[27]

Die Verbrauchskurve hat ihre Richtung auch schon wieder umgekehrt. »Die Menge der in der Tiermedizin abgegebenen Antibiotika ist in Deutschland im Jahr 2020 leicht gestiegen. Wie das Bundesamt für Verbraucherschutz und Lebensmittelsicherheit (BVL) mitteilt, wurden insgesamt 701 Tonnen Antibiotika an Tierärzte abgegeben – 31 Tonnen mehr als im Vorjahr (plus 4,6 %).«[28] Wahrscheinlich brauchte es einfach seine Zeit, bis sich das alte Prinzip der Prophylaxe

(Antibiotika als rezeptfreie Beimischung zum Futter) auf das neue Prinzip der Metaphylaxe (mit den Tierärzt*innen als Dealer*innen) eingeruckelt hatte und wieder ebenso viel Antibiotikum an gesunde Masttiere vergeudet werden konnte wie vor dem Prophylaxeverbot.

Reserveantibiotika sind Arzneimittel, die wegen ihrer Nebenwirkungen selten bei Menschen eingesetzt werden – nämlich nur dann, wenn die gängigen, verträglicheren Antibiotika nicht mehr wirken, weil die Bakterien gegen all diese Mittel immun sind. Wenn multiresistente Keime in die OP-Wunde eindringen, kann eine Routineoperation tödlich enden, oder eine normalerweise eher harmlose Infektionskrankheit, wenn dabei solche Bakterien mitspielen. Dann sind Reserveantibiotika oft die letzte Rettung. Aber ausgerechnet die dürfen immer noch in gewaltigen Mengen in der Tiermast eingesetzt werden. Dadurch entstehen Bakterienstämme, denen auch diese allerletzte Waffe nichts mehr anhaben kann. Eines der wichtigsten Reserveantibiotika nennt sich Colistin.

Colistin sei »das Lieblingsantibiotikum der Geflügel- und Schweineindustrie, mit steigender Tendenz«, schreibt Rupert Ebner.[29] »Bei Masthühnern und -puten stammen insgesamt 40 Prozent aller verbrauchten Antibiotika aus der Gruppe der Reserveantibiotika«, heißt es dazu im *Kritischen Agrarbericht 2021.* »Die Resistenzraten auf Hähnchenfleisch etwa gegen Colistin […] steigen laut staatlicher Untersuchungen an.«[30]

Seit 2015 ist ein Resistenzgen von Bakterien gegen Colistin bekannt. Außerdem »wurde in Colistin-resistenten Rückstellproben von Kälbern und Ferkeln ein eng verwandtes Gen […] entdeckt. […] Es soll das Potenzial einer schnelleren Verbreitungsmöglichkeit zwischen Mensch und Tier […] haben und stammt wahrscheinlich von […] einem reinen Humanpathogen«, so die Bundestierärztekammer. 2013 sei Colistin »die am fünft häufigsten verwendete antimikrobielle Substanz bei Lebensmittel liefernden Tieren« gewesen. 2014 wurden »in Deutschland 107 t Polypeptid-Antibiotika […] an Tierärzte abgegeben und 82 t im Jahr 2015«, wobei es sich wohl fast ausschließlich um Colistin gehandelt habe. Die europäische Arzneimittelbehörde EMA empfehle, den Colistinverbrauch in der Tiermast drastisch zu senken, was »durch verbessertes Herdenmanagement, Biosicherheit, Reinigungs- und Desinfektionsmaßnahmen, Quarantänemaßnahmen, gezieltere Diagnose und Therapie sowie Impfungen erreicht werden«[31] solle. Das alles würde das Fleisch allerdings wesentlich teurer machen.

2011 nahm das nordrhein-westfälische Umweltministerium die Verwendung von Antibiotika in der Hähnchenmast unter die Lupe. »Bei den untersuchten Zuchtdurchgängen kamen über die Lebensdauer der Tiere (30 bis 35 Tage) eine Vielzahl von Wirkstoffen zum Einsatz, teilweise bis zu 8 verschiedene Antibiotika. […] Die Dosierung mit Antibiotika betrug bei 53 Prozent der Behandlungen nur 1 bis 2 Tage und lag damit außerhalb der Zulassungsbedingungen für bestimmte Antibiotika. In Einzelfällen musste eine Behandlungsdauer von 26 Tagen festgestellt werden. Im Durchschnitt wurden den Tieren 7,3 Tage lang Antibiotika verabreicht.«[32]

Alarmierend sind die Ergebnisse einer Untersuchung, die Germanwatch 2019 veröffentlichte. Untersucht wurden in fünf EU-Staaten 165 Hähnchenproben »der größten drei EU-Geflügelfleischkonzerne […] aus dem Billigsortiment von Lidl, Aldi und direkt beim Werksverkauf der Konzerne«. Jede zweite Probe sei mit antibiotikaresistenten Krankheitserregern belastet gewesen. Der größte Anteil belasteter Proben sei mit insgesamt 59 Prozent bei Hähnchen der deutschen PHW-Gruppe (»Wiesenhof«) gefunden worden.[33]

»Immer wieder werden gefährliche Keime auf Wurstwaren und auf Fleisch entdeckt. Auch Antibiotikarückstände essen wir oft als ungebetene Beilage mit«,[34] so Rupert Ebner. »Untersuchungsergebnisse belegen Krankheitserreger, die gegen Antibiotika resistent sind, auf Teewurst, Salami und Schinken aus Supermärkten oder von Discountern.« Besonders hoch belastet »waren Produkte aus Putenfleisch.« Studien legten nahe, »dass resistente Bakterien durch den Verzehr belasteter Lebensmittel auf den Menschen übertragbar sind«.[34]

Um es mal drastisch zu sagen: Wenn Ihnen Ihr Leben lieb ist, dann lassen Sie zumindest die Wurst, das Fleisch und Geflügel aus den

Haltungsformen 1 bis 3 im Kühlregal des Supermarktes liegen. Kaufen Sie stattdessen Bioschwein und Biogeflügel, wenn es denn unbedingt Schwein und Geflügel sein soll, oder viel besser: ausschließlich Rinder-, Schaf- und Ziegenfleisch aus Freilandhaltung.

Die weitere lebensbedrohliche Ausbreitung multiresistenter Keime lässt sich durch verändertes Kaufverhalten alleine natürlich nicht stoppen. »Auch im Grundwasser konnten bereits Arzneimittel nachgewiesen werden, darunter die Veterinär-Antibiotika Sulfonamide [...] und Tetracycline [...]«, schreibt PAN Germany. »Rückstände von Tierarzneimitteln im Grundwasser sind ein Alarmsignal.«[35]

»Arzneimittel aus dem Veterinärbereich können sowohl in Ausscheidungsprodukten behandelter Tiere als auch in verschiedenen Umweltkompartimenten regelmäßig nachgewiesen werden«, heißt es 2020 in einem Bericht des Bundestags. »So finden sich beispielsweise verschiedene antibiotische Wirkstoffe in Dünger, Boden, Oberflächen- und Grundwasser [...]. Zudem wurden auch in Gärrestproben aus Biogasanlagen Antibiotikarückstände nachgewiesen, woraus geschlossen werden kann, dass die Vergärung von Wirtschaftsdünger nicht generell zu einer vollständigen Elimination der Antibiotika führt.«[36] Eine Untersuchung von Greenpeace hat 2020 belegt, »dass antibiotikaresistente Keime und Antibiotika mit Gülletransporten über die Republik verteilt werden.«[37]

Um diese Gefahr einzudämmen, ist der Gesetzgeber gefordert. Vor allem die EU, denn Agrarpolitik ist nun einmal in erster Linie EU-Politik. Ohne staatlichen Eingriff »erwarten Wissenschaftler*innen einen Anstieg des Antibiotikaverbrauchs bei Nutztieren um 67 Prozent bis 2030 im Vergleich zu 2010.«[38] Tatsächlich hat die EU-Kommission 2019 mit einer neuen Tierarzneimittelverordnung die Initiative ergriffen. Sie ist Anfang 2022 in Kraft getreten. Darin gebe die Kommission aber »den Interessen der Fleisch- und Pharmaindustrie eindeutig den Vorrang vor dem Schutz der menschlichen Gesundheit«.[39] Wer entscheidend daran beteiligt war, diese wichtige EU-Rechtsnorm zu verwässern, dazu mehr im folgenden Kapitel.

Kapitel 14

Die Agrarlobby – organisierte Kriminalität?

Die Agrarlobby und somit die Profiteure der bisherigen Agrarpolitik, wer ist das eigentlich, frage ich den Bauern und Europa-Abgeordneten Martin Häusling. Das seien »die Besitzstandwahrer, in erster Linie COPA/COGECA, also der europäische Bauernverband. Das sind die Grundbesitzerverbände.« Die Flächenprämie lässt grüßen. »Die haben dafür gesorgt, dass es keine Änderung gibt. Und die Freunde dieser Verbände sitzen natürlich in erster Linie in den Reihen der Europäischen Volkspartei, sprich: CDU, zum Teil aber auch in der S&D*. Und im Rat«, dem Gremium der EU-Regierungsvertreter*innen, »da sind unisono alle Agrarminister dafür, dass es so weitergeht wie bisher, weil nämlich für sie nur eines zählt: Wie viel Geld bringe ich nach Hause, und sind meine Bauern damit glücklich oder nicht?«[1]

Die treibende Kraft hinter den Bauernverbänden sei aber die Ernährungsindustrie. Als sehr exportorientierter Bereich sei sie darauf angewiesen, günstige Rohstoffe zu bekommen. »Und die liefern ja die Bauern. Ob das Molkereien sind, ob das Zuckerindustrie ist oder wer auch immer, die organisieren sich auch mit Hilfe der Flächenprämien günstige Rohstoffe und können damit weltweit Geschäfte machen.« Also, nicht die Bauernverbände seien der Kern der Agrarlobby, »sondern Lebensmittelindustrie, Chemieindustrie, alle, die von der Landwirtschaft profitieren. Und das sind eine ganze Menge. Der Verband der Chemischen Industrie ist natürlich auch immer auf der Seite des Bauernverbandes, die Düngemittelhersteller, auch die Pharmaindustrie, die stehen immer auf derselben Seite.

---

* S&D: Socialists & Democrats, sozialdemokratische Fraktion im EU-Parlament

Wenn dann ein Vertreter von Nestlé auftritt oder von den großen Handelskonzernen, haben sie immer ein einziges Interesse: Liefert uns billige Rohstoffe! Und damit die Bauern das Maul halten, gebt denen die Flächenprämie. Das ist der Deal, der da seit Jahren läuft.«[1]

Besondere Erwähnung verdienen die Lebensmittel-Einzelhandelskonzerne, die mit ihrer Preisschlacht um Billigfleisch, Sparpreis-Hähnchen und Beinahe-Geschenkt-Eier maßgeblich zur Industrialisierung der Landwirtschaft beigetragen haben. Dann kommen die Schlachthofriesen Tönnies, Westfleisch und Co. Bei den Schlachthöfen ist es das Gleiche wie bei den Höfen: wachsen oder weichen. Die zu schlachtenden Tiere erleiden in ihrer letzten Lebensphase deshalb immer längere Qualen, weil die Transportwege zum Schlachthof immer weiter werden. Schließlich die Viehzüchter und Saatgutzüchter. Auch die auf Tiertransporte spezialisierten Speditionen, die Landmaschinenhersteller sowie Baufirmen, die Mastanlagen errichten, sollte man beim Thema Agrarlobby im Blick haben.

Ein ganz zentraler Player dieser Allianz sind aber dann noch die Tierärzt*innen – nein, nicht alle Veterinär*innen und sicher nicht die in den Städten, die fast ausschließlich Haustiere vom Kanarienvogel bis zum Bernhardiner behandeln. Es handelt sich vielmehr um jene, die den Mastbetrieben die Medikamente zuliefern. »Ungefähr 80 Prozent von so einer modernen Nutztierhaltungspraxis läuft über Medikamentenverkauf«,[2] erklärt mir die Tierärztin Kirsten Tönnies. »Und diese Medikamente bringen zum Teil bis zu 1.000 Prozent Gewinnspanne.« Ihre Kolleg*innen führen »ja nicht mehr los und behandeln die Beinfraktur des Hühnchens, sondern die geben das Antibiotikum oder den Impfstoff und das Entwurmungsmittel ab.«

Kirsten Tönnies ist kein x-beliebiges Mitglied im Bundesverband der Praktizierenden Tierärzte (BPT). »Dieser Verband hat mich 2013 in die neu gegründete Ethik-Kommission der Bundestierärztekammer entsandt, und wir waren damals über drei Jahre damit beauftragt, den ersten Ethik-Kodex der Tierärzte zu formulieren.« In der Kommission habe sie ausschließlich mit Männern zusammengesessen. »Und dort habe ich gelernt, was Lobby-Arbeit ist. Dieser Verband hat mich dort hingeschickt unter der Maßgabe: Aber Sie sagen nichts zur Landwirtschaft!«

Sie habe in der Kommission erfahren müssen, »dass es nur ganz selten um das Wohl der Tiere ging, aber fast immer um die Interessen der Tiernutzer.« Die Männerriege ihrer Kollegen sei sich einig gewesen, aus dem Ethik-Kodex »so viel rauszunehmen, wie es nur irgend geht, was die Industrie einschränken könnte. Und als ich angefangen habe, dagegen zu argumentieren, wurde mir vom BPT ein Maulkorb verpasst.«[2]

Die Agrarlobby – könnte man diese ehrenwerte Gesellschaft auch als Agrar-Mafia bezeichnen? »Diese Formulierung würde ich nicht verwenden«,[3] rät mir Jens Bülte, Professor für Strafrecht an der Uni Mannheim. Denn »der Begriff der Agrar-Mafia« werde »bei gezielter Erschleichung von Agrarsubventionen« verwendet. Dafür ist vor allem die italienische Mafia bekannt, doch auch Bulgarien, Tschechien und Griechenland sind in dieser Hinsicht schon unangenehm aufgefallen. »Ich halte es aber für gerechtfertigt und geboten festzustellen, dass wir es in manchen Bereichen mit organisierter Agrarkriminalität zu tun haben.«[3]

Der Agrarfilz um den Bauernverband

Wie sind die Akteure der Agrarlobby untereinander verflochten? Dieser Frage sind Wissenschaftler der Universität Bremen im Auftrag des Naturschutzbunds nachgegangen.[4] Im Zentrum ihrer im April 2019 veröffentlichten Analyse standen der Deutsche Bauernverband (DBV) sowie seine Untergliederungen auf Landes- und Kreisebene einerseits, die übrigen Verbände und die Firmen des Agrarsektors andererseits. Der Tierärzteverband BPT war in die Studie leider nicht einbezogen.

Die Bremer Forscher haben im Zeitraum 2013 bis 2018 die Vernetzung von mehr als 90 Akteuren und 75 Institutionen des Agrarbereichs analysiert, ausschließlich anhand öffentlich zugänglicher Quellen. Und sie urteilen, dass Fortschritte in der Agrar- und Umweltpolitik »systematisch von Interessenvertretern und -vertreterinnen [der Agrarlobby] verhindert oder deutlich verwässert werden«.[5]

Vertreter des Bauernverbands besetzen demnach zahlreiche Posten in den Vorständen und Aufsichtsgremien der Firmen und Institutionen des Agrarsektors, etwa beim Agrargroßhändler BayWa AG, beim Raiffeisenverband und all den Firmen mit Raiffeisen im Namen; bei Versicherungsgesellschaften wie der R + V Allgemeine Versicherung, dem Landwirtschaftlichen Versicherungsverein Münster und der Westfälischen Provinzial, in Verbänden, Vereinen, Beratungsfirmen und Verlagen des Agrarsektors. Ein veritabler Filz also, ein Klüngel, eine Spezlwirtschaft.

Befremdlich mag man finden, dass die »weltweit [...] größte nationale Förderbank« in diesen Filz eingebunden ist. Im Verwaltungsrat der Staatsbank KfW (Kreditanstalt für Wiederaufbau) »hat der DBV-Präsident (Joachim Rukwied) einen Sitz.«[6] Dagegen seien »die Verflechtungen der Landwirtschaft und ihrer Verbände mit der Agrochemie [...] nicht auf den ersten Blick erkennbar.« Richtig spannend wird es deshalb beim zweiten Blick, nämlich auf die beiden Agrarlobby-Vereine Forum Moderne Landwirtschaft (FML) und Verbindungsstelle Landwirtschaft-Industrie (VLI). In diesen beiden Vereinen gebe es zwischen Bauernfunktionären und Industrie ein »Zusammenspiel ›über Bande‹«.[7] »Aus der Agrochemie haben sich alle führenden Chemieunternehmen« wie BASF und Bayer »sowie Unternehmen der Pflanzenernährung« wie K+S und Yara »dem Forum angeschlossen. [...] Zahlreiche Unternehmen und ihre Führungskräfte sind sowohl im FML als auch in der VLI organisiert.«[8] Und hier sind zugleich die Funktionäre des Bauernverbands reichlich vertreten.

Pöstchen-König ist der Studie zufolge Joachim Rukwied, zugleich Präsident des Deutschen und des Europäischen Bauernverbands (DBV und COPA). Er bringt es auf 18 Funktionen, ist Vorstandsvorsitzender des Forums Moderne Landwirtschaft, sitzt in den Aufsichtsräten der R + V Versicherung, der LAND-Data GmbH, der BayWa und der Südzucker AG und – wie erwähnt – im Verwaltungsrat der KfW.[9]

Auch der CDU-Bundestagsabgeordnete Johannes Röring ist mit 15 Posten ganz ordentlich vernetzt. Er ist Vorsitzender des Bundesmarktverbands für Vieh und Fleisch, Aufsichtsratsvorsitzender der Deutschen Bauernverlags GmbH und sitzt in den Aufsichtsräten oder Beiräten mehrerer Versicherungsfirmen und Banken.[10] Der Europaabgeordnete Albert Deß (EVP/CSU) bringt es immerhin auf 13 Funktionen und Mandate, unter anderem als Agrarpolitischer Sprecher der EVP, Beirat der BayWa, Vorstandsvorsitzender der Bayernland eG und Aufsichtsratsvorsitzender der Milchwerke Regensburg.[11]

Wie nimmt die Agrarlobby nun Einfluss auf für sie wichtige politische Entscheidungen, soweit ihre Vertreter*innen nicht, wie die Abgeordneten Röring und Deß, selbst direkt daran beteiligt sind? Es sei »nicht die Nummer mit dem Geldkoffer«, winkt Deß' Parlamentskollege Martin Häusling ab. Das Lobbying laufe sogar ziemlich offen ab, beispielsweise so: Der »Verband der Pflanzenöle lädt in die bayerische Landesvertretung ein. Da wird lobbyiert für Pflanzenöle, und für Biogas wahrscheinlich auch.« Das andere sei dann »die Seelenmassage, die man bei den Abgeordneten macht, nach dem Motto: Wissen Sie was, wir haben doch hier ein Unternehmen in Ihrem Wahlkreis, da müssen Sie doch mal drauf achten, dass das nicht zu Schaden kommt.«[1]

Tierärztin Tönnies sieht als größtes Problem ihres Berufsstands »die Verflechtung mit der Agrarindustrie. Das Prinzip funktioniert häufig nach folgendem Muster: Man lädt sich gegenseitig ein. Wen laden Sie ein? Bestimmt nicht den, den Sie nicht leiden können und der Sie dauernd kritisiert.« Vielmehr lüden die anderen Akteure der Agrarlobby nur diejenigen Tierärzt*innen ein, »mit denen man reden kann, die konsensual sind, die kompromissbereit auftreten. Solche Leute werden auf die Fortbildungen geholt.« Bei den Fortbildungen und Tagungen »werden Sie immer dieselben Leute erleben, speziell von der Tierärztlichen Hochschule Hannover, die ja eine Stiftungs-Hochschule ist, keine Uni. Und diese Leute erzählen Ihnen sehr oft den gleichen Brei: Wir würden ja gerne, aber wir können nicht anders.«

Die Tierärzt*innen könnten die tierquälerische industrielle Fleischproduktion »sofort mit einem Krachen lahmlegen«. Aber da gebe es halt »diese Karrieremenschen, die sich mit den Verbänden gut verstehen, mit dem Bauernverband, mit den ganzen Ortsbauernverbänden, die überall in den Ministerien hocken. Die sitzen da seit vielen, vielen Jahren, oft CDU-Leute«, und wenn man sie nach den Methoden der industriellen Tiermast frage, dann sagten sie: »Ja, das geht doch nicht anders! Wir können doch die Schweine nicht in der Erde wühlen lassen! Sie wollen doch kein Huhn einfangen«, was davongelaufen ist, weil es im Freien gehalten wird. »Diese Leute kommen weiter, weil die beliebt sind bei den Bauern.«[2] Tierarzt Ebner schreibt, seine Kolleg*innen seien »als Antibiotikaverkäufer Mittler und Profiteure dieser unheilvollen Entwicklung; sie sind Teil eines Geflechts aus Großmästern, Fleischkonzernen, Futtermittelherstellern, Pharma- und Lebensmittelindustrie.«[12]

Die Agrarlobby, das ist demnach eine geschlossene Gesellschaft. Man lädt sich gegenseitig ein, sitzt bei Tagungen und den zugehörigen Abendessen beisammen, pflegt das Mia-san-mia-Gefühl, wie man in Bayern sagt, versichert sich gegenseitig der gemeinsamen Sichtweise auf die Dinge und arbeitet zusammen an der Verteidigung der Pfründe – alles recht geräuschlos. Dazu scheint auch »Bauer Willi« zu passen, wie sich Wilhelm Kremer-Schillings in seinem Blog nennt.[13] Er tritt als unabhängige Stimme des Landvolks auf, ist aber nach den Recherchen der *taz* wohl doch eher Teil der Agrarlobby. »Vor seiner Zeit als Blogger war er als Projektmanager in der Chemiesparte des damaligen Schering-Konzerns zuständig für den vermutlich krebserregenden Unkrautvernichter Betanal.«[14] Bis zu seiner Pensionierung 2014 »arbeitete er beim Zuckerhersteller Pfeifer & Langen, wo er Landwirten zu Pestiziden riet«. Er vertrete in seinen Äußerungen oft »die Interessen von Agrarchemiekonzernen wie der Bayer AG«. Der PR-Chef von Bayer habe »Bauer Willis« Aktion gelobt, mit grünen Holzkreuzen auf dem Acker gegen ein Verbot des Unkrautvernichters Glyphosat zu demonstrieren. »Schon zuvor hatte der Blogger etwa in der Rheinischen Post für Glyphosat geworben«, so die *taz.* »Oder für gentechnisch verändertes Saatgut.«[14]

Angriff auf die europäische Demokratie

Aber die Agrarlobby kann auch noch ganz anders, wenn Gefahr im Verzug ist und die gemeinsamen Pfründe bedroht sind. Das war aus ihrer Sicht 2021 der Fall, als die EU ihre Tierarzneimittelverordnung verschärfen wollte. Aus Sicht der Agrarlobby bestand die Gefahr, dass etliche Reserveantibiotika für die Tiermast verboten werden könnten, dass diese Lebensretter totkranker Menschen nicht mehr per Metaphylaxe an vollkommen gesunde Nutztiere vergeudet werden dürften. Das ärgerte Pharmaindustrie, Lebensmittelkonzerne, industrielle Tiermastbetriebe und einen Teil der Tierärzteschaft gewaltig. Und so startete der Bundesverband Praktizierender Tierärzte (BPT) im Sommer 2021 eine Unterschriftenkampagne, die den Troll-Fabriken eines Vladimir Putin alle Ehre gemacht hätte. Die Flyer zeigten das Bild eines armselig dreinblickenden Hündchens, dazu die Aussage: »Mein Leben ist in Gefahr.«[15] Dem BPT gelang es, auch den Deutschen Tierschutzbund für diese Kampagne vor seinen Karren zu spannen. Und die Tierfreund*innen liefen Sturm. »Man hat wirklich Leute aufgehetzt, auch ganz persönlich gegen mich«, klagt der Europaabgeordnete Martin Häusling, der sich für einen restriktiven Umgang mit den Reserveantibiotika einsetzt. »Katzen- und Hundefreunde haben mir geschrieben: Mein Hund stirbt, weil ich keine Antibiotika mehr kriege«, und dafür sei er, Häusling, verantwortlich.[1] Doch wie kam es dazu?

Die europäische Tierarzneimittelverordnung 2019/6 war 2018 von EU-Rat und EU-Parlament verabschiedet worden. Erklärtes Ziel dieses EU-Gesetzes war es, die Ausbreitung multiresistenter Keime von Nutztieren auf den Menschen einzudämmen. Damit diese Verordnung am 28. Januar 2022 rechtskräftig werden konnte, musste die EU-Kommission Kriterien benennen, wie denn die Reserveantibiotika zu definieren seien, die künftig in der Tiermast verboten und der

Humanmedizin vorbehalten sein sollten. Das erledigte die Kommission Ende Mai 2021 in einem delegiertem Rechtsakt, einem Verfahren, bei dem es keiner Zustimmung von Rat oder Parlament bedarf. Bis zum Inkrafttreten sollte die Kommission dann noch eine Liste mit den Antibiotika vorlegen, mit denen künftig keine Tiere mehr behandelt werden dürfen. Und genau diese Liste war Kern des Konflikts. Würden darauf Arzneimittel stehen, die für die Pharma- und Agrarindustrie große wirtschaftliche Bedeutung haben? Das galt es zu verhindern.

Die einzige Möglichkeit für die Volksvertreter*innen, hier noch korrigierend einzugreifen, wäre ein Veto von Rat oder Parlament gegen den delegierten Rechtsakt gewesen. Genau solch ein Veto forderte der Umweltauschuss des EU-Parlaments mit seinem Einspruch.[16] Falls das Plenum, also das gesamte Parlament, den Einspruch annähme, müsste die Kommission ihren Rechtsakt überarbeiten und erneut vorlegen. Der Umweltausschuss fand die Kriterien der Kommission viel zu schwammig und somit zeichnete sich ab, dass die Liste der für Tiere verbotenen Antibiotika weit hinter den Empfehlungen der Weltgesundheitsorganisation (WHO) zurückbleiben würde, vor allem, was fünf Klassen von Antibiotika betraf, die laut WHO wegen »kritisch wichtiger Bedeutung für den Menschen« mit »höchster Priorität«[17] als Reserveantibiotika zu benennen seien und folglich auf der EU-Verbotsliste für die Tierbehandlung auftauchen müssten.

Der Tierärzteverband BPT behauptete in seiner Kampagne, ein komplettes Anwendungsverbot dieser fünf Antibiotikagruppen sei »in der Tiermedizin kaum mehr abzuwenden. Von dem Anwendungsverbot wären alle Tierarten betroffen mit dramatischen Auswirkungen für die Therapie von Tieren.«[15] Eine »dumme Fake-News-Kampagne« nennt das der EU-Abgeordnete Martin Häusling.[1] Jedenfalls war es das exakte Gegenteil der Wahrheit. Im Einspruch des Umweltausschusses wurde ausdrücklich gefordert, »die Behandlung einzelner Tiere« mit den ansonsten der Humanmedizin vorbehaltenen Antibiotika zu ermöglichen, allerdings nur für den Fall, dass bei dem Tier eine »klinisch diagnostizierte, lebensbedrohliche Krankheit« vorläge, für die es »keine alternative Behandlung« gebe.[18] Also: Reserveantibiotika für das totkranke Hündchen ja, für einen kompletten Putenmastbestand nein.

Die Kommission verdeutlichte dagegen nachdrücklich, dass »keinerlei Unterscheidung« vorgesehen sei, bei welchen Tieren die Antibiotika angewendet werden dürften, ob nur bei einem kranken Einzeltier oder in kompletten Mastbeständen.[19] Anders gesagt: Was auf der EU-Verbotsliste stehen würde, käme für die Behandlung des armen Hündchens aus der Tierärztekampagne nicht mehr infrage. »Wir hatten das ja eindeutig definiert«, erinnert Häusling: »Es geht hier nicht um Hunde und Katzen, sondern es geht um die Metaphylaxe, die Gruppenbehandlung von Hühnern und Schweinen und Puten«[1] in der industriellen Tiermast.

Der Tierärzteverband BPT sammelte nach eigenen Angaben 650.000 Unterschriften gegen den Einspruch des Umweltausschusses und somit gegen die Vorschläge der WHO, wichtige Reserveantibiotika in der Tiermast zu verbieten. Der Druck auf die EU-Abgeordneten wurde enorm, erinnert sich Häusling. »Meine Kollegen und ich wurden ja von zwei Seiten unter Druck gesetzt. Zum einen durch diese unsägliche Kampagne des Verbandes der praktizierenden Tierärzte mit den treuen Hundeaugen.« Zum anderen seien Vertreter*innen der EU-Kommission »rumgerannt« und hätten den »Humanmedizinern versprochen: ›Wir sind ja viel strenger als die WHO.‹«[1] Am 16. September 2021 lehnte das Plenum des EU-Parlaments den Einspruch seines Umweltausschusses ab.

Auch der Arzt und EU-Abgeordnete Peter Liese (EVP/CDU) findet: »Jedes Tier muss einzeln diagnostiziert werden, bevor man ein Reserveantibiotikum gibt.«[20] Das sei eine Aufgabe, »der sich die Geflügelhalter und die Tierärzte stellen müssen.« Folglich hat Liese den Einspruch des Umweltausschusses zunächst unterstützt, im Plenum hat er dann aber dagegen gestimmt. Warum? Zwar halte er den delegierten Rechtsakt der Kommission »für unzureichend«. Aber: »Für mich war entscheidend, dass die Kommission nach vielen Diskussionen gesagt hat: Dieser Vorschlag jetzt ist nur ein erster Schritt. Und wir gehen weiter.« In unserer Videokonferenz sehe ich ihm an, dass er sich bei diesem Thema sehr unwohl fühlt. Ich kenne Liese seit vielen Jahren und schätze ihn als integren Menschen. »Die Vertretung der Tierärzte und die Tierärzte selber in ganz Deutschland waren sehr viel aktiver als die Humanmediziner. Das fand ich schade.« Darüber habe er auch mit dem Vorstandsvorsitzenden des Weltärztebunds, Frank Ulrich Montgomery gesprochen, der die Initiative des EU-Umweltausschusses unterstützt hatte, und er habe ihm gesagt: »Wenn jeder Arzt schreiben würde, wäre hier eine andere politische Debatte, als wenn nur jeder Tierarzt schreibt.«[20]

In konsequenter Fortsetzung der Hündchen-Fake-Kampagne erklärte der Präsident des Tierärzteverbands BPT, Siegfried Moder, mit der Entscheidung im Plenum des EU-Parlaments werde »Europa führend in der Welt bei der Bekämpfung von Antibiotika-Resistenzen.«[21] Aber nicht alle Mitglieder seines Verbands waren dieser Auffassung. Es sei schon erstaunlich, dass der BPT einen »für den tierärztlichen Berufsstand, aber auch für die Volksgesundheit so wichtigen Sachverhalt wie den Einsatz von Reserveantibiotika der parlamentarischen Kontrolle, der Kontrolle des EU-Parlaments entziehen will und die Entscheidung darüber der EU-Administration überlässt«, ärgerte sich Tierarzt Rupert Ebner, nicht irgendein BPT-Mitglied, sondern früherer 1. Vorsitzender des Landesverbands Bayern und Mitglied des Bundesvorstands. Die »mit allen Mitteln des modernen Marketings durchgeführte Kampagne [sei] so professionell aufgesetzt«, dass man durchaus vermuten könne, dass deren Drahtzieher »außerhalb der Strukturen des BPT angesiedelt sind.«[22] Dessen Päsident Moder und Geschäftsführer Heiko Färber seien »Leute, die sich ganz eng mit der höchsten Politik austauschen«, wie mit dem Bundestagsabgeordneten Röring, »die denen in der Agrarindustrie immer den Weg«[2] bereiteten, sagt dazu Tierärztin Tönnies.

»Sehenden Auges steuert Europa auf Zeiten zu, in denen es keine lebensrettenden Reserveantibiotika mehr gibt«, erklärte der Präsident der Bundesärztekammer Klaus Reinhardt zur Entscheidung des EU-

Parlaments.[23] Im Gegensatz zu den Humanmediziner*innen haben sich die meisten Tierschutzorganisationen während der Tierärztekampagne bedeckt gehalten. Anders PETA. Ihre Organisation habe den Vorstoß des Umweltausschusses begrüßt, weil er »einen Wandel in der sogenannten Nutztierhaltung« angestoßen hätte, »weil diese Antibiotika oftmals eingesetzt werden, damit die Tiere die Mastzeit überhaupt überleben«, so Tierschützerin Lisa Kainz. Das Abstimmungsergebnis im Plenum sei »sehr traurig, denn es zeigt wieder, wie stark die Lobby hinter der Nutztierindustrie ist, aber auch hinter der Antibiotikaindustrie und den Menschen, die daran verdienen.« Es sei »sehr schade, dass hier offenbar persönliche Vorteile mehr wiegen als der Tierschutz« und »die menschliche Gesundheit, die daran hängt, aber auch die tierische Gesundheit«.[24]

Der Tierschutzbund (DTB) hatte unterdessen allen Grund, sich seine Wunden zu lecken. Dem »war das hinterher nicht sehr angenehm«, meint Tierärztin Tönnies. Denn nach der Plenumsabstimmung berichteten etliche Medien, darunter die Nachrichtenagentur *dpa* und die *Süddeutsche Zeitung* ausführlich über die Hintergründe des Konflikts.[25] Und viele Tierschützer*innen, die ihre Unterschrift unter die Tierärztekampagne gesetzt oder gar den Abgeordneten Häusling bedroht hatten, begriffen nun, dass sie getäuscht worden waren. Der DTB verweist mich auf Anfrage zunächst an den Tierärzteverband BPT, der Initiator der Kampagne gewesen sei. Erst auf weitere Nachfragen bekomme ich eine schriftliche Antwort: Der Einspruch des Umweltausschusses habe »viele juristische Fragen bezüglich der Umsetzbarkeit offen gelassen«. Dazu seien »mehrfach missverständliche Sachverhalte« mitgeteilt worden, etwa, dass der Antrag nur »Auswirkungen auf landwirtschaftlich gehaltene Tiere hätte, Heimtiere und andere Tierarten davon gar nicht betroffen wären – dies ist und war juristisch so nicht korrekt«.[26]

Falls sich die Kommission wider Erwarten doch noch an die Empfehlungen der WHO halten sollte, dann seien die »zur Debatte stehenden Reserveantibiotika« für die Behandlung einzelner Haus- wie Nutztiere nicht mehr verfügbar, so Tierarzt Ebner. »In diesem Fall dürften die derzeit Verantwortlichen in der Führungsebene des BPT in große Erklärungsnot kommen.«[22]

Eine solche Blamage bleibt dem Tierärzteverband aber erspart. Sein Einsatz für die Pharma- und Agrarlobby hat Erfolg. Im Juli 2022 setzt die EU-Kommission die Liste mit den Antibiotika in Kraft, die künftig der Humanmedizin vorbehalten sind[27] – und diese Liste erweist sich als glatter Durchmarsch dieser Lobbys. Sie enthalte »kein einziges derjenigen Antibiotika, die die Weltgesundheitsorganisation WHO als für Menschen am allerwichtigsten einstuft«, empört sich der Abgeordnete Häusling. »Geradezu fahrlässig«[28] sei es, dass nicht einmal Colistin künftig in der Tiermast verboten ist – jener Lebensretter, der tonnenweise in der Geflügelmast vergeudet wird.

Straflosigkeit

In Artikel 20a des Grundgesetzes heißt es: »Der Staat schützt auch in Verantwortung für die künftigen Generationen die natürlichen Lebensgrundlagen und die Tiere im Rahmen der verfassungsmäßigen Ordnung durch die Gesetzgebung und nach Maßgabe von Gesetz und Recht durch die vollziehende Gewalt und die Rechtsprechung.«[29] Lässt sich aus dieser vagen Formulierung ableiten, dass der Tierschutz Verfassungsrang habe, wie viele Tierschützer*innen meinen? »Als man 2002 das Staatsziel des Tierschutzes ins Grundgesetz aufgenommen hat, war genau das gemeint: dass man den Tierschutz auf die Ebene der Verfassungsgüter heben wollte«, erklärt Strafrechtler Jens Bülte. »Als Staatsziel ist der Tierschutz den anderen Grundrechten grundsätzlich gleichrangig. Das bedeutet: Bei jeder staatlichen Entscheidung muss der Tierschutz grundsätzlich erst einmal genauso gewichtet werden wie Grundrechte der Meinungsfreiheit, Berufsfreiheit, des Eigentums«.[30]

So richtig klar klingt die Rechtslage in § 17 des Tierschutzgesetzes: »Mit Freiheitsstrafe bis zu drei Jahren oder mit Geldstrafe wird bestraft, wer 1. ein Wirbeltier ohne vernünftigen Grund tötet oder 2. einem Wirbeltier a) aus Rohheit erhebliche Schmerzen oder Leiden oder b) länger anhaltende oder sich wiederholende erhebliche Schmerzen oder Leiden zufügt.«[31] Das ist eine deutliche Ansage, sollte man meinen.

Tatsächlich ist einmal ein Schweinemäster zur Höchststrafe von drei Jahren Gefängnis verurteilt worden. 2019 war das, vor dem Amtsgericht Ulm. Außerdem wurde ihm »für immer« der »berufsmäßige Umgang mit Tieren jeder Art«[32] verboten, obwohl sein Mastbetrieb »mehrfach – insbesondere mit dem Tierwohllabel – zertifiziert« worden war. Der Mann hatte eine Genehmigung für 1.420 Mastplätze – und ebenso viele Schweine. Die Zahl hatte er aber Jahr für Jahr drastisch überschritten. »So belief sich im Jahr 2015 der Anfangsbestand an Schweinen im Betrieb des Angeklagten auf 1.744 Tiere. Im Laufe des Jahres 2015 kaufte der Angeklagte insgesamt 4.297 Tiere hinzu. Vor der Schlachtung verstorben sind im Jahr 2015 insgesamt 773 Tiere. In einem durchschnittlichen Schweinemastbetrieb versterben jährlich höchstens 7 % des Tierbestands, ohne dass dies jeweils auf ein vorwerfbares Fehlverhalten des Betreibers zurückzuführen ist. Demnach verstarben im Betrieb des Angeklagten im Jahre 2015 höchstens 423 (= 7 % von 6.041) Tiere, ohne dass dies auf die schlechten Haltungsbedingungen zurückgeführt werden kann. Die übrigen 350 Schweine verstarben jedoch infolge der nun katastrophalen Haltungsbedingungen und des dadurch verursachten schlechten Gesundheitszustands der Tiere.«[32]

Man müsste sich diese feine Unterscheidung des Gerichts zwischen Tierquälerei ohne vorwerfbares Fehlverhalten und strafbarer Tierquälerei auf der Zunge zergehen lassen, wenn es nicht gar so widerwärtig wäre: Hätte der Mann nur sieben Prozent seiner Tiere elendig verrecken lassen, wäre er wohl straffrei davongekommen. Ach nein, da war ja noch etwas: »Am 05.10.2016 schlug der Angeklagte aus nicht mehr feststellbaren Gründen schließlich zwei Schweine bewusst und gewollt mit einem Vorschlaghammer tot.«[32] Dennoch: Diese Verurteilung sei ein absoluter Einzelfall, denn »erstmals in der bundesdeutschen Justizgeschichte«[33] sei ein Schweinemäster zur Höchststrafe verurteilt worden, meint der Verein Aktion Tier. Ins Gefängnis kam der Schweinemäster dann aber doch nicht. Das Landgericht Ulm gab seiner Berufung statt und wandelte die dreijährige Haft- in eine Bewährungsstrafe um.

Das Deutsche Tierschutzbüro zeigt pro Jahr rund zehn Landwirtschaftsbetriebe wegen Tierquälerei an, mit Fotos oder Videos dokumentiert. »Zum einen zeigen wir das bei dem zuständigen Veterinäramt an und zum anderen erstellen wir eine Strafanzeige«, erklärt Aktivist Jan Pfeifer. »In aller Regel kommt es nicht zu einer Verurteilung, sondern die Verfahren werden alle eingestellt.« Die Staatsanwaltschaften begründeten das meist damit, »dass anhand der Bilder nicht zweifelsfrei bewiesen sei, dass den Tieren erheblich Leid und Schmerz zugefügt worden ist«.[34]

Besonders einschlägige Erfahrungen hat das Tierschutzbüro im Land Niedersachsen gemacht, dem größten deutschen Schweinemast-Industriegebiet. Die zuständige Staatsanwaltschaft dort sei »eine Schwerpunkt-Staatsanwaltschaft in Oldenburg. Dort sind Leute, die offenbar kein Interesse an einer Strafverfolgung haben. Wir kriegen bei dieser Staatsanwaltschaft auch keine Akteneinsicht, bei anderen schon.« Pfeifer schildert den Fall eines Schlachthofs in Oldenburg, in den Tierschützer*innen eingedrungen waren und »acht Kameras montiert« hatten. Anhand der Videos konnte man den dreistufigen Tötungsprozess bei jedem einzelnen Schwein nachverfolgen, sagt Pfeifer – Betäubung mit Kohlendioxid, Bolzenschuss in den Kopf, Messerschnitt durch die Kehle. »Die Bilder haben gezeigt, dass die Betäubung nicht richtig funktioniert hat, dass die Tiere nach dem Bolzenschuss und dem eigentlich todbringenden Kehlschnitt noch geatmet und nach Luft geschnappt haben. Eigentlich ein sehr eindeutiger Fall.«[34] Auch der sei eingestellt worden.

»Staatsanwaltschaften haben Verfahren aus Gründen eingestellt, die mit abenteuerlich noch freundlich umschrieben sind«, urteilt Juraprofessor Bülte. »So hat eine Staatsanwaltschaft bezweifelt, dass verletzte Küken, die in einen Eimer geworfen wurden und dort erstickten, erheblich und länger andauernd gelitten haben.«[35] Bülte hat Gerichtsentscheidungen über Tierschutzfälle aus den vergangenen 40 Jahren ausgewertet. »Viele davon sind handwerklich einfach schlecht und nicht haltbar. Darüber hinaus habe ich den Eindruck, dass Staatsanwaltschaften Strafverfahren oftmals ohne ernsthafte Ermittlungen mit der Begründung einstellen, der Agrarunternehmer hätte nicht gewusst, dass die Haltung der Tiere so nicht erlaubt ist.«[36]

»Zur faktischen Straflosigkeit institutionalisierter Agrarkriminalität«, so hat der Jurist einen 2018 erschienenen Bericht über seine Untersuchung überschrieben. Natürlich gebe es Verurteilungen wegen Tierquälerei, auch Gefängnisstrafen: wenn jemand einen Hund geschlagen hat, eine Katze getreten, einen Igel angezündet. »Eine ernsthafte Bekämpfung gravierender, systematischer, institutionalisierter und strafbarer Verletzungen des Tierschutzrechts, der organisierten Agrarkriminalität, findet dagegen noch nicht statt. Wer eine Tierquälerei begeht, wird bestraft, wer sie tausendfach begeht, bleibt straflos und kann sogar mit staatlicher Subventionierung rechnen.«[37]

»Wir stehen bei der Tiermast in manchen Bereichen vor Phänomenen der organisierten Wirtschaftskriminalität«, versichert mir Bülte. »Die Tiere werden unter strafbaren Bedingungen gehalten, sie werden weitergegeben an Transporteure, die sie ins Ausland bringen, wo die Tiere dann quälerisch geschächtet werden, oder sie werden in Deutschland oder Europa an Schlachtereibetriebe geliefert, die in strafbarer Weise schlachten, weil sie die Schutzvorschriften bei der Betäubung nicht einhalten. Hinzu kommt die Frage nach den menschenunwürdigen Arbeitsbedingungen in manchen fleischproduzierenden Betrieben.«[30]

Außerdem gebe es Zusammenhänge »zwischen Tierschutzrechtsverstößen und Subventionsbetrug. Nach europäischem Recht dürfen Agrarunternehmer Subventionen nur dann in voller Höhe in Anspruch nehmen, wenn die Tiere nach dem geltenden Tierschutzrecht gehalten werden. Wer Verstöße gegen das Tierschutzrecht in seinem Betrieb begeht, darf nicht die vollen Subventionen in Anspruch nehmen. Bei Verstößen gegen das Tierschutzrecht werden auch in Deutschland durchaus Subventionen gekürzt, soweit man solche Verstöße aufdeckt. Aber den damit verbundenen Subventionsvergehen wird nicht nachgegangen. Richtig und vor allem rechtmäßig wäre es aber zu sagen: Wenn ihr trotz Verstößen gegen Tierschutzrecht Subventionen in voller Höhe beantragt, dann begeht ihr einen Subventionsbetrug. Das wird – so zumindest meine Erfahrung – nicht verfolgt. Ich kenne zumindest kein einziges Verfahren.«[30]

Und warum werden diese Vergehen nicht verfolgt? Bei Tierquälerei in der Agrarwirtschaft bestehe das Problem: »Wird es als Straftat wahrgenommen?« Bei Strafanzeigen gegen Tiermastbetriebe schauten die Staatsanwaltschaften meistens in der Tierschutz-Nutztierhaltungsverordnung nach und kämen zu dem Schluss, die Haltungsbedingungen seien rechtmäßig. »Das ist aber ein grobes Missverständnis des geltenden Rechts.«[30] Und dann sagten sich viele Staatsanwält*innen: »Ich bin ja Teil des Systems. Wenn ich jetzt hier anfange zu intervenieren, dann bekomme ich mein günstiges Fleisch nicht mehr. Das läuft sicherlich nicht bewusst so ab. Aber wenn Sie wissen, dass es jahrzehntelang so gehandhabt worden ist, warum sollen Sie derjenige sein, der das ändert?«[30]

Was müsste sich denn ändern, damit kriminelle Praktiken der Agrarlobby künftig verfolgt werden? Erstens: »Aufklärung der Juristen, die in der Strafverfolgung tätig sind.« Zweitens: »Die Justiz entlasten, damit sie ihre Arbeit wieder bewältigen kann.« Zum Beispiel, indem man Bagatelldelikte wie Cannabis-Besitz oder Beförderungserschleichung (»Schwarzfahren«) von der Straftat zur Ordnungswidrigkeit herabstufen würde, schlägt Bülte vor. Drittens müssten »die Veterinärämter personell aufgerüstet werden. Wenn sie aus Personalmangel nur alle fast 50 Jahre [so wie in Bayern] in einem Betrieb eine Kontrolle durchführen, dann bedeutet das im Ergebnis: Es findet gar keine Kontrolle statt.«[30]

Es sei denn, Tierschützer*innen steigen in die Mastställe oder Schlachthöfe ein und dokumentieren die Missstände – wohl wissend, dass sie bestraft werden, wenn man sie dabei erwischt, und nicht der Tiermäster oder die Schlachthofbetreiberin.

Kapitel 15

Vom Wald auf den Teller: Wild

In Deutschland darf jede*r von uns im Wald kleine Mengen an Beeren, Pilzen, Bucheckern oder Kastanien sammeln, ganz gleich, ob im Staats- oder Privatwald. Die Nutzung dieser Waldfrüchte ist für die Waldbesitzer*innen wirtschaftlich uninteressant, die Holzernte dagegen ist ihre wichtigste Einnahmequelle. Ohne Holz sind nachhaltiges Bauen und nachhaltige Möbelproduktion kaum vorstellbar. Aber noch eine regenerative, klimaneutrale Ressource des Walds ist wirtschaftlich bedeutend: das Wild, und dabei hauptsächlich Wildschweine, Rehe, Rot- und Damhirsche, Hasen sowie – nur in den Alpen – Gemsen. Die Waldbesitzer*innen profitieren davon, indem sie Pacht von den Jäger*innen kassieren oder das Wild selbst vermarkten – oder beides.

Ebenso wie andauernd über die richtige Art und Weise der Baumpflanzung und Holzernte gestritten wird, so gibt es auch einen allzeit währenden Streit darüber, wie intensiv die Jagd sein sollte. Schlüsselfrage: Wald vor Wild oder Wild vor Wald? Der Streit ist schriller geworden, seit Hunderttausende Hektar Wald dem Klimawandel zum Opfer gefallen sind, umgeworfen von Orkanen, verdurstet in den Dürrejahren ab 2018 und abgetötet von Borkenkäfern. Außerdem ist die Zahl der Wildtiere gewaltig gewachsen, die Bäume, Äcker und Weinberge schädigen: Den Jagdstrecken* zufolge hat die Zahl der Wildschweine zwischen 2000 und 2020 um 60 Prozent zugenommen, die der Damhirsche um 39 Prozent, der Rothirsche um 31 Prozent und der Rehe um 23 Prozent.[1] Rehe knabbern gerne die Triebe von Bäum-

* Die Jagdstrecke ist die Zahl der von Jäger*innen erlegten und tot aufgefundenen (z. B. überfahrenen) Tiere. Sie ist der einzig verfügbare Parameter, um die Entwicklung des Wildbestands abzuschätzen.

chen ab, Hirsche schälen die Rinde von den Laubbäumen und Wildschweine toben in Weinbergen, Mais- und Rapsfeldern herum. Also lautet die Forderung von Waldbauern, Waldbäuerinnen und Landwirt*innen an die Jagd: Schießt mehr Wild, und zwar sehr viel mehr!

»Ich freue mich, wenn ich ein Reh laufen sehe«, versichert Georg Schirmbeck, der Vorsitzende des Deutschen Forstwirtschaftsrats. »Aber wenn ich zehn, 15 Rehe gleichzeitig laufen sehe und dahinter eine Anpflanzung habe, dann weiß ich, dass meine Bäume keine Chance haben.«[2] Das »generelle Reduzieren des Rehwildes ist eigentlich mit dem Tierschutz nicht vereinbar«,[3] findet dagegen Ralph Müller-Schallenberg, der vormalige Präsident des Landesjagdverbands Nordrhein-Westfalen. Ihn empörte vor allem die Absicht der 2021 noch amtierenden Bundeslandwirtschaftsministerin Julia Klöckner, die Jäger*innen zum Abschuss von Rehen in Aufforstungsgebieten zu verpflichten, unabhängig davon, ob ein artenreicher Mischwald oder eine Monokultur von Fichten oder Douglasien gepflanzt werden sollte. Im Falle von Nadelbaumplantagen, die sowohl dem Klima- als auch dem Artenschutz zuwiderlaufen, sei den Waldbesitzer*innen schon zuzumuten, dass sie ihre Bäumchen selbst durch Zäune schützten, statt dass die Jäger*innen »jedes Reh, das wir dort sehen, totschießen« müssten.[3]

Die Debatte geht auch quer durch den deutschen Umweltverband BUND. »Wir können es uns angesichts der Klimakrise nicht leisten, dass die natürliche Verjüngung der Wälder weiterhin auch an zu hohen Reh- und Rotwildbeständen scheitert«[4], so der BUND-Bundesvorsitzende Olaf Brandt. In einem naturnahen Wald richteten Wildtiere keinen Schaden an, argumentiert dagegen der BUND-Landesvorsitzende in Nordrhein-Westfalen, Holger Sticht. In solch einem Wald gebe es »Lichtungen, auf denen sich mit Dornen oder Gift bewehrte Sträucher entwickeln können, die ›Jugendschutz‹ für die Bäume bieten.« Die Jagd erzeuge dagegen Stress und damit »einen erhöhten Stoffwechsel« mit der Folge, dass die Tiere mehr fressen müssten: »Je mehr Jagd und je länger die Jagdzeiten, desto mehr Verbiss«[5], also Schädigung des Baumnachwuchses.

Woran liegt es, dass die Zahl der Rehe, Hirsche und Wildschweine so zugenommen hat? Die Antwort in Kurzfassung: am Klimawandel und an der Industrialisierung der Landwirtschaft. Bei den Wildschweinen gebe es zwei Hauptfortpflanzungszeiten, erklärt Michael Petrak von der Forschungsstelle für Jagdkunde und Wildschadenverhütung in Bonn. Zum einen lassen sich die Sauen (Jagdsprache: Bachen) im Oktober besteigen, »da kommen die Jungen dann um die Jahreswende zur Welt«[6], und dann werden sie im Winter wieder rauschig (begattungsbereit), »da kommen die Jungen dann im April zur Welt«. Nur die April-Jungen überlebten früher die strengen Winter. Heute kommen beide Würfe durch, »weil wir nur noch alle fünf bis sieben Jahre einen strengen Winter haben«. Früher habe die Vermehrungsrate der Wildschweine bei etwa 100 bis 150 Prozent gelegen, heute liege der Zuwachs bei 300 Prozent.

Den Wildschweinen kommt zudem sehr zugute, dass viel Grünland sowie Äcker mit niedrig wachsenden Früchten in Mais- und Rapsfelder umgewandelt worden sind. »Das Wildschwein profitiert von dem hohen Energieangebot«[6] dieser Pflanzen, so Petrak. Sie sind zudem ein perfektes Versteck. Wildschweine können sich dort immer satt fressen, ohne mühsame Futtersuche und ohne von Jäger*innen entdeckt zu werden – die Mais- und Rapsmonokulturen sind wahre Wildschweinparadiese!

»Es wird zu wenig gejagt. Dieser Zuwachs wird nicht wirklich abgeschöpft, und zum Teil wird das Wild ja auch noch gefüttert«[7], erklärt Elisabeth Emmert die Jäger*innen mitschuldig am Wildschweinboom. Sie ist selbst Jägerin und 1. Vorsitzende des Ökologischen Jagdverbands (ÖJV). »Früher war es so: Wenn Wildschweine irgendwo neu aufgetaucht sind, dann wollte man sie nicht haben, weil sie im Grünland Löcher machen oder im Mais Schäden anrichten. Und dann hat man mit allen Mitteln versucht, sie zu erlegen. Und jetzt ist es so, dass die Jäger sie erst einmal mit Maiskörnern willkommen heißen. Es ist vom Frustwild zum Lustwild geworden.«[7]

Eine andere Ursache für die extreme Zunahme des Wilds hat mit den Luftschadstoffen aus Industrie und Verkehr zu tun, aber auch hier wieder mit der Industrialisierung der Landwirtschaft: Stickstoffhaltige Abgase aus Kaminen und Auspuffen regnen über Wäldern und Wiesen ab, vor allem aber der synthetische Stickstoff- und Phosphatdünger aus der Intensivlandwirtschaft, der als Gas oder Staub vom Wind über riesige Entfernungen bis in eine scheinbar unberührte Natur transportiert wird. »Der hohe Energieeintrag aus der Luft in den Wald führt dazu, dass die Waldmasten immer häufiger werden«[6], also solche Jahre, in denen Eichen, Buchen und Kastanien reichlich Frucht tragen. Solch eine sogenannte Vollmast gab es früher alle fünf bis sieben Jahre, heute gebe es sie alle zwei bis drei Jahre, so Petrak. »Dieses reiche Angebot an Baumfrüchten begünstigt auch sehr deutlich den Zuwachs an Wildschweinen.« Auch Rehe und Hirsche profitieren von der Nitratfracht, die im Wald niedergeht. »Durch den starken Energieeintrag aus der Luft ist auch die Krautschicht und Strauchschicht dichter geworden, nährstoffreicher.« Die Wiederkäuer finden im Wald den Tisch reicher gedeckt als je zuvor, zumal ja auch auf Hunderttausenden Hektar abgestorbenen und gerodeten Walds jetzt solch eine besonders üppige Kraut- und Strauchschicht sprießt.

Die Wildschwein, Reh und Hirsch genau entgegengesetzte Entwicklung haben die Hasen genommen: Die Hasen-Jagdstrecke hat sich in 20 Jahren halbiert.[1] Der Grund ist schnell benannt: So sehr wie die Wildschweine vom Wandel der Agrarlandschaft profitieren, so sehr sind die Hasen deren Verlierer. »Die Intensivierung der Landwirtschaft hat dazu geführt, dass die Felder immer größer und monotoner wurden. Das ist die Hauptursache für den Rückgang des Hasen«, erklärt Jagdforscher Petrak. »Bei ihm haben wir eine ganz klare Abhängigkeit vom Angebot an Brachflächen, an Stilllegungsstreifen in der Landschaft.« Wenn die Vielfalt der Wildkräuter fehlt, kann die Häsin keine nahrhafte Milch mehr geben, sondern erkrankt selbst an Diarrhö.

Was folgt daraus für uns Verbraucher*innen? Zum einen: Wenn es nun einmal mehr Wild gibt, dann ist es richtig, auch mehr Wild zu essen. Zum anderen: Dabei gibt es ein paar Sachen zu beachten, denn im Angebot ist außer Wild aus heimischen Wäldern auch solches von anderen Kontinenten; es gibt Wildfleisch aus der Jagd und solches aus Zuchtgehegen. »Nur ein Drittel des Wilds«, das bei uns verkauft wird, wurde »in Deutschland erlegt, und viel wird importiert aus dem Ausland«[7], rechnet Chef-Jägerin Emmert vor. Jagdforscher Petrak ärgert sich darüber, »dass wir im Handel keine klare Deklarationspflicht haben. Ich kann zwar über die Barcodes nachschauen, woher das Fleisch kommt. Aber ich kann nicht auf den ersten Blick erkennen, ob das Wild aus Neuseeland kommt, aus Farmhaltung oder aus freier Wildbahn. Beim Rindfleisch steht ja auch im Laden für jeden erkennbar darauf: Kommt aus Argentinien, kommt aus Frankreich. Das sollte bei Wild auch so sein.«[6]

Absurd wird die Sache, wenn wir im Supermarkt Wild aus Neuseeland oder Namibia kaufen, das eigens für den Export in einem Gehege gemästet wurde, während die Jäger*innen aus unserer Nachbarschaft nicht mehr wissen, wie sie insbesondere ihr Wildschweinfleisch noch zu einem halbwegs akzeptablen Preis loswerden sollen. »Das Wildfleisch, das wir hier aus fernen Ländern kaufen, kommt meistens von Tierfarmen«, so Petrak.

Dass Gehegewild per se schlechter ist als Wildfleisch aus der Jagd, würde Emmert »von vornherein nicht sagen. Es kommt darauf an, wie man mit dem Gehegewild umgeht« – vor allem, ob es ausschließlich Gras und Heu frisst, denn dann wäre es zumindest klimaneutral. Wenn man die Gehegeaufzucht »ordentlich macht«, sei das »auch in Ordnung«, räumt Petrak ein. Aber er hat drei Argumente auf Lager, warum wir besser Wild aus der regionalen Jagd kaufen sollten als Wild aus Gehegeaufzucht: Erstens entfällt der Energieverbrauch durch weite Transportwege. Zweitens: »Wild aus der Jagd hat sich komplett natürlich ernährt« – es ist eine Ressource, die sowieso anfällt, während Gehegewild eigens für den Fleischmarkt erzeugt wird. Drittens: Wildfleisch aus der Jagd sei leckerer, denn beim Freiwild sei die Fleischstruktur fester, weil es sich viel mehr bewege.

Wenn jetzt der Eindruck entstanden ist, die Jägerschaft sei insgesamt eine gemeinnützige, ökologisch gesinnte Truppe, muss ich

Sie leider enttäuschen – das trifft nur auf den kleineren Teil der Jäger*innen zu. Der größere Teil steht für Klüngel und gesetzwidriges Verhalten, zum Beispiel bei der Fuchsjagd. »Wissenschaftlich ist hinreichend belegt worden, dass es keinen vernünftigen Grund zum Töten von Füchsen gibt. Ein solcher ›vernünftiger Grund‹ muss aber laut Tierschutzgesetz vorliegen, damit ein Tier legal getötet werden darf«[8], schreibt die Tierschutzorganisation PETA. Anlass ist ein Aufruf der *Deutschen Jagdzeitung* zu einer Fuchsjagdwoche:[9] Eine Woche lang soll im Dezember 2021 aus allen Rohren auf Füchse geballert werden. Das sei »nichts weiter als ein blutiges Hobby«, findet PETA, völlig zu Recht.

Einen vernünftigen Grund, Füchse zu töten, gibt es allerdings schon, nämlich im Grünland, insbesondere in nassem Grünland, in Nieder- und Hochmooren, in denen seltene und geschützte am Boden brütende Vögel leben. Weil diese Lebensräume größtenteils vom Menschen vernichtet wurden, sind die darauf spezialisierten Arten ebenfalls vom Verschwinden bedroht. In diesen Fällen kann der sehr viel anpassungsfähigere Fuchs die hoch spezialisierten, bedrohten Arten zusätzlich gefährden, weil er ihre Eier und Küken frisst. Hier ist sein Abschuss gut begründet. Für die Fuchsjagd im Wald gibt es dagegen seit der Ausrottung der Tollwut keinerlei Rechtfertigung. Das Gleiche trifft auf die Marderverwandtschaft (*Musteloidea*) zu, also auf Dachse, Steinmarder, Baummarder, Iltisse und die nur handgroßen Mauswiesel, die wie Füchse Jahr für Jahr zu Zehntausenden abgeknallt und in den Müll geworfen werden – unnötig und rechtswidrig, weil ohne vernünftigen Grund.

Kapitel 16

Glückliche Hühner und kleine Grasfresser

Kaninchen und Gänse ernähren sich natürlicherweise auf Wiesen. Sie fressen Gras und Kräuter, wie die Wiederkäuer Rind, Schaf und Ziege. Theoretisch könnte man also auch diese kleinen Grasfresser komplett nachhaltig und klimaneutral aufziehen, auf dem Grünland. Aus praktischen Gründen ist das aber zumindest in größerem Umfang kaum möglich.

Hühner aufzuziehen ohne Futter vom Acker, ohne Getreide oder Hülsenfrüchte, das geht dagegen nun wirklich nicht. Aber es gibt eine Option fürs Brathähnchen und die Packung Eier, die zumindest ein gutes Stück weit in Richtung Nachhaltigkeit geht, und auf jeden Fall dem Tierwohl gerecht wird: Eier und Hühner aus Freilandhaltung. Aber Achtung: Bio bedeutet in der Regel nicht, dass die Hühner draußen leben dürfen.

Stallhaltung mit Hofgang oder Leben im Freien?

Hunderte Hühner kommen über die Wiese auf mich zugerannt, denn Menschenbesuch bedeutet normalerweise: Es gibt leckere Körner! Im Hintergrund stehen zwei Gefährte auf hohem, geländegängigem Fahrwerk, wie überlange Bauwagen, nur grün gestrichen. Und dort hinauf führen – genau! – Hühnerleitern. Auf der Wiese davor thront ein kleines Holzhäuschen, in dem die Hennen auch Futter finden können, aus eigenem Anbau, konventionell. Aber die Körner aus Menschenhand sind wohl doch attraktiver. Mitten im Hühnerpulk: zwei Ziegen, die sich dem Fremden weitaus skeptischer nähern als die Hühner. Die Ziegen sollen den Habicht abschrecken beziehungsweise die Hühner vor dessen Anflug warnen.

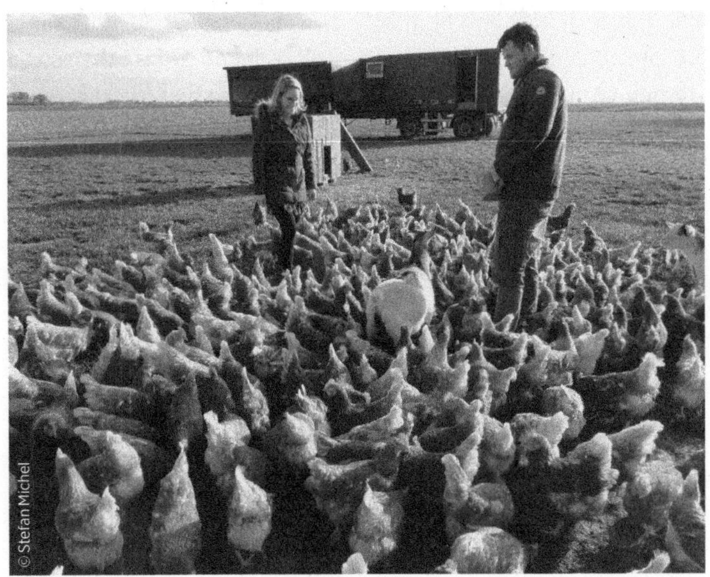

Auf dem Lindenhof

Der Lindenhof von Sonja und Matthias Käufer im rheinischen Nörvenich ist eigentlich ein Ackerbaubetrieb: Zuckerrüben, Weizen, Gerste, Mais – konventionell, wie gesagt. Im März 2021 starteten sie ein Experiment: 340 Hennen in Freilandhaltung. Die Hühner sind also immer draußen, nicht wie in vielen Biobetrieben im Stall mit etwas Auslauf. Es sei denn, es regnet Bindfäden, dann ziehen sich die Hühner in den mobilen Stall zurück oder verkriechen sich darunter.

Einige wenige Hennen haben entschieden, dass sie nicht im großen Pulk leben wollen. Sie sind über den Zaun geflattert und führen ein Einzelgängerinnendasein draußen auf dem Hof. Sehr zur Freude der Kinder, deren Aufgabe es ist, die Eier zu suchen: im Garten am Haus, im Geräteschuppen – für die Kinder ist jeden Tag Ostern.

Ungefähr alle drei Wochen muss der Stall umgesetzt werden, damit die Hühner die Wiese nicht ruinieren. Nach 15 Monaten sollen sie geschlachtet werden, weil dann die Legeleistung zu sehr nachlässt. Und da sehen die Käufers ein Problem auf sich zukommen:

Wie sollen sie mehrere hundert gleichzeitig geschlachtete Hennen als Suppenhühner verkauft bekommen? »Alle zu verkaufen, das stelle ich mir sehr schwierig vor«, sagt Sonja. »Anfangs tat ich mich auch schwer zu sagen: Wer soll die Eier kaufen«, erinnert sie Matthias. »Das hat dann auch funktioniert.«[1] Ihre Kund*innen bezahlen im kleinen Hofladen die 38* Cent pro Ei gerne.

Horst: *»38 Cent pro Ei? Die Hühner müssen ja alle ein Goldkettchen um den Hals tragen!«*

Lieber Horst, wenn du dir nicht jeden Morgen beim Frühstück einen ganzen Berg Rührei auf deinen Toast türmst, sondern dich mit einem Sonntagsei begnügst, dann bringen dich die 38 Cent wohl nicht ins Grab.

Der Lindenhof ein Jahr später: Eine neue Generation von Legehennen pickt und scharrt auf der Weide. Der Verkauf ihrer Vorgängerinnen hat tatsächlich geklappt. Rund ein Drittel haben die Käufers als frische Suppenhühner verkauft. Die übrigen haben sie auf einem Nachbarhof in Gläser einwecken lassen, als Huhn im Glas, Suppe und Frikassee. »Das wird sehr gut angenommen«, freut sich Sonja Käufer.[2]

Auf jeden Einwohner Deutschlands kamen 2019 zwei Hühner. Von den insgesamt fast 160 Millionen Hennen und Hähnen leben nur 5,2 Prozent in Öko-Haltung, was zumindest zeitweisen Auslauf ins Freie einschließt. Deutlich besser sieht das bei dem Teil der Hühner aus, die als Legehennen gehalten werden: Immerhin fast ein Drittel von ihnen, 19 von 61 Millionen Tieren, dürfen nach draußen.[3]

Der Minimalstandard bei Biohaltung bedeutet Bodenhaltung im Stall mit Auslaufmöglichkeit ins Freie. Das ist nicht zu verwechseln mit der Freilandhaltung, wie die Käufers in Növenich sie praktizieren und einige andere Bäuerinnen und Bauern auch: Die Legehennen sind das ganze Jahr dank mobiler Ställe draußen und da lässt sich

---

* Stand November 2022

auch nicht viel tricksen. Bei der Bodenhaltung mit Auslauf dagegen schon, wenn man einer Reportage in der Zeitung *Die Zeit* glauben will: Insider, die ungenannt bleiben wollten, berichten von Bauern, »die Stromkabel vor den Ausläufen ihrer Hennen verlegen oder ihren Stall so lange aufheizen, bis der Temperaturunterschied zu draußen so groß ist, dass die Tiere lieber drinnen bleiben.«[4]

Denn auch einige Biolandwirt*innen mögen es gar nicht, wenn ihre Hühner und Hähne viel Zeit im Freien verbringen. Und das hat wirtschaftliche Gründe, erklärt Biobauer Carsten Bauck. »Was man ganz klar sagen muss: Je mehr die Tiere ihre arteigenen Verhaltensmuster ausleben können, desto weniger leisten sie. Bei den Legehennen gibt es weniger Eier, weil sie mehr unterwegs sind und weniger fressen, und bei den Masthähnchen viel weniger Brust. Denn ein Tier, das sich viel bewegt, hat wenig Brustanteil und viel Keule.«[5] Und Verbraucher*innen wie Nadine wünschen Brust und keine Keule: Am Brustfilet ist nämlich keine fette Haut und sie sieht nicht so sehr nach totem Tier aus wie die Keule mit den Knochen darin.

Also, im Zweifel sollte man eher die konventionellen Eier aus echter Freilandhaltung kaufen, direkt vom Hof, als Bioeier aus dem Supermarkt, bei denen man nicht weiß, wie die Vögel gehalten werden. Das sieht Bauer Bauck auch so: »Es gibt sehr, sehr gute konventionelle Betriebe, die auch mit Mobilställen arbeiten.« In vielen großen Biobetrieben sei die Hühnerhaltung dagegen »eigentlich als Bodentierhaltung konzipiert, wo noch ein bisschen die Luken auf sind, sodass die Tiere theoretisch rausgehen könnten. Sie tun das aber nicht«, weil der Außenbereich im Vergleich zum Stall für die Tiere nicht attraktiv sei.

Auch per Hühner-Freilandhaltung kann Grünland bewirtschaftet und erhalten werden, wenn die Zahl der Tiere pro Hektar stimmt. Aber ohne Fütterung mit Getreide, Mais und Hülsenfrüchten geht es nicht, nicht bei Legehennen und nicht bei Masthühnern. Diese werden zumeist als Hähnchen bezeichnet, obwohl Hähne und Hennen gleichermaßen aufgezogen werden. Auf dem Geflügelhof Erwin Link im mittelhessischen Burghaun werden 5.000 Hähnchen pro

Jahr im Freiland gemästet, und auch hier kommen mobile Ställe zum Einsatz, damit die Vögel nicht die Weiden ruinieren. Die Jungvögel »sind bis zum 35-sten, 40-sten Tag drinnen. So lange brauchen sie die Wärme«[6], erklärt Erwin Links Sohn Fabian. »Und dann kriegen sie Auslaufmöglichkeiten.« Im Alter von 70 Tagen werden diese Hühner geschlachtet. In der industriellen Mast ist ihr Leben, je nach angestrebtem Schlachtgewicht, 29 bis 42 Tage kurz.[7]

Auch auf dem Bauckhof, einem Demeter-Betrieb nahe dem norddeutschen Uelzen, werden die Hähnchen 60 bis 80 Tage alt. Hier sind die Dimensionen allerdings andere als auf dem Hof Link: 7.600 Legehennen und jeweils 20.000 Masthähnchen gibt es hier – aufs Jahr gesehen sind das 120.000 Hähnchen, aber auch die werden alle mit Mobilställen im Freiland gehalten. Eine spezielle Gruppe unter den Masthähnchen sind die Bruderhähne. Das sind die männlichen Exemplare von Zwei-Nutzungs-Rassen: Die Hennen legen weniger Eier als Hochleistungshennen, die Hähne legen langsamer an Gewicht zu als bei den Fleischrassen. Sie brauchen also mehr Futter, um das Schlachtgewicht zu erreichen. Die pro Jahr 7.600 Bruderhähne auf dem Bauckhof werden erst nach 140 Tagen geschlachtet. Das macht sie teurer. Es ist der Preis dafür, dass die männlichen Nachkommen der Hennen nicht direkt nach dem Schlüpfen aus dem Ei vergast und geschreddert wurden, wie es bis Anfang 2022 die Regel war, und die Eier mit den männlichen Embryonen auch nicht aussortiert werden, wie heute üblich. Die Vögel beider Geschlechter dürfen aufwachsen.

Legehennen und Masthähnchen werden auf dem Bauckhof mit Weizen und Mais aus eigenem Anbau und mit verschiedenen Ölkuchen gefüttert, dem Überbleibsel aus der Herstellung von Soja- und Sesamöl. Carsten Bauck hält seine Legehennen und Hähnchen nicht auf Grünland, sondern auf »Ackerland, das mit Hühner-Grünland eingesät ist«. Mal scharren und picken die Hühner eine Saison lang auf dem Acker, dann wird er gepflügt und Mais oder Getreide gesät oder eine sogenannte Kurzumtriebsplantage wird gepflanzt. Das sind schnell wachsende Bäume wie Pappeln, die der Energieerzeugung dienen. Legehennen und Masthühner haben drei Klimazonen, zwischen denen sie sich frei bewegen können: den mobilen Stall, einen »Wintergarten« davor und dann eben den Acker.

»Wir haben bei den Legehennen eine Mischung aus Wiese und Wald. In der Pappelplantage haben sie im Sommer Schatten und im Winter erst Laub und dann viele Würmer, Engerlinge und so weiter.« Auch auf dem Acker mit der Hühnersaat gebe es reichlich »Bodenlebewesen, nach denen die Hühner sehr gerne scharren. Sie legen viel mehr Wert auf das, was unter der Grasnarbe ist, als auf das, was darauf ist. Wenn es Würmer und Engerlinge gibt, dann finden sie das klasse.« In den sehr großen Gruppen zu 1.000 Hühnern laufen jeweils 25 Hähne mit, vermeintlich unnütze Fresser, aber »wenn man keine Hähne in der Gruppe hat, hat man immer Stresspotenzial«. Die Hähne teilten die große Gruppe in Untergruppen auf, »sie gucken, dass es der Henne gut geht, sie warnen auch vor dem Habicht«. Und sie sorgten dafür, »dass die Hennen weit ins Grünland gehen, immer schöne Plätze haben, wo sie im Sand baden können, eine ungestörte Eiablage finden, und dann geht es den Hühnern wirklich gut.«[5]

Nein, komplett nachhaltig können das Sonntagsei und das Brathähnchen nicht sein, jedoch tierwohlgerecht. Und wenn die industriellen Lege- und Mastbetriebe hoffentlich irgendwann einmal verboten sind, wenn mithin nur noch weniger als zehn Prozent des heute erzeugten Hühnerfleisches (die Suppenhühner mitgerechnet) und ein Drittel der Eier auf dem Markt sind, dann ergibt es sich ja fast von selbst, dass Ei und Hähnchen ein seltenes Vergnügen sind und somit ruhigen Gewissens ab und zu verspeist werden können.

Genau wie Hühner werden Kaninchen und Gänse mit hochkalorischen Pflanzen gefüttert, wie Hackfrüchten oder Hülsenfrüchten und Getreide, die auch bestens als Menschennahrung geeignet sind. Dabei sind Kaninchen eigentlich Grasfresser.

Bei ihnen gibt es aber spezielle Probleme mit der Freilandhaltung: Hauskaninchen gehören derselben Art an wie ihre wilden Verwandten (*Oryctolagus cuniculus*), sie können ebenso gut buddeln und sich einen Tunnel unter dem Zaun hindurchgraben. Für alle anderen Mast-Tiere aus Öko-Haltung schreibt das EU-Recht Auslauf im Freien vor, für Kaninchen aus diesem Grunde aber nicht.[8]

Die gängige Methode der Kaninchenmast ist äußerst brutal: Jedes Tier ist alleine in einem Drahtkäfig eingesperrt und auch der Boden besteht aus Draht, damit der Kot hindurchfällt und kein Aufwand für die Reinigung der Käfige entsteht. »Sie werden im Käfig geboren und bis zu ihrem Schlachttag bleiben sie im Käfig«[9], berichtet Tierschutzaktivist Jan Pfeifer. »Und das sieht man vor allem an den Pfoten, weil diese Gitterböden sich in die Pfoten hineinbohren. Da sind Entzündungen, Verformungen und das ist natürlich extrem schmerzhaft für die Tiere, das sieht man ihnen auch an.«

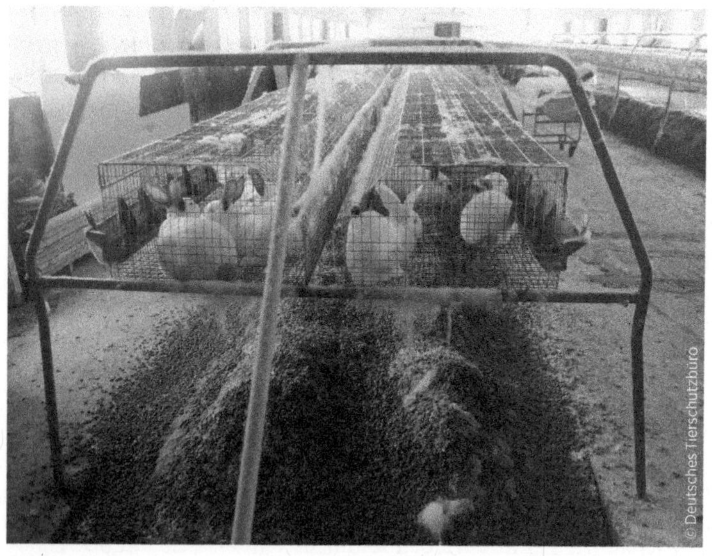

Kaninchenmast

Der Anbauverband Bioland rühmt sich, er habe mit seinen Richtlinien für die ansonsten rechtlosen Tiere »Grundlagen für eine artgerechte Kaninchenhaltung geschaffen«.[10] Diese Richtlinien sehen Gruppenhaltung im Stall mit maximal 48 Tieren pro Gruppe vor und einem Kaninchen-Gesamtgewicht von 20 kg pro Quadratmeter.

Die Stalltiere hätten die Möglichkeit, »sich draußen frei zu bewegen. Ein Wintergarten [...] steht ihnen als Auslauffläche zur Verfügung.« Auch die Freilandhaltung mit einem »regelmäßigen Weidewechsel und ausreichend langer Weideruhe« erwähnt Bioland. Eine Sonderform davon sei das »Weidegehege«, dessen »Boden zum Schutz der Grasnabe mit einem Drahtgeflecht versehen ist.« »Trotz intensiver Bemühungen« konnte Bioland aber auf meine Anfrage »leider keinen Betrieb ausfindig machen«, der tatsächlich nach diesen Richtlinien Kaninchen im Freien hält.[11]

Draht über der Wiese, damit sich die »Stallhasen« keinen Fluchttunnel graben? Absolut überflüssig, versichert Bettina Hüttig-Reusch, die seit mehr als 20 Jahren im rheinischen Bergischen Land Kaninchen im Freien hält. Klar grüben ihre Tiere Gänge, »wie Wildkaninchen auch. Aber ein Kaninchen buddelt immer blind. Sie machen eine Sackgasse.«[12] Aber keine zielgerichteten Gänge, um den Zaun zu untergraben. Wegen eines Fluchttunnels habe sie noch nie ein Kaninchen verloren, ebenso wenig durch Füchse, Marder oder Habichte.

Wohl aber durch Krankheiten. Und das ist ein weiteres Problem bei der Freilandhaltung von Kaninchen. Im Gegensatz zu ihren einzelgängerischen Verwandten, den Hasen, sind sie sehr gesellig und dadurch äußerst anfällig für Infektionskrankheiten »wie Kokzidiose, Enterocolitis oder Pasteurellose«, zählt Bioland auf. Oder die sogenannte Kaninchenpest Myxomatose, die von Stechmücken und Flöhen übertragen wird. Man kann das in vielen städtischen Parks beobachten: Im einen Jahr wimmelt es von Wildkaninchen, dann sind sie plötzlich alle verschwunden – von der Kaninchenpest dahingerafft, und es vergehen mehrere Jahre, bis wieder welche zu sehen sind.

Das Gleiche ist mit Hüttig-Reuschs Kaninchen gerade passiert, als ich mit ihr spreche. Bei Freilandhaltung ist die Infektionsgefahr dann wohl doch größer als in einer Mastanlage, in der jedes Tier im eigenen Drahtkäfig und der gesamte Bestand in einem Stall eingesperrt ist. Nur ein halbes Dutzend Kaninchen ist Hüttig-Reusch vorerst geblieben. Normalerweise hält sie zwei Dutzend der Tiere. Es waren auch schon einmal wesentlich mehr, da hatte sie noch eine größere

Weide. Aber alles nur Hobby, nichts Gewerbliches. Familien mit Kindern sind oft auf ihrer Kaninchenwiese zu Besuch, wollen die Tiere streicheln. Und – werden sie auch geschlachtet? Sie lacht. »Na klar werden die geschlachtet. Das sage ich den Leuten auch.«[12]

Schließlich treibe ich doch noch einen Hof auf, der gewerblich Kaninchen im Freiland aufzieht, wenn auch nur als sehr kleine Sparte neben der Mast von Galloway-Rindern, Hähnchen, Enten, Legehennen – alle im Freiland gehalten – und einer Mosterei: den zauberhaft gelegenen Innauer Hof in Vorarlberg. Bis zu 50 Kaninchen halten sie hier draußen und die machen viel Arbeit, versichert Landwirtin Caprice Innauer. Die Kaninchen brauchen viel Platz, denn »wir müssen die Geschwister trennen, wir müssen Männlein und Weiblein trennen«[13]. Alle Kaninchen haben ein Freigehege mit Häuschen als Unterschlupf. »Und dann müssen wir die Häuschen aber mindestens zwei Mal am Tag umstellen, eher drei Mal, sonst sind die Kaninchen weg.« Denn die Kaninchen graben Gänge, weil sie, »die anderen, die in der Nähe sind, riechen, und dann möchten natürlich die Männchen zu den Weibchen oder umgekehrt.«

Opfer durch Habicht oder Fuchs seien kein Problem, »der Fuchs konzentriert sich lieber auf unsere Hühner«. Und krank seien die Kaninchen selten. »Wir behandeln sie dann halt homöopathisch« oder mit Kräutern. Meist aber stürben die Rammler (Männchen) und Muttertiere, die nicht geschlachtet werden, an Altersschwäche. Zusatzfutter ist nur das eigene Heu, mit einer kleinen Ausnahme: Wenn ein Muttertier gerade Junge bekommen hat, dann gibt es ein wenig »Körnerfutter aus Österreich«.[13] Also: Nachhaltige Kaninchenmast geht. Aber um tatsächlich einmal solch ein Tier auf den Teller zu bekommen, muss man unter Umständen weit reisen.

Brauchen enorme Mengen an Gras: Gänse

Gänse sind Grasfresser – dabei aber im Vergleich zu den Wiederkäuern miserable Nahrungsverwerterinnen. »Verdaut wird nur, was mechanisch aufzuschließen ist, das ist maximal ein Drittel der Nahrung.«[14] Deshalb »wählen Gänse immer das proteinreichste, hochwertigste Gras«, Gras von überdüngten Weiden. Diese Bemerkungen beziehen sich zwar auf Wildgänse, aber sie gelten ebenso für Nutzgänse. Theoretisch könnte man Gänse zwar ausschließlich mit frischem Weidegras mästen, aber der Flächenbedarf wäre dann derartig groß, dass kein Agrarbetrieb davon leben könnte. Mehr Nachhaltigkeit als zum Beispiel auf dem Geflügelhof Erwin Link geht deshalb wohl kaum. Hier werden jedes Jahr rund 1.500 Gänse gemästet. Die Vögel »kommen mit einem Tag zu uns und sind dann bis zur zweiten Lebenswoche drinnen«[15], erzählt Junior Fabian Link. »Dann kriegen sie schon mal stundenweise Auslauf, je nach Witterung, weil sie nicht nass werden dürfen. Und ab der sechsten Lebenswoche sind sie Tag und Nacht draußen.« Pro Tier gibt es rund 25 Quadratmeter Weidefläche. Trotzdem brauchen die Gänse außer dem Weidegras Biofutter vom eigenen Hof. »Das ist so ein Mix aus Ackerbohne und Lupine als Eiweißbestandteil und dann eben Weizen, geschrotet oder gequetscht.« Im Schnitt werden Mastgänse nach 140 Tagen geschlachtet,[16] auf dem Hof Link nach 170 Tagen.

Gänse sind ein Saisongeschäft; sie sind fast ausschließlich im Spätherbst und vor allem um Weihnachten herum gefragt. »Zur Zeit geht 80 Prozent über den Großhandel«[15], sagt Link. »Wir liegen so in der Pampa, dass Bio hier keine Wertschätzung hat. Die meisten sagen über uns, wir würden Bio nur wegen des Geldes machen, und die Kunden hier auf dem Land sind nicht dazu bereit, das auszugeben. Und die Städter, die sehen ja nicht, wie wir die Tiere halten. Die legen deshalb Wert auf ein Biozertifikat.«

Zusammengefasst: Gans komplett nachhaltig geht nicht. Aber ein Mal im Jahr eine Biofreilandgans – ich meine, das ist okay.

Kapitel 17

Schwein gehabt

Horst: *»Wenn schon normale Eier und Hähnchen bäh sind, dann ist mein Schweinekotelett wohl ganz des Teufels?«*

Lieber Horst, ja, das aus der Mastfabrik ist wirklich absolut des Teufels!

Von der Schweinemast auf Betonspaltenböden habe ich hoffentlich genug erzählt, damit Ihnen der Appetit auf dieses Fleisch vergangen ist. Andere Länder sind schon viel weiter als Deutschland, diese Methode der Fleischproduktion abzuschaffen. In den Niederlanden gibt es ein Ausstiegsprogramm für Schweinemäster namens »Warme sanering« (warme Sanierung): Die Schweinemäster bekommen dort Geld vom Staat, wenn sie die Mast aufgeben.[1] Und in Dänemark gibt es ein Programm für antibiotikafreie Schweinemast. Die Tiere haben dort »größere Auslaufflächen, Ställe mit Tageslicht und guter Belüftung und werden mit rein vegetarischem Futter, also ohne Fischmehl«[2] und Ähnlichem gefüttert, berichtet der Tierarzt Rupert Ebner. Für diesen Mehraufwand erhielten die Mäster 20 Cent pro Kilo zusätzlich.

In Deutschland ergeben sich die besten gesetzlichen Rahmenbedingungen für Schweinehaltung aus dem EU-Öko-Standard. Tiere, deren Fleisch mit Ökosiegel vertrieben wird, dürfen nur zwei Mal pro Jahr Arzneimittel (allopathische Behandlung) bekommen – das Einzeltier, nicht der ganze Bestand, und das muss dem Veterinäramt gemeldet werden. Für jedes ausgewachsene, fast schlachtreife Schwein muss es 1,5 Quadratmeter Stallfläche geben, Einstreu statt Betonspaltenboden und Auslauf im Freien.[3] Von den 22,3 Millionen Schweinen in Deutschland werden allerdings nur weniger als ein Prozent in Öko-Betrieben gehalten.[4] Hinzu kommen die Schweine aus Betrieben des Erzeugerverbands Neuland und die Mastbetriebe mit der höchsten Qualitätsstufe 4 in der selbst eingeführten Abstufung der Lebensmittel-Einzelhandelskonzerne[5] – sie haben das gleiche Mindestplatzangebot wie die Öko-Schweine, nur dass ihr Futter nicht aus Bioanbau stammt.

Martin Schulz, Chef des Bauernverbands AbL, ist Neuland-Erzeuger. Er hält seine 900 Mastschweine so, »dass die Tiere auf Stroh leben und Auslauf ins Freie haben, also zwischen zwei Klimabereichen wählen können. Aus klimatechnischer Sicht ist es natürlich wünschenswert, dass sie ausschließlich mit regional erzeugten Futtermitteln gefüttert werden, so wie wir das machen, also mit heimischen Futtermitteln wie Erbsen und Ackerbohnen.«[6] Nicht aber mit Sojaschrot aus Brasilien.

Geht noch mehr in Sachen Schweinewohl? Ja, zum Beispiel beim Bauern Heiner Korte im westfälischen Menden – wir haben ihn schon kurz in Kapitel 5 kennengelernt. Er hält 3.000 Tiere, davon 1.000 »Baby-Ferkel«, die anderen in verschiedenen Maststadien. Korte ist stolz auf seinen »Fünf-Sterne-Stall«, wie er seine Eigenkonstruktion nennt. »Man sollte nie was von der Industrie kaufen. Die wollen nur Technik verkaufen, Lüftungsanlagen, Computeranlagen, und, und, und. Je simpler, desto besser ist das auch für die Tiere.«[7] Seine Schweine schlafen unter dem Stalldach in zeltartigen Boxen, wobei die Stellung der Zeltdächer die Temperatur darunter regelt. Sie können zusammen mit anderen Tieren auf einem Freigelände herumtoben, auf dem sich auch die Schweinedusche und die Schweinetoilette befinden. Ein Schweinebadesee ist geplant.

Die kranken Schweine werden mit Heilkräutern und Homöopathie behandelt. Ihr Futter wird jeden Tag nach dem »System ›Hildegard von Bingen‹ frisch gemahlen und angemischt«. Im Stall läuft das Radio. Und zwei, drei Mal in der Woche gebe es Aroma-Therapie, dann »gehen wir mit der Gießkanne drüber, mit Lavendel und mit Patschuli und Lemon-Gras, das ist so eine Mischung, das riecht wie in der Sauna bei unseren Tieren. Es riecht nicht nach Schweinen.«

Man muss das jetzt nicht alles genau so nachahmen wollen, wie es Korte für richtig hält. Aber seine Schweine sind gesund, sie haben ein feines Leben und – das finde ich nun wirklich erstaunlich: Das Schweinefleisch ist bei ihm im Hofladen, verglichen mit dem Fleisch aus Mastfabriken in der Metzgerei, »nicht viel teurer«, nur um zehn bis 15 Prozent.* Wie ist das möglich? »Wir haben Stromkosten gespart, wir haben Antibiotika gespart.« Viel weniger Tiere stürben vor dem Ende der Mast. Korte braucht keine Lüfter im Stall wie die anderen Mäster. »Also haben wir ganz niedrige Stromkosten.«[7]

So weit, so Schwein gehabt. Nur – nachhaltig ist das natürlich immer noch nicht, denn alle bisher erwähnten Schweine fressen sich mit für uns Menschen geeigneten Nahrungsmitteln satt.

Glückliche Monate der Freiheit im Wald

Zumindest ein Stück weit in Richtung Nachhaltigkeit geht eine Art der Schweinehaltung, die sich auf Deutsch Waldhute (oder Waldhude) nennt und die bis Mitte des vergangenen Jahrhunderts vor allem in Italien und Spanien die gängige Art der Schweinemast war, aber »über Jahrhunderte hinweg auch in unseren Breiten eine wirtschaftlich bedeutende Waldnutzungsform war und die Struktur unserer Laubwälder mitgeprägt hat«.[8] Die Methode geht so: Zunächst werden die Ferkel wie auch sonst üblich mit Lebensmitteln gefüttert, etwa mit Getreide, Hülsenfrüchten, Kartoffeln oder Steckrüben, egal ob sie nur im Stall leben oder auch einen Auslauf auf einer Weide haben. Bis zum Sommer werden sie auf 80 bis 100 Kilogramm Körpergewicht gemästet. Dann, wenn die Eicheln zu fallen beginnen, treibt man sie in den Wald. Hier verbringen sie zwei bis sechs Monate lang ein freies, glückliches Leben und fressen vor allem Eicheln. Das verleiht ihrem Fleisch ein delikates, nussiges Aroma und erspart den Halter*innen in manchen Jahren über Monate komplett die Fütterung, nämlich in den sogenannten Vollmastjahren, wenn die Eichen besonders viele Früchte tragen, die ab Ende August herabregnen.

---

* Preise pro Kilogramm in Kortes Hofladen: Koteletts und Nacken je 13,50 Euro, Filet 19,90 Euro (Stand: November 2021)

Der spanische luftgetrocknete Schinken, der bei uns als Jamón serrano oder Jamón ibérico hoch im Kurs steht, verdankt dieser alten Methode der Waldhute seinen legendären Ruf. Die Qualitätsbezeichnung Jamón de Bellota besagt, dass die Schweine zur Rasse Ibérico gehören, »im Freiland aufgewachsen sind, in der Dehesa, und in ihren letzten Mast-Monaten natürliches Grünfutter und Eicheln bekommen haben.«[9] Die Dehesa ist eine Waldweide-Landschaft von 3,5 Millionen Hektar[10] Größe im äußersten Westen Spaniens. Im angrenzenden östlichen Portugal heißt sie Montado. Hier stehen alte Korkeichen auf weitläufigem Grünland. Aus der Rinde der Eichen werden Korken für Weinflaschen hergestellt. Und unter den Bäumen grasen die Ibérico-Schweine und fressen Eicheln. Im Winter bekommen sie Gesellschaft von Kranichen – ein Großteil der Lufthansa-Wappenvögel überwintert hier und teilt sich die Eichelkost mit den Schweinen. Schinken, Fleisch und Wurst von Dehesa-Schweinen sind nach EU-Recht Produkte mit geschützter Herkunftsbezeichnung (Jamón Ibérico D. O. Dehesa de Extremadura). Dafür muss den Ibérico-Schweinen »ein Mindestaufenthalt von über 60 Tagen auf der Dehesa« vergönnt werden, und zwar »ohne jegliche ergänzende Fütterung«.[11]

Dann gibt es noch die Bezeichnung Jamón Cebo de Campo. Diese bedeutet: Es handelt sich um Schinken von Ibérico-Schweinen, die »im Freien aufgewachsen und mit natürlichem Gras und Kraftfutter ernährt worden sind«.[9] Doch »in der Gesamtproduktion von Schweinefleisch in Spanien«[10] macht das Waldhute-Fleisch aus der Dehesa, trotz ihrer enormen Größe, einen sehr kleinen Anteil aus, »der immer kleiner wird«, schreibt mir die Umweltschützerin Blanca Ruibal.

Wenn wir in unseren Supermärkten und Metzgereien spanischen Schinken angeboten bekommen, ist das heute in den allermeisten Fällen Industriefleisch aus Mastfabriken. »Ursprünglich wurden hauptsächlich im Westen Spaniens Schweine gemästet, wo die Bauern die traditionelle Rasse Ibérico auf extensiven Höfen und in den Wäldern der Region aufzogen«[12], heißt es in einem Bericht von vier Umweltorganisationen. Doch inzwischen ist »Spanien der drittgrößte Exporteur von Schwein geworden, nach China und den USA, und seit 2015 größter Schweineexporteur der EU, vor Deutschland und Dänemark.« 28,3 Millionen Schweine wurden 2015 in Spanien gemästet, »die größte Schweinezahl in der EU«. Mehr als 87 Prozent von ihnen »haben keinen Weg ins Freie und werden niemals frische Luft oder Tageslicht erleben«. Nur rund fünf Prozent der spanischen Schweine hätten Auslauf im Freien und Einstreu im Stall. So falle eine derart gewaltige Menge an Schweinegülle an, dass sie in eigens angelegten Gülle-Stauseen deponiert wird. »Mit der Menge an Schweinegülle, die in nur einem Jahr in Spanien entsteht, ließe sich das Stadion ›Camp Nou‹ des FC Barcelona 23 Mal füllen.«[12]

Während die traditionelle Waldmast in Spanien weiter zurückgeht, ist sie in Deutschland längst verschwunden – mit einigen wenigen Ausnahmen. Diese sind mit einem Spießrutenlauf durch die deutsche Agrar- und Forstbürokratie verbunden. »Vor 15, 16 Jahren saß ich mit unserem damaligen Forstamtsleiter Eberhard Leicht im Partyraum«[13], erzählt der Bauer Friedrich Schäfer aus Vöhl am Edersee in Mittelhessen. Der Förster war in Korsika gewesen und hatte eine gute Flasche korsischen Rotweins mitgebracht und eine luftgetrocknete rote Wurst. »Und da habe ich gesagt: Trotz Klimawandels werden wir so einen Rotwein hier bei uns in Waldeck-Frankenberg nie hinkriegen. Aber so eine Wurst, das könnte ich mir vorstellen.« Das sei die zündende Idee für einen Hutewald gewesen. Der Bauer und der Förster vereinbarten im Partyraum: »Mensch, dann versuchen wir mal, ob wir eine Genehmigung bekommen, um diese Sache in einem alten Hutewald von früher wiederzubeleben.«

Der Förster sorgte dafür, dass der Staatsbetrieb Hessen-Forst sieben Hektar Wald für die Schweine zur Verfügung stellte, Förster und Bauer gründeten den gemeinnützigen Verein Basdorfer Hutewald, und dann ging es los. 2021 trabten Exemplare von drei alten Hausschweinrassen durch den Hutewald: Husumer Kammschweine, Bunte Bentheimer und Schwäbisch-Hällische. Nur 19 Tiere, aus Vorsicht, wegen der Afrikanischen Schweinepest, die auch in Hessen ankommen könnte. Die Ferkel der seltenen Rassen bekommt Friedrich Schäfer von Züchtern, die er in verschiedenen Gegenden Deutschlands aufgetrieben hat. Sie werden auf Biohöfen in der näheren Umgebung auf 100 Kilo Gewicht gemästet. Mit der Waldhute »fangen wir um Ostern klein an mit fünf Tieren, und im Juli noch einmal zehn, 15, und im August der Rest. Schlachtzeit ist ab Ende November. Und dann wiegen die so an die 150 Kilo«.

Am Rand des Hutewalds gibt es eine Futterstelle. Weil es 2021 keine Eichen-Vollmast gab, »habe ich sie von Anfang bis Ende mit anderthalb, zwei Kilo Schrot [Getreide und Raps] pro Tier gefüttert. Und dann kriegen sie auch schon mal Mais oder Zuckerrüben oder Äpfel oder Kastanien, und ich habe auch schon Eicheln zugekauft«. 2020 dagegen war ein Vollmast-Jahr, »da haben wir ab Anfang September gar nichts mehr gefüttert«.

Schäfers Verein verkauft ganze Schweine, zum Beispiel an Restaurants. Der Großteil aber wird in einer Dorfmetzgerei verarbeitet, zu Schwartemagen, Leber- und Blutwurst und roter Wurst. »Das beste ist natürlich der Schinken. Der wird mehrere Wochen lang eingelegt, leicht angeräuchert und dann luftgetrocknet.« Diese Produkte vertreibt der Verein selbst.

Und – rechnet sich das? »Wenn ich einen Stundenlohn ansetzen würde wie in der Industrie, auf keinen Fall. Es ist viel Liebhaberei dabei.«[13] Die Waldschweine sind eine Besucherattraktion am Rande des stark frequentierten Nationalparks Kellerwald-Edersee. Ohne diesen touristischen Hintergrund wäre der Hutewald wohl nicht genehmigt worden.

Ein Behördenmarathon war erforderlich: »Untere Naturschutzbehörde, Obere Naturschutzbehörde, dann Ministerium, dann Veterinäramt, dann Bauamt und die gesamten anderen Behörden, die als Träger öffentlicher Belange gehört werden müssen.« Ein Mitarbeiter der Bezirksregierung habe ihm geschrieben, der Basdorfer Hutewald sei »ein Sonderfall, es sei aber nicht denkbar, das noch einmal irgendwo durchzuführen.«[13] Nach EU-Recht sitze der Hutewald zwischen den Stühlen, so Schäfer, »die Fläche, die wir von Hessen-Forst gepachtet haben, existiert eigentlich gar nicht. Das ist keine landwirtschaftliche Fläche, das ist keine forstwirtschaftliche Fläche. Diese Fläche hat so einen Charakter bekommen wie eine Art Wald-Freizeit-Fläche. So ähnlich, als wenn ich einen Baumkronenkletterpfad oder so etwas mache. Wir dürfen hier eigentlich keinen Baum fällen, und wir dürfen auch nicht jagen.«

»Der Hutewald ist als historische Waldnutzungsform unter Beachtung der Regelungen des Hessischen Waldgesetzes auf Antrag genehmigungsfähig«, schreibt mir das hessische Umweltministerium, was ja erst einmal gut klingt. Die Genehmigung dafür werde »nach Prüfung und Bewertung des Einzelfalls« gewährt, vom Forstamt und gegebenenfalls von der Unteren Naturschutzbehörde (Kreisverwaltung). Aber: Der Huteschweinehalter müsse die »forstgesetzlichen Ziele« sicherstellen. Die Waldhute dürfe »nicht zu einer Beeinträchtigung des Waldes führen« und das »Waldbetretungsrecht« sei »zu berücksichtigen und angemessen zu gewährleisten«.[14] Rund ein Dutzend Landbesitzer*innen aus Hessen hätten bei ihm schon angefragt, sagt Friedrich Schäfer, weil sie auch Schweine im Wald weiden lassen wollten. Keiner von ihnen habe eine Genehmigung erhalten.

In Bayern hat Hans Huss eine bekommen, für 50 Hektar Stadtwald in Iphofen. Der Stadtförster Rainer Fell »ist sehr innovativ, und der hat das von Anfang an unterstützt«[15], genau wie die Verantwortlichen im Rathaus der fränkischen Kleinstadt. Sie haben sich folgende Konstruktion für die Schweine-Waldhute ausgedacht: »Es ist eine privatwirtschaftliche Nutzung auf forstwirtschaftlichen Flächen.« Huss lächelt. »Der Wald wird nicht geschädigt, und die forstwirtschaftliche Nutzung kann uneingeschränkt weiterlaufen. Und ich habe nur das Recht, die notwendigen Einrichtungen zu schaffen, um die Tiere entsprechend dem Veterinärrecht zu halten.« Das sind vor allem ein Doppelzaun, der – genau wie im hessischen Vöhl – Nutz- und Wildschweine voneinander fernhält, und die Futterstelle.

Agraringenieur Huss ist nach eigener Einschätzung der einzige in Deutschland, der die Waldhute von Schweinen kommerziell betreibt, wenn auch im Nebenerwerb. Und das kam so: Während seines Landwirtschaftsstudiums an der TU München hatte er mit einem Waldbauprofessor in der Mensa Schweinebraten gegessen. Der Professor habe von »unvergleichlich gutem Schweinefleisch« geschwärmt, das er in Kroatien probiert habe, »und das sei eben aus Eichelmast gewesen. Und ich als zukünftiger Agraringenieur müsse ja wissen, wie man das produziert.« Wusste Huss aber nicht. Er hat sich daraufhin jedoch intensiv damit beschäftigt und seine Diplomarbeit darüber geschrieben.

2003 entließ er die ersten 19 Schweine in den Wald, in der Saison 2021 waren es dann 220, eine Kreuzung aus Deutscher Landrasse und Durdoc – nun ja, die Schweine sehen schon noch in etwa so aus, wie wir uns ein Hausschwein vorstellen, Grundfarbe rosa. Er habe viele der alten Schweinerassen ausprobiert. Aber die wenigen Betriebe, in denen sie noch gezüchtet werden, könnten nicht so viele Tiere liefern, wie er braucht. Er habe es auch mit Jungschweinen aus konventionellen Mastbetrieben versucht, aber »da haben Sie große Ausfälle. Die Tiere sind nicht fit genug, haben Gelenkprobleme, Lungenprobleme.« Stattdessen kommen die Schweine nun von einem Hof, der sie auf Stroh und mit Auslauf hält, »sodass sie die Umstellung in den Wald rasch schaffen«.

Bis zu ihrer Freilassung im Hutewald fressen die Tiere eine Mischung aus Getreide, Ackerbohnen und Rapsschrot und dieses Futter wird ihnen auch im Wald zu einer festen Tageszeit an der Futterstelle angeboten. »Insgesamt füttern wir maximal 1,5 Kilo Getreide pro Tier und Tag. Das entspricht ungefähr 30 Prozent der Gesamtfuttermenge« – den Rest suchen sich die Schweine selbst im Wald. »In den Vollmastjahren fressen die Tiere bis etwa Anfang, Mitte Oktober so gut wie nichts von dem Getreide.« Sondern Eicheln sowie, nach Huss' Beobachtung, »Gras und Kräuter, Wurzeln, kleine Nagetiere, Schnecken, Insekten, Würmer und Wildobst (wir haben ein paar Felsenbirnen- und Wildapfelbäume im Wald) und Früchte von anderen Bäumen, Ahorn, Linde«. Er sei inzwischen davon überzeugt, dass die köstliche »Fleischqualität nicht nur von den Eicheln abhängt, sondern davon, dass sie so ein allumfassendes Futterangebot haben«.

Das Kilogramm Eichelschwein von Huss kostet sieben Euro. Nicht das Filet, sondern das Kilogramm vom gesamten Schlachtkörper. Gastronomen schätzen es und Privatkunden, die »üblicherweise kein Fleisch mehr kaufen«, sondern nur noch solches aus »maximum artgerechter«[15] Haltung.

Eine andere Art der ziemlich nachhaltigen Schweinemast gibt es noch auf einigen Almen (wie die Bergbetriebe in Altbayern und Österreich heißen) beziehungsweise Alpen (im Allgäu und in der Schweiz): auf solchen mit Sennereien, also Milchverarbeitung. Auf der Alpe Laufbichl im Allgäu bei Hinterstein etwa wird auf 1.240 Meter Höhe die Milch von 60 Kühen zu Butter und Käse verarbeitet. Und hier leben auch 30 Schweine. Sie kommen mit gut 30 Kilogramm Gewicht Ende Juni zusammen mit den Kühen auf die Alpe und wiegen bei der Schlachtung nach der rund hunderttägigen Bergsaison 100 Kilogramm. Auf der Alpe trinken die Schweine die Molke, jene milchige Flüssigkeit, die beim Buttern und Käsen übrig bleibt und die ansonsten Abwasser wäre. Sie haben ständigen Auslauf auf einem großen, eingezäunten Gelände. Bei meinem Besuch am späten Vormittag ist aber keines dieser Tiere zu sehen. Diese »normalen Hausschweine«[16] kämen erst in der Abenddämmerung aus dem Stall hervor, erklärt Senner Martin Rinderle, und am frühen Morgen. Es liegt wohl an der Rasse, dass sich diese Schweine nicht dem prallen Tageslicht aussetzen. Die rosafarbenen, fast felllosen Schweine bekommen sehr leicht Sonnenbrand.

Bei einer speziellen Schweinerasse ist das ganz anders, denn sie wurde eigens für das Leben auf der Alpe gezüchtet, ist aber leider fast ausgestorben: das Alpenschwein. Es war einst im gesamten südlichen Alpenraum von Bern über Bergamo und Bozen bis Graz ein gängiges Nutztier auf den Alpbetrieben. Mit ihren langen Beinen und dem schwarzen oder schwarz gescheckten Fell »waren sie vom Körperbau her auf Bergweiden zugeschnitten«.[17] Durch die dunkle Farbe, ein besonders dichtes Borstenkleid und dicke Haut waren sie gut vor der Sonne geschützt und an die Witterungsextreme im Gebirge gut angepasst. Genau wie die Kühe liefen sie frei auf der Alpe herum und fraßen die unterschiedlichsten Gräser und Kräuter, etwa »Bergwegerich, Alpen-Rispengras, Thymian, Schafgarbe, [die] dem Fleisch der Schweine einen einzigartigen Geschmack« gaben. Auch sie bekamen natürlich die Molke, fraßen ansonsten aber das Raufutter von den minderwertigen Alpweiden. Sie wurden »auf die für Kühe aus ernährungstechnischer Sicht wertlosen Lägerfluren aufgetrieben, wo sie die Pflanzen auf den überdüngten Böden abweideten bzw. durch ihre Grabungstätigkeit eine teilweise Verbesserung der Weidevegetation bewirkten«.

Das Netzwerk Pro Patrimonio Montano arbeitet daran, dem Alpenschwein eine Zukunft zu geben. »Nur durch Zufall wurden 2013 in einem italienischen Lehrbauernhof (fattoria ditattica) letzte schwarze Veltliner Schweine gefunden«, mit »gezielter Nachsuche« entdeckten die Aktivist*innen dann noch »zwei weitere Reliktpopulationen«.[17] Seither werden die schwarzen Schweine in der Schweiz, in Südtirol und Österreich wieder gezüchtet – und eines Tages werden sie hoffentlich wieder frei auf den Alpwiesen herumlaufen.

Und es geht doch: Schweinemast nachhaltig

Ein meterhoher stählerner Käfer prangt auf dem Tor vor dem Feldweg. Ich befinde mich auf der Hochebene von Larzac etwas südlich des französischen Zentralmassivs und hinter dem Tor liegt die Farm von Nicolas Brahic, der Schafe und Schweine im Freiland großzieht. 250 Hektar ist die Farm groß. Auf 90 Hektar laufen und buddeln die Schweine, auf dem Rest grasen die Schafe. Und was es mit dem riesigen stählernen Käfer auf sich hat, das werde ich bald erfahren.

Kaum habe ich das Tor fürs eigene Auto geöffnet, da biegt eine gewaltige Erntemaschine von der Straße ein, auf dem Hänger ein Berg von klein geschnipseltem Grünzeug, ein knapper Gruß von hoch oben – ja, das ist Nicolas.

Ein flaches Gelände mit sattgrünen Wiesen und einzelnen Bäumen und Gebüschen, in der anderen Richtung niederer Wald. Weit und breit ist kein Zaun zu sehen, aber auch kein Schwein. Das ändert sich schnell, als Nicolas mit der Zunge schnalzt, ein Laut, den er sich von seinen Schweinen abgelauscht hat und der bedeutet: Hier gibt's was Leckeres! Zuerst traben einige Säue heran, teils dunkel mit rosa Flecken, teils rosa mit dunklen Flecken, umringen und beschnüffeln uns, gefolgt von zahlreichen Ferkeln; und schließlich thront im hohen Gras, mit 20 Metern Abstand, ein Eber mit gewaltigen Hauern, der Bewacher der Sippe.

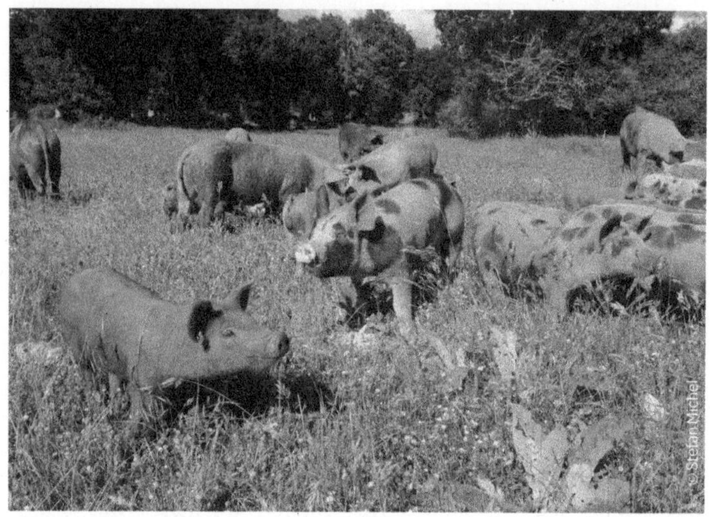

Nicolas' Freiland-Schweine

»Ich habe Tiere ausgewählt, die an ihre Umwelt angepasst sind, an Kälte, an das Futter«, erzählt Nicolas, »die sich gut um die Kleinen kümmern und Kontakt haben mit dem Menschen«.[18] Ihr Futter suchen sich die Tiere selbst und dafür haben sie reichlich Platz: ein Hektar pro erwachsenem Schwein. Sie finden jede Menge Eicheln, graben nach nahrhaften Wurzeln, aber vor allem naschen sie jetzt, im Sommer, reichlich Eiweißkost. Die Tiere nehmen Büschel von Grasstängeln ins Maul, ziehen sie durch die Schnauze und lutschen so die Insekten und ihre Larven von den Stängeln. So etwas habe ich nie zuvor gesehen! Die Ferkel werden geschlachtet und verkauft, wenn sie rund 20 Kilogramm wiegen. Die Säue und Eber bleiben auf der Weide, einige, bis sie steinalt sind.

Hinter dem Hof steht jetzt die Erntemaschine. Nicolas hat sie sich nach seinen Anforderungen bauen lassen. Mit ihr rodet er Garrigue-Wald, das ist der hier überall verbreitete Niederwald aus vielen immergrünen, einigen sommergrünen Eichen und Buchsbaum, und die Maschine schreddert ihn in zentimeterkleine Stückchen. Diese Rodung ist entlang der befahrbaren Wege und rund um Gebäude wegen des Brandschutzes sowieso gesetzlich vorgeschrieben. Auf Nicolas' Farm ist sie außerdem nötig, um genügend Grünland offen zu halten.

Und was macht er mit dem Baumkonfetti? »Wir heizen damit die Farm, stellen damit Strom und Pressluft her. Mit einem kleinen Teil züchten wir Insektenlarven. Und das kompostierte Material bringen wir auf den Böden aus. Das ist eine Methode, um die Böden anzureichern, statt sie auszulaugen.« Während er das erzählt, stehen wir neben einem zwei Mann hohen Hügel von dunkelbraunem, fein duftendem Kompost zwischen Farmhaus und Garrigue-Wald. Der Hütehund wühlt begeistert darin herum. Mit diesem Kompost aus zerschnipseltem Wald also düngt er die Weiden, was den Schweinen von Jahr zu Jahr mehr eiweißreiche Insektenkost einbringt. Und was war das jetzt mit den gezüchteten Insektenlarven?

Nicolas öffnet eine Tür im Obergeschoss des Farmgebäudes und feuchtheiße Luft schlägt uns entgegen. Der Raum ist voller Regale mit unterarmhohen transparenten Plastikboxen. Sie sind alle gefüllt mit dem dunkelbraunen Waldkompost. Er zieht eine Box heraus und öffnet den Deckel. Auf dem Kompost krabbeln Dutzende grüne, daumennagelgroße, metallisch schimmernde Käfer herum. Sie sind das lebende Original des riesigen Stahlkäfers auf dem Tor zur Farm. In dieser Box legen die Goldglänzenden Rosenkäfer (*Cetonia aurata*) ihre Eier ab. Sie sind in dieser Region auch draußen in der Natur sehr verbreitet.

Nächste Box, Nicolas nimmt eine Handvoll des Komposts heraus. Darin wimmelt es von drallen, weißen Larven, jede so groß wie ein

Glied vom kleinen Finger. Der Waldkompost bietet den Rosenkäferlarven offenbar die ideale Ernährungsgrundlage. Ihrerseits sind sie die Eiweißwinternahrung für die Schweine. Nur ganz selten muss er seinen Schweinen noch mit Weizen aus einer winterlichen Hungersnot heraushelfen, versichert Nicolas Brahic. Um das ganz zu vermeiden, müsste er die Käferzucht vergrößern und rationeller gestalten. Aber »das hat für mich im Moment keinen Vorrang«. Stattdessen wolle er sich »um die Böden kümmern« und deren Fruchtbarkeit mit Waldkompost weiter verbessern. Auch das sorgt schließlich für ein besseres Angebot an Schweinenahrung.

So ganz nebenbei hat Nicolas Brahic auch noch einen spektakulären Erfolg für den Artenschutz erzielt: Seit einigen Jahren brütet ein Paar der äußerst seltenen und bedrohten Mönchsgeier in der Schlucht nahe seiner Farm. Ohne langwieriges Genehmigungsverfahren hat er einfach ungefragt einen Luderplatz angelegt, eine mit Elektrozaun gegen Wildschweine abgeschirmte kleine Fläche, auf der er seine toten Tiere, Schweine wie Schafe, ablegt. Auch in einem vorbildlichen Betrieb stirbt immer mal wieder ein Tier. Und es spendet in diesem Fall den seltenen Geiern Leben.

Schweinefleisch nachhaltig erzeugen, das geht also tatsächlich. Aber es hat natürlich seinen Preis. Beispiel Schweinekotelett: »Beim Discounter kostet eines 50 oder 70 Cent, vom normalen Biohof zwei Euro und bei mir sieben.« Das Kilogramm Schwein von der Brahic-Farm »kostet zum Beispiel in Paris 24 Euro. Das ist in einer normalen Metzgerei der Preis für ein Kilo Rind von nicht besonders hoher Qualität«.[18]

Horst: *»Sieben Euro für ein Kotelett! Und das soll ich mir dann wohl über mehrere Wochen aufteilen, jeden Tag ein Gäbelchen davon?«*

Lieber Horst, das ist eine Möglichkeit. Die andere wäre, nur ein Mal im Monat ein Freiland-Schweine-Kotelett zu genießen, dann aber durchaus gleich ein ganzes.

Nun fließt noch ein kräftiger Schluck Wasser in den Wein: In Deutschland ist Brahics Methode der nachhaltigen Schweinemast kaum realisierbar. Auf den karstigen Hochebenen in Südfrankreich gibt es noch Abertausende Hektar brachliegenden Agrarlands. Dort kostet der Hektar um die 1.000 Euro. Für vergleichbare Flächen in Deutschland, etwa auf der Schwäbischen Alb, ebenfalls Karstland, auf dem sich Ackerbau kaum lohnt, müssen die Landwirt*innen zwischen 14.000 und 67.000 Euro pro Hektar hinblättern.[19] Ein Hektar Weide- und Huteland pro erwachsenem Schwein – davon kann bei diesen Bodenpreisen in Deutschland kein Bauer und keine Bäuerin leben.

Kapitel 18

Grünland ist kostbar – aber welches?

Anfang Dezember 2021 hat die EU-Kommission Deutschland vor dem EU-Gerichtshof verklagt, »da es blütenreiche Wiesen in Natura-2000-Gebieten[1] [Naturschutzgebieten nach EU-Recht] nicht ausreichend schützt«. Konkret nennt die Kommission in ihrer Klage zwei »Lebensraumtypen, die von Bedeutung für Bestäubungsinsekten, Bienen und Schmetterlinge« sind, »nämlich Flachland-Mähwiesen und Berg-Mähwiesen«. Diese Lebensräume hätten sich »in den letzten Jahren, vor allem aufgrund nicht nachhaltiger Agrarpraktiken, in verschiedenen geschützten Gebieten erheblich verkleinert oder sind gänzlich verschwunden. Deutschland hat diese Lebensraumtypen in den betroffenen Gebieten nach wie vor nicht unter ausreichenden rechtlichen Schutz gestellt.«[2]

Es ist bereits die zweite EU-Klatsche gegen die deutsche Bundesregierung im selben Jahr wegen Verstoßes gegen europäisches Naturschutzrecht. Bereits im Februar 2021 hatte die Kommission geklagt, »weil das Land seine Verpflichtungen [...] zur Erhaltung der natürlichen Lebensräume sowie der wildlebenden Tiere und Pflanzen [...] nicht eingehalten hat.« Die Kommission stellt fest, dass »die für die einzelnen Gebiete in Deutschland festgelegten Erhaltungsziele nicht hinreichend quantifiziert und messbar sind« und »keine hinreichend detaillierten und quantifizierten Erhaltungsziele« festgelegt wurden. »Dies hat erhebliche Auswirkungen auf die Qualität und Wirksamkeit der zu ergreifenden Erhaltungsmaßnahmen.«[3]

Der Naturschutzbund (NABU) schreibt sich die Klage gegen die Wiesenvernichtung als seinen Erfolg zu. In den Schutzgebieten seien »rund 18.000 Hektar Mähwiesen verschwunden. Schuld daran sind die intensive Nutzung, die Umwandlung von Grünland in Acker,

Überdüngung und Pestizideinsatz. Mähwiesen sind mit ihrer Vielzahl an Kräutern und blühenden Pflanzen ein wichtiger Lebensraum bedrohter Tierarten«.[4] Wohl gemerkt: Hier ist die Rede von Grünlandvernichtung nur in den Schutzgebieten, wo das eindeutig illegal ist – nicht davon, was diesem kostbaren Landschaftstyp in der großen, ungeschützten Fläche angetan wird.

Grünland ist nicht gleich Grünland, weder von seinem Wert für die Artenvielfalt noch für den Klimaschutz. Wenn ein Bauer oder eine Bäuerin als Zwischenfrucht eine Mischung von Gras und Leguminosen auf dem Acker einsät, dann zählt das auch als Grünland. Und eine solche Zwischenfrucht ist auch richtig und wichtig, damit der Ackerboden sich erholen kann und die Bodenfruchtbarkeit erhalten bleibt. Aber für die Artenvielfalt bringt solches Kurzzeitgrünland relativ wenig und als Kohlenstoffspeicher, der das Klima entlastet, fast nichts. Beschleunigt wird das Artensterben »durch den Umbruch gewachsener Wiesen mit nachfolgender Ansaat mit auf hohe Erträge gezüchteten Grasarten, wodurch nur sehr wenige Arten – mit sehr geringer genetischer Diversität – den Bestand aufbauen.«[5]

Grünland-Faustregel 1: Wenn Grünland umgepflügt wird, ist es für den Arten- und Klimaschutz verloren.

»Heute tendenziell vernachlässigt und (fast) nur noch reliktisch in wenigen Regionen existent, sind extensive Weidesysteme. Diese waren über Jahrtausende das bestimmende Grünlandnutzungsmodell. Unser prägendes und handlungsbestimmendes Bild von Grünland ist heute allerdings die Wiese (Mahd), die mit der fortschreitenden Einstallung von Großvieh viel Weideland verdrängt.«[6] Und die Wiese wird so intensiv ausgebeutet wie nur möglich. »Gerade dieses bis zu sieben Mal pro Jahr gemähte Intensivgrünland ändert im Jahresverlauf das eintönige, niederwüchsige Aussehen nicht.«[7] Wo auch immer Grünland intensiver bewirtschaftet wird als früher, also praktisch überall, bleiben »nur die gleichen wenigen Arten übrig und die Landschaft wird eintöniger. Die Vereinheitlichung gefährdet die biologische Vielfalt«.[7]

Grünland-Faustregel 2: Ein bis drei Mahden pro Jahr sind nachhaltig. Jede weitere Mahd verursacht zunehmend eine grüne Einöde.

Noch 1950 wurde auf einem Hektar Grünland weniger als 25 Kilogramm Dünger pro Jahr verteilt, entweder der Kot von Weidetieren oder Stallmist und Gülle. »Seit Anfang der 1990er-Jahre sind es 200 kg und mehr«, schreibt die Autorengruppe um Peter Sturm.[8] Dabei hat nicht nur die Düngermenge, sondern auch die Zahl der Düngungen zugenommen und die Art der Düngung hat sich verändert. »So überwiegt inzwischen die naturschutzfachlich ungünstige Flüssigmistausbringung (Gülle) deutlich gegenüber der Festmistdüngung« – infolge der industriellen Tiermast, vor allem von Schweinen. Denn mehr als 90 Prozent aller Schweine werden auf Betonspaltenböden gehalten. Da fällt kein Mist an, nur Gülle. Folglich gibt es ein quasi kostenloses Überangebot an Gülle, verseucht mit Antibiotika und multiresistenten Bakterien. Während der Mist seinen Stickstoffgehalt über Jahre gleichmäßig an den Boden abgibt, ist die Gülledüngung ein Nitrat-Schock und deswegen »gehen vor allem krautige Pflanzenarten zurück, Grasarten werden gefördert«. Für die Artenvielfalt wiegt das schwer, weil »mehr als 705 der als gefährdet eingestuften Pflanzen der Roten Liste Deutschlands Stickstoff-Mangelanzeiger sind.«[9] Für sie sind Stickstoffverbindungen wie Ammoniak giftig, genauso wie für viele Tiere. Außerdem versauern wegen der Überdüngung die Böden.

Grünland-Faustregel 3: Je mehr Düngung, desto weniger Artenvielfalt

An dieser Stelle möchte ich noch einmal ein Wort für unsere Landwirt*innen einlegen: Die von den EU-Agrarminister*innen zu verantwortende Politik hat für die konventionellen Höfe zeitweise ruinöse Milcherzeugerpreise von weit unter 40 Cent, sogar weit unter 30 Cent pro Kilogramm zur Folge gehabt. Das zwingt die Milchbauern und -bäuerinnen dazu, so intensiv zu wirtschaften, wie es nur eben geht. Aus Naturschutzsicht wäre es wünschenswert, wenn auch ertragreiche Wiesen nur zwei bis drei Mal im Jahr gemäht würden. Die erste Mahd sollte spät im Jahr, zumindest ein Teil davon erst Anfang Juni, erfolgen, damit keine Vogelnester zerstört werden und die Wiesenpflanzen sich aussäen können. Nur – das Heu einer späten Mahd im Juni ist als Rinderfutter wenig wert, und wenn das Grünland sieben Mahden hergibt, muss das unter den heutigen Bedingungen ausgenutzt werden, damit der Betrieb über die Runden kommt. Erst wenn die Agrarförderung vom Kopf auf die Füße gestellt würde, wenn die Steuermilliarden nicht mehr für die Erzeugung von Überproduktion verplempert würden, sondern die EU dafür bezahlen würde, dass Natur, Klima und Landwirt*innen gleichermaßen zu ihrem Recht kommen, erst dann hätte das Grünland eine Chance, so rücksichtsvoll behandelt zu werden, wie es sein sollte.

Frühe Einsichten – ungehört

Nun kann bei der Intensivierung der Grünlandnutzung allerlei falsch gemacht werden, nicht nur im ökologischen Sinne, sondern zugleich auch zum Schaden der Nutztiere und somit der Landwirt*innen. Das ist nicht neu. »Weiden ist die Begegnung des Grases mit der Kuh. Gut weiden heißt, die Forderungen des einen und der anderen so gut wie möglich zu befriedigen«, schreibt der Biochemiker und Bauer André Voisin.[10] »Es gibt einen Moment, wo das Gras gerade richtig zum Abweiden für das Maul des Tieres ist, ebenso wie dieser Augenblick auch für das Messer der Mähmaschine existiert.«[11] Geschrieben hat Voisin diese Sätze Mitte des vergangenen Jahrhunderts. Er empfiehlt den Rinderhaltern die Umtriebsweide statt der Standweide, was bedeutet: Die Tiere sollen nicht immer auf derselben Weide stehen, sondern von einer auf die andere getrieben werden, wobei die Standzeit auf derselben Weide »niemals vier Tage überschreiten«[12] solle, weil der Grasertrag sonst steil abfalle. Das Weidegras brauche im Mai und Juni 18 Tage Ruhezeit, im August und September sogar 36 Tage, bevor es wieder beweidet oder gemäht werden dürfe. »Wenn man im Verlauf der Weidezeit das Gras in zu kurzen Intervallen, d. h. mit zu kurzen Ruhezeiten, geschnitten oder abgeweidet hat, dann ist das Gras am Ende der Saison ›ausgepumpt‹.«[13]

Nun ist Voisin kein verfrühter Vertreter der Öko-Bewegung. Nein, ihm geht es nur darum, wie die Milchhöfe ihren Ertrag steigern können, und er hat überhaupt nichts dagegen einzuwenden, wenn dafür Kunstdünger wie Kalksalpeter, Kalkstickstoff und Kaliphosphat aufs Grünland gestreut wird. Er warnt aber davor, dass ein Übermaß davon die kleinen Lebewesen im Boden schädigt, ohne die eine Weide nicht leben kann.

Die Regenwürmer unter nur einem Hektar Grünland wögen 2.000 Kilogramm. »Man kann also sagen, daß wir im Boden unserer Weiden über ein Heer liliputanischer Pflüger verfügen, deren Gesamtgewicht zweimal so hoch ist wie dasjenige des Tierbesatzes, den diese Weide ernährt«, also doppelt so schwer ist wie zwei ausgewachsene Kühe oder Bullen von je 500 Kilogramm.[14] Die Würmer erzeugen Humus, durchlüften den Boden und machen ihn aufnahmefähig für Wasser, auch für sehr viel Wasser bei einem starken Regen. »Messungen zufolge können 120 Würmer, die in einem Quadratmeter leben, im Lauf eines Winterhalbjahres von einem Hektar Land allein sechs Tonnen Stroh ins Erdreich holen und verschlingen«, heißt es in einer Reportage in der *Zeit*. Die Würmer grüben dabei Röhren einer Länge von »bis zu 450 Meter unter einem einzigen Quadratmeter«. Weil schwere Maschinen den Boden verdichten, weil »Stickstoffdünger und Ammoniak aus Gülle« die Haut der Würmer verätzen, Pestizide sie lähmen, sei die Zahl der Regenwürmer zwischen 2006 und 2016 um 45 Prozent gesunken, zitiert die *Zeit* das Umweltbundesamt.[15]

Schon zu seiner Zeit hat Voisin im Süden der USA beobachten können, wie Übernutzung den Boden ruiniert. Die Bauern dort »haben den Boden wie eine Mine ausgebeutet und dabei die Bedürfnisse der Pflanze vergessen«, etwa ihr »die nötigen Ruhezeiten zu geben. Nachdem das Gras unter dieser Überanstrengung gestorben ist, ging auch der Boden selbst zugrunde. Von der Erosion in die Flüsse geschwemmt, fand diese Erde ihr letztes Bett im Golf von Mexiko.«[16]

Voisin hat sich auch intensiv mit dem Anbau gezüchteter Futterpflanzen und ihrer Einsaat auf vermeintlichem Grünland beschäftigt, das ja kein Grünland im ökologischen Sinne mehr ist, wenn es zuerst umgepflügt und dann eingesät wird, sondern nur mehr ein Futtermittelacker. Im England der 1950er-Jahre galt es als fortschrittlich, alte Weiden umzupflügen und mit Weidekleegras einzusäen, um den Milchertrag zu steigern. Als Ley wurden die so entstandenen Grünfutteräcker bezeichnet. Bald zeigte sich, dass »die physiologischen Erkrankungen, wie Aufblähungen und Grastetanie, auf den Leys viel häufiger sind als auf den alten Dauerweiden«. Denn »das Gras auf den Leys enthält einen Überschuss an Kali*, aber viel zu wenig Kalk«, das störe das Gleichgewicht der vier Mineralien, die für die Gesundheit der Kühe essenziell seien. Die mit dem Futter von den Leys versorgten Kühe seien in großer Zahl an Ammoniakvergiftung gestorben. »Das sehr junge Gras ist ein stark aus dem Gleichgewicht gebrachtes Futter.«[17]

Weißklee ist eine der häufigsten natürlichen Grünlandpflanzen, aber es gibt eben große Unterschiede zwischen dem natürlichen Weißklee und den gezüchteten Hochleistungssorten. Der bodenständige Weißklee verursache sehr selten lebensbedrohliche Verdauungsstörungen der Kuh, seine Zuchtsorten dagegen führten häufig zum Tod der Kühe, so Voisin.[18]

Ebenfalls in England gab es zu Voisins Zeit eine Untersuchung darüber, welche Gräser oder Kräuter die Kühe denn wohl bevorzugten, wenn sie die Wahl hatten. »Besonders bemerkenswert ist, daß die wohlschmeckendste Pflanze ein ›Un‹-Kraut oder, besser gesagt, ein ›sogenanntes Unkraut‹ ist, das auch auf unseren Weiden häufig vorkommt: der Wegerich! Aber befremdlich ist, daß die Zuchtsorte Knaulgras […] am wenigsten gut schmeckt.«[19]

Wenn die Weiden zu intensiv genutzt werden, durch zu dichten Viehbesatz und zu kurze Ruhezeiten, dann breiten sich Pflanzen aus,

* Kalisalz ist Steinsalz mit besonders hohem Kaliumanteil. Es wird als Mineraldünger verwendet. Kalk ist dagegen eine Calciumverbindung.

die schließlich eine Beweidung unmöglich machen können, wie Disteln oder Stechginster. Dann kann zwar die Grasnarbe umgepflügt und neu eingesät werden, aber: »Umbruch und Neuansaat [...] lösen das Problem nicht. Wenn die Weide schlecht bewirtschaftet ist, wird auch der Pflanzenbestand der neuangesäten Narbe sich verschlechtern, und das sogar sehr schnell«, schreibt Voisin.[20] Zum Beispiel bei zu häufiger Grasernte.

»Die hohe Nutzungsfrequenz sowie das häufigere Befahren mit schweren Maschinen erzeugen Folgeprobleme wie verdichtete Böden oder die Zunahme von Problempflanzen«, so Biologe Peter Sturm und seine Mitautoren. Unerwünschte Pflanzen mit einem Herbizid wie dem Komplett-Pflanzenvernichter Glyphosat von Bayer/Monsanto tot zu spritzen, sei heute eine zeitsparende »und kostengünstige Lösung. Die weit verbreitete Nach-, Über- und Neueinsaat mit züchterisch optimierten Grünlandpflanzen macht intensiv genutzte Grünlandtypen zum leicht ersetzbaren und handelbaren Gut«.[21] Und: »Während der Futterwert von artenarmen, grasreichen Vielschnittwiesen in wenigen Wochen stark absinkt, geht er in kräuterreichen Wiesen nur wenig zurück.« Der »futterbauliche Wert der Kräuter ist heute weitgehend vergessen«. Ihre Heilwirkung bei den Tieren sei zwar nicht bewiesen. »Unbestritten ist allerdings, dass die Kräuter erhöhte Gehalte an Mineral- und Spurenelementen aufweisen und so die Zufütterung von Futterzusätzen überflüssig machen.«[22]

Zwischen den Worten von Voisin und denen von Sturm liegt mehr als ein halbes Jahrhundert. Dem ersten geht es um die Gesundheit der Kühe und einen möglichst hohen Milchertrag, dem zweiten um die Erhaltung der Artenvielfalt. Und doch gibt es eine Schnittmenge: Das Umpflügen von altem Grünland und seine Umwandlung in »Grünland«-Leistungsfutter-Äcker ist gefährlich für die Gesundheit der Tiere, vernichtet die Artenvielfalt und heizt das Klima der Erde auf. »Je älter ein Lebensraum ist, desto mehr Arten konnten ihn in der Vergangenheit erreichen und dort eine hohe genetische Variabilität ausbilden. Auf wiedereingesäten Flächen finden sich nahezu nur die eingebrachten Arten.«[23]

Agrarforscher Friedhelm Taube von der Universität Kiel findet die alten Erkenntnisse von Voisin in eigenen Versuchen bestätigt. Schweizer Bauern aus dessen Zeit hätten von »Milchkräutern« gesprochen. »Das sind Wegwarte, Spitzwegerich etwa, die eine erhöhte Milchqualität und Milchleistung anregen. Und das hängt damit zusammen, dass viele dieser krautartigen Pflanzen sekundäre Inhaltsstoffe aufweisen, wie Tannine, die wir vom Rotwein kennen. Diese Tannine wirken auch gegen Magen- und Darmwürmer bei Wiederkäuern. Wir haben also einen gesundheitsfördernden Aspekt.«[24]

Auf dem landwirtschaftlichen Versuchsgut Lindhof der Universität Kiel haben Taube und sein Team den Rindern die Wahl zwischen zweierlei Kost gegeben: Auf der einen Seite gab es eine einfache Diät, die nur aus deutschem Weidelgras und Weißklee bestand. Auf der anderen Seite hatten die Tiere die Wahl, ein Viel-Arten-Gemenge zu fressen, das reich an Mineralstoffen war. Der Herdenmanager habe begeistert berichtet: »Die Herde teilt sich wie von Götterhand und beweidet genau diese Viel-Arten-Flächen. Und wir haben nach einer dreistündigen Weideperiode auf diesen Viel-Arten-Beständen einen Weiderest von fast null. Bei den anderen Weideflächen dauert es wesentlich länger, bis die Tiere sie verbissen haben.«[24]

Bei der Wahl zwischen jungem Klee und altem Gras stürzten sich die Rinder erst einmal auf den nahrhaften Klee. Wenn deshalb »der Grasanteil zunächst gemieden wird, dann altert dieses Gras natürlich«. Nach einiger Zeit des begeisterten Klee-Fressens »gehen die Tiere ganz bewusst an dieses ältere Gras heran, um ausreichend Struktur« (also Ballaststoffe) »aufnehmen zu können. Es ist in der Tat so, dass sich die Kuh eine optimale Ration selbst komponiert, wenn sie es kann«, also: wenn sie die Auswahl hat.[24]

Grünland-Faustregel 4: Je naturbelassener und kräuterreicher Gras und Heu, desto gesünder fürs Vieh

Taube und sein Institut forschen gezielt daran, wie sich artenreiches Grünland und die nötigen Ruhepausen fürs Ackerland so kombinieren lassen, dass dabei eine hohe Milchleistung, ein hoher Ackerfruchtertrag und zugleich ein großer Artenreichtum herauskommen. »Wir wollen uns nicht nur um Dauergrünland kümmern, sondern auch um Wechselgrünland« – also um die Ruhepausen, die der Acker braucht, indem er brachliegt – oder, wirksamer eben: indem er mit Kleegras eingesät wird. Das Wechselgrünland »war über Jahrhunderte der Beginn einer ersten grünen Revolution. Das hat im Ackerbau dazu geführt, dass statt der Brache nun Klee eingesetzt werden konnte und Stickstoff in großem Ausmaß zur Verfügung stand«, denn Leguminosen wie Klee düngen den Boden mit Stickstoff, der dann in der Folgefrucht dem Getreide zur Verfügung steht.

Die Kieler Forscher experimentieren mit einer Mischung aus acht Arten von Gräsern und Kräutern, die für eine dreijährige Acker-Ruhepause eingesät und beweidet wird. Diese »acht Köstlichkeiten« für die Rinder sind: Weißklee, Rotklee, Deutsches Weidelgras, Hornschotenklee, Wegwarte, Spitzwegerich, Wiesenkümmel und Kleiner Wiesenknopf. Diese Mischung liefert »hervorragendes Futter mit höchster Energie und über die Leguminosen reichlich Protein, das dann im Wesentlichen das im konventionellen Bereich eingekaufte Sojaschrot ersetzen kann.«

Mit ihrer Herde von Jersey-Rindern sei bewiesen worden, »dass wir pro Kilogramm Lebendgewicht mit diesem Weidegras mehr Milch produzieren können als eine Hochleistungs-Holstein-Friesian-Kuh bei ganzjähriger Stallhaltung.« Mit entsprechendem Management könne man auf der Weide mindestens gleich hohe Milcherträge erzielen wie im Stall. »Aber man hat parallel dazu sämtliche Ökosystemdienstleitungen: Wir haben Biodiversität, wir haben Stickstoffbindung durch die Leguminosen, wir haben fast keine Lachgasemissionen, und wir können insgesamt nachweisen, dass der CO_2-Fußabdruck einer solchen Milch nur etwa 50 bis 60 Prozent der Milch aus einem Stall entspricht, weil wir wesentlich weniger Energie aufwenden.«[24]

Der Genpool der Erde wird weggedüngt

Heu fürs Winterfutter wurde früher in der Regel ein bis zwei Mal, ausnahmsweise auch drei Mal im Jahr geschnitten. »Häufig geschah dies auch in Kombination mit einer Vor- bzw. Nachbeweidung. Der 1. Schnitt wurde im Vergleich zu heute tendenziell später im Jahr vorgenommen«.[25] Damit wollten die Bauern und Bäuerinnen das Risiko vermeiden, dass das Heu nicht trocken wurde und verdarb. Die späte Mahd ermöglichte aber zugleich den am Boden brütenden Vögeln das Überleben.

Nicht mit schweren Maschinen, sondern von Hand wurde das Heu geerntet. »Der Ernteprozess von Wiesen verlief wesentlich langsamer. Mit der Sense konnten maximal 0,5 ha pro Tag und Person geschnitten werden.«[24] All den Lebewesen in der Wiese ließ das genug Zeit, um lebend davon zu kommen. Mit einer heutigen Erntemaschine kann eine Person an nur einem Tag das Gras auf 30 Hektar und mehr ernten. »In Vielschnittwiesen ist ein zeitliches Ausweichen nicht mehr möglich und nur wenige Arten können diese häufigen Störungen überleben.«[26]

Ganze Typen von Grünland sind vom Aussterben bedroht, so die einstmals in Mitteleuropa fast flächendeckend verbreiteten Glatthaferwiesen. Der Glatthafer (*Arrhenatherum elatius*) ist nur die namengebende Leitart einer »kunterbunten Blumenwiese [...] mit tanzenden Schmetterlingen und Myriaden weiterer Insekten und Wirbelloser«.[27] Diese Wiesen seien durch die Intensivlandwirtschaft »überwiegend in artenarme Fettwiesen oder durch Umbruch in Äcker umgewandelt« worden. »Artenreiche Glatthaferwiesen werden als akut von vollständiger Vernichtung bedroht eingestuft«.[28]

Das Gleiche gilt für andere Grünlandbiotope. »Artenreiche Magerwiesen [...] sind in ganz Deutschland stark gefährdet bis von vollständiger Vernichtung bedroht.«[29] Trockene Magerrasen, vor allem Kalkmagerrasen, sind ein Paradies für Orchideen. Aber sie sind, genau wie Heidelandschaften, für die Landwirtschaft uninteressant, weil sie entweder nur ein Mal im Jahr gemäht werden dürfen oder gar nicht, vielmehr nur sparsam mit Schafen oder Ziegen beweidet werden können. Außerdem werden sie per Luftfracht mit Nitraten und Phosphaten aus der Intensivlandwirtschaft überdüngt. Statt Orchideen und Heide wachsen hier schließlich Brennnesseln und Brombeeren.

Der Schwund an nachhaltig bewirtschaftetem Grünland ist eine Katastrophe für den Artenreichtum und damit für den Genpool unserer Erde. »Typische Grünlandbewohner wie Heuschrecken sind inzwischen überproportional stark gefährdet, da passendes Mikroklima oder Strukturen fehlen. […] Eine heute übliche, ›normale‹ Wirtschaftsweise mit vier bis sieben Schnitten pro Jahr ist heuschreckenfrei«, und damit ist auch die Nahrungskette unterbrochen. »So ernährt sich der Weißstorch im Sommer bis zu 90 % von Heuschrecken. Insgesamt ernähren sich 133 Vogelarten von Heuschrecken, davon 38 Arten in beträchtlichem Umfang.«[30] Mit dem Extensiv-Grünland und den Heuschrecken verschwinden auch sie.

Ein anderes Beispiel ist der Moorfrosch, ein Bewohner von Fettwiesen, in der Roten Liste als »stark gefährdet« eingestuft. Schon bei nur zwei Mahden pro Jahr müssen die Tiere in ihrem Leben »je nach Eintritt der Geschlechtsreife vier bis sechs Mahddurchgänge […] überstehen. Neben der Gefährdung durch die direkte Maschineneinwirkung, müssen die Individuen bis zur Fortpflanzung eine vier- bis sechsmalige abrupte Reduktion der Beutetierdichte (v. a. Käfer, Blattläuse, Spinnentiere, Gehäuseschnecken) ausgleichen können. Zudem fehlt nach einer Ernte v. a. den Jungfröschen die Deckung.«[31]

Welcher Schatz uns da verloren geht, macht vielleicht das folgende Beispiel deutlich: »Der nach EU-Recht streng geschützte Schmetterling Dunkler Ameisenbläuling (*Maculinea nausithaus*) ist eine Art mit hohen Lebensraumansprüchen und europaweit im Bestand bedroht. Er benötigt für die Eiablage Blütenköpfe des Großen Wiesenknopfs (*Sanguisorba officinalis*), in denen seine jungen Larven bis zum Spätsommer aufwachsen. Ab dann lassen sich die Larven in die Nester der Roten Knotenameise (*Myrmica rubra*) eintragen, wo sie bis zum kommenden Sommer ihre Entwicklung vollenden.«[32] Was für eine unglaubliche Spezialisierung! Und was für ein unglaublicher genetischer Schatz ruht in diesem kleinen Schmetterling: Er trickst zuerst die giftigen Abwehrstoffe einer ganz bestimmten Pflanze aus und bringt danach den Pheromonhaushalt, also die Botenstoffe einer ganz bestimmten Ameisenart durcheinander, sodass die Ameisen die Bläulingslarven durchfüttern, ohne selbst davon einen Vorteil zu haben!

Aber auch für die Bauern und Bäuerinnen kann es Vorteile bringen, wenn sie das Grünland nachhaltig bewirtschaften. »Ungedüngte, einschürig« (also ein Mal pro Jahr) »gemähte Halbtrockenrasen erbringen in Süddeutschland futterbaulich hochwertige Erträge zwischen 1 und 3,5 Tonnen Trockenmasse pro Hektar und Jahr.« Dieses Heu, so die Biologen um Peter Sturm, sei eine »›Heilkräuterapotheke‹ in der Stallfütterung«.[33]

Horst: *»Wahrscheinlich sollte ich mich auch auf diese Wiese setzen und all die gesunden Kräuter mümmeln.«*

Lieber Horst, das ist keine gute Idee! Du weißt ja im Gegensatz zu den Rindern und Ziegen gar nicht, welche Kräuter essbar sind und welche giftig.

Maximale Milchleistung und Artenschutz gehen nicht zusammen. »Es gibt nur zwei Möglichkeiten: Entweder ich verzichte massiv auf Leistung oder ich verzichte massiv auf Arten«, erklärt Agrarforscher Taube. »Überall dort auf der Welt, wo Sie Milcherzeugung auf der Weide sehen, die ökonomisch konkurrenzfähig ist, haben wir es mit vergleichsweise ähnlichen, einfachen Pflanzengesellschaften zu tun. Das hängt damit zusammen, dass es in der Evolution das Szenario relativ viel Stickstoffdüngung und sehr, sehr intensive Nutzung in den Jahrtausenden vorher nicht gegeben hat.« Bio ist keine Lösung, solange es auch hier um die Maximierung der Erträge geht. »Auch im Öko-Landbau haben wir bei intensiver Weidewirtschaft zur Milcherzeugung selten mehr als 20 Arten in einem Aufnahmequadrat von 20 mal 20 Metern. Von artenreichen Beständen sprechen wir erst ab 35, 40 Arten.«[24]

Kapitel 19

Methan rülpsende Klimaschützer: Rinder

Sie sind neugierig und schmusig. Gleich zwei der imposanten Rinder kommen auf mich zu, lecken meine Hände. Das eine setzt die Leckerei an der Kleidung fort, über die Jacke und die Hose hinab zu den Bergschuhen, und zieht mir schließlich mit dem Maul einen Schnürsenkel auf. Das andere hat mir den Kopf hingestreckt, lässt sich ausgiebig zwischen den Hörnern und am Hals kraulen. Und als ich meine Hand schließlich wegziehe und in die Hosentaschen stecke, wegen der spätherbstlichen Kälte, da zieht es an meinem Ärmel: Gefälligst weiter kraulen, soll das wohl heißen.

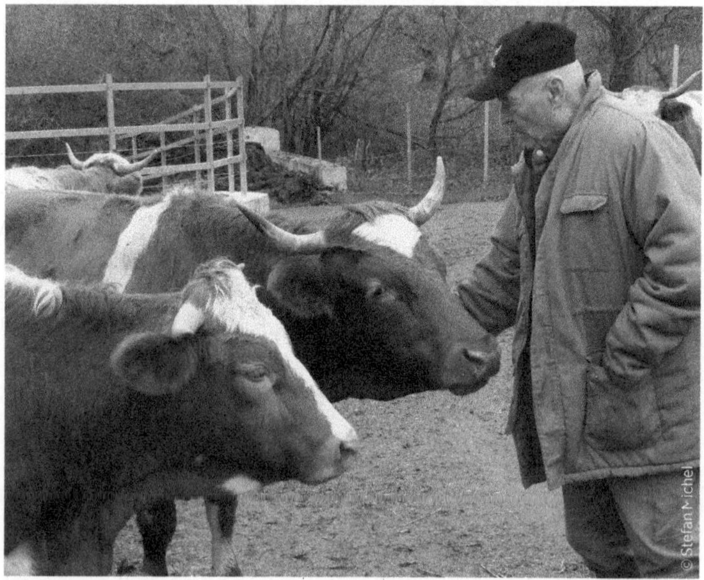

Maiers Freilandrinder

Nun bin ich nicht in einem Streichelzoo gelandet, sondern in der Rinderherde von Ernst-Hermann Maier nahe Balingen an der Schwäbischen Alb: 300 Tiere auf 100 Hektar Weide. »Zu wenig«[1], knurrt Maier. Mindestens 150 Hektar müssten es wohl für ein ausgewogenes Verhältnis von Land und Tieren sein. So aber muss er Heu von benachbarten Biobetrieben zukaufen.

Im Unterschied zu den meisten anderen Rindern haben diese hier allesamt Hörner, aber keine gelben, in die Ohren gestanzten Plastikkennmarken. Aber der wichtigste Unterschied: Sie werden auf dieser Weide geboren, sie verbringen hier ihr gesamtes Leben, ohne jemals irgendwohin getrieben zu werden, und sie werden auf genau dieser Weide schließlich betäubt und geschlachtet.

Der sture Bauer und die Agrarbürokratie

Seine Lebensgeschichte erzählt Maier einige Kilometer von der Weide entfernt, in einer Art Empfangsraum auf seinem Hof, ausgestattet mit Theke und Kaffeeautomat, und unter den Glasaugenblicken von drei riesigen ausgestopften Rinderköpfen an den Wänden. Seine Lebensgeschichte ist in groben Zügen auch die seiner Herde. Und erst durch eine Verkettung größtenteils ungewollter Umstände wurde er zum Rebellen wider die Agrarindustrie, was ihn schließlich sein gesamtes Vermögen gekostet hat.

Auf der Landwirtschaftsschule lernte er, dass der Betrieb wachsen müsse, um Zukunft zu haben, und dass die Schweinemast dafür die Methode der Wahl sei. Also baute er seine Scheune zur Mastanlage für 170 Schweine um. Auf der Schule habe man ihm aber nicht erzählt, dass er dafür eine Umwidmungsgenehmigung[2] gebraucht hätte. Das erfuhr er dann von den Behördenvertretern, die seine Schweinemastanlage stilllegten.

Maier wurde daraufhin Landmaschinenhändler. Zu dieser Zeit gab es immer noch Kühe auf dem Hof und die wollte er auch behalten. Er stellte aber auf Mutterkuhhaltung um, das heißt: nur Fleischerzeugung, nicht länger Milcherzeugung. Dabei sind Kühe und

Kälber im Sommer auf der Weide, die Kälber wachsen mit der Milch ihrer Mütter auf. Enthornung fand er schon damals »absolut nicht akzeptabel«, sie sei die Amputation eines lebendigen, »mit Nerven durchzogenen« Organs und gänzlich unnötig.

Landmaschinenhändler Maier junior hätte alleine nicht die Zeit gehabt, die Rinder zu versorgen, dabei half der Vater. Doch der starb eines Spätsommers. Nun hatte der Rest der Familie ein Problem: Die neun täglichen Arbeitsstunden des Vaters, um die Rinder im Winterstall zu versorgen, konnten sie nicht ersetzen. Sie ließen die Herde deshalb draußen auf der Weide. »Es wurde ein ganz strenger Winter. Und es grassierte die Rindergrippe.« Vier Tiere im Dorf starben daran. Auch seine Tiere draußen auf der Weide seien wohl infiziert gewesen, »immer mal wieder hat eines gehustet«, aber keines wurde ernsthaft krank. Das war der Auftakt zu Maiers ganzjähriger Freilandhaltung.

Je mehr der Rinder schlachtreif wurden, ohne je einen Stall von innen gesehen zu haben oder gar angebunden zu sein, desto schwieriger wurde es, sie auf den Viehanhänger zu bugsieren, auf dem sie zum Schlachthof rollen sollten. Maiers Methode war es, dem Rind ein Lasso über die Hörner zu werfen, dann mit dem Traktor auf das Seilende zu fahren, sodass das Tier nicht mehr fortlaufen konnte, und es dann mithilfe eines Metzgers und eines zweiten Seils auf den Anhänger zu ziehen.

»Bis am 15. Oktober 1986 der Bulle Axel geschlachtet werden sollte. Wir waren zu dritt und haben zwei Stunden versucht, den Bullen in diesen Anhänger hineinzubringen. Es war nicht möglich.« Der Bulle habe »getobt wie ein Verrückter. Immer wieder ist fast der Viehanhänger umgefallen. Und wenn er erschöpft war, dann hat er die Beine eingestemmt und geschrien. Dann habe ich zu dem Metzger gesagt: ›So, jetzt müssen wir aufhören. Das ist ja unmöglich, was wir da machen!‹« Der in dieser Notlage benachrichtigte Schlachthoftierarzt gab sein Einverständnis, Axel auf der Weide mit einem Schuss aus dem Bolzenschussgerät zu betäuben, damit er geschlachtet werden konnte. Das hätte eigentlich im Schlachthof geschehen sollen. »Das war mein erster Lernschritt.«

Zur Erläuterung: Die Tiere müssen vor der Schlachtung so betäubt werden, dass ihr Hirn ausgeschaltet ist und sie keinen Schmerz mehr empfinden, ihr Herz aber weiterarbeitet. Denn als nächster Schritt folgt, dass ihnen die Schlagadern durchtrennt werden, sodass ihr Blut ausläuft. Dafür muss das Herz noch eine Weile weiterschlagen, bis der Tod eintritt.

Nach dem Erlebnis mit Axel betäubte Maier eine Zeitlang die Rinder auf der Weide mit Bolzenschüssen, wenn ihre Zeit gekommen war. Eigentlich hätte jedes Rind dafür angebunden sein müssen, so lautete die Vorschrift. Denn zu leicht kann der Bolzenschuss daneben gehen, wenn sich das Tier im letzten Moment noch bewegt. Die Freilandrinder, so zutraulich sie auch im Normalfall sind, ließen sich aber nicht mehr an einem Strick abführen und anbinden. »Eines Tages hatte ich dann ein angeschossenes Tier.« Der Bolzen hatte es am Kopf verletzt, aber nicht wie geplant betäubt, sondern es lief davon. Der Bauer holte in seiner Verzweiflung den Revierförster herbei, der dem Rind mit einer Jagdwaffe den Betäubungsschuss verpasste. »Das war mein zweiter Lernschritt.«

Die Bolzenschussmethode sei für Freilandrinder ungeeignet, lautete die Lektion. Also beantragte Maier bei der Kreisverwaltung Balingen eine Schießerlaubnis, um seine Rinder mit Jagdwaffen betäuben zu dürfen, einem Gewehr oder einer Pistole. Der Antrag wanderte von einer Behörde zur anderen und wurde schließlich abgelehnt. Stattdessen erschien die Polizei auf dem Hof und erläuterte dem Bauern das Jagdrecht: Rinder seinen kein jagdbares Wild, sondern Haustiere. Maier beschloss: »Wenn ich die Tiere nicht mehr so schlachten darf, wie ich will, dann schlachte ich gar nicht mehr«, bis er seine Schießerlaubnis vor Gericht durchgesetzt hätte. Das dauerte dann »nicht zwei oder drei Jahre, wie ich dachte, sondern 13 Jahre«. Er zog bis in die oberste Instanz, vors Bundesverwaltungsgericht. Und verlor.

Derweil wuchs die Herde auf 300 Rinder an. Das eigene Grünland reichte nicht mehr aus, um sie zu ernähren. Maier musste jeden Tag für 600 D-Mark Heu dazukaufen. Das Betriebsvermögen schmolz in dem Maße, wie sich die Bankschulden auftürmten.

Dann bekam er den Tipp, dass die EU den Kugelschuss als Betäubungsmethode von Weidetieren zugelassen habe. Maier klagte sich noch einmal von vorne durch den Instanzenweg und gewann im März 2000 vor dem Verwaltungsgerichtshof Mannheim.[3] Doch der Sieg kam zu spät, der Betrieb war bereits pleite. Die Zwangsversteigerung stand bevor. Eine Maier bis dahin unbekannte Frau schrieb in der Lokalzeitung einen Leserbrief: Der Bauer sei systematisch in den Ruin getrieben worden, obwohl er völlig im Recht sei, und es bedürfe doch nur einer halben Million D-Mark, um den Betrieb zu retten, das solle doch zu schaffen sein. Der Leserbrief löste eine Welle der Hilfsbereitschaft aus.

»Plötzlich kamen von allen Seiten Leute und haben uns Geld gebracht. Da hält ein Auto mit Essener Kennzeichen, ein wildfremder Mensch steigt aus und gibt mir 500 D-Mark. Oder ein Schrotthändler hält an, Rauschebart, der hat so eine schmierige Ledermappe unter dem Arm und blättert hier auf diesen Tisch 30.000 D-Mark, will nicht mal eine Quittung haben.«[1] So konnte die Zwangsversteigerung im allerletzten Augenblick noch abgewendet werden. »Das war das Wunder von Uria«, wie Maier seinen Hof jetzt nennt – Uria-Hof, »und deshalb gibt's uns jetzt noch«.

Die kleineren Spender*innen haben ihr Geld inzwischen zurückbekommen. »Es gab aber auch ein paar größere Sponsoren«, die ihr Geld bis auf weiteres in dem Betrieb lassen wollten. »Und das sind jetzt eigentlich die Eigentümer. Die lauten zwar auf dem Papier noch auf mich und meine Frau. Aber die Grundschulden werden zurzeit gehalten von diesen Sponsoren. Unser Ziel ist es, eine Uria-Stiftung zu gründen.« Sie soll das Betriebsvermögen übernehmen.

»Ich hatte, als das Theater losging, ungefähr ein Vermögen von einer Million Euro.« Haus, Hof, Vieh, Liegenschaften, Maschinen, »alles futsch. Ich habe mehr Schulden, als mein Vermögen ursprünglich wert war«. Aber das sei ihm »scheißegal«, Hauptsache, es gehe weiter mit Uria. Tochter Annette und Sohn Edgar wollen den Hof weiterführen.

Zwei Rinder werden pro Woche geschlachtet. Maier hat dazu einen Metzgermeister und einen Koch angestellt. In einer Halle ist reichlich Platz für Familienfeste und Tagungen. Es gibt einen Hofladen und einen Selbstbedienungsautomaten an der Hofeinfahrt. Und natürlich sind die Uria-Produkte via Internet bestellbar.

Nun wäre es ja fast schon überraschend, wenn dieser Mann nur wegen des Kugelschusses auf der Weide mit der Agrarbürokratie aneinandergeraten wäre. Nein, da ist auch noch die Sache mit den mobilen Schlachteinheiten: Wenn ein Tier auf der Weide betäubt wird, muss es binnen kürzester Zeit geschlachtet – also: ausgeblutet werden, und zwar so, dass diesen Vorgang keine Unbeteiligten beobachten können und auch so, dass das Blut nicht in die Wiese läuft, sondern aufgefangen wird.

Maier hat nach eigenen Worten 1995 die erste mobile Schlachtbox weltweit gebaut, die 1996 geprüft und zugelassen worden sei, obwohl sie noch nicht konform mit dem EU-Recht war. Maier und sein Sohn entwickelten die Schlachtbox weiter, zeitweise zusammen mit der Universität Kassel und EU-Zuschüssen. Dabei herausgekommen ist eine kompakte Stahlbox, die hinten an einem Traktor angekuppelt wird. Das zu schlachtende Rind wird mit hydraulischen Winden in die Box gehoben, und im Trog der Box wird das Blut aufgefangen. 2010 sei die Zulassung dieser Schlachtbox zunächst abgelehnt, dann sei sie doch noch zugelassen worden.

Ja, und dann sind da noch die Ohrmarken: Wegen der BSE-Krise[4] müssen seit 1997 alle Rinder EU-weit gekennzeichnet werden, damit ihr Weg von der Geburt bis zum Schlachthof leicht nachverfolgbar ist. Diese Kennzeichnung war viele lange Jahre ausschließlich durch gelbe Plastikkennmarken zulässig,[5] die den Rindern in beide Ohren gestanzt werden. Landwirt Maier lehnte dies aus drei Gründen von vornherein ab: Erstens ist das Einstanzen schmerzhaft, zweitens können sich die Rinder verletzen, wenn sie mit der Marke irgendwo hängenbleiben. Drittens sei dieses Nachverfolgungssystem auf einem Hof wie seinem vollkommen sinnlos, weil die Rinder ihr gesamtes Leben auf demselben Privatgrundstück verbringen. »Wenn ich mit einem Auto ausschließlich auf meinem eigenen Grundstück herumfahre, brauche ich ja auch kein Kfz-Kennzeichen«, so Maier.

Die behördlichen Ohrmarken hat Maier daher von Anfang an in einer Schachtel auf dem Hof aufbewahrt und er spritzt jedem neugeborenen Rind einen Mikro-Chip unter die Haut neben der Schwanzwurzel, sodass es mit dem entsprechenden Lesegerät lebenslang eindeutig identifizierbar ist. 2012 gab es deswegen eine anonyme Anzeige gegen Maier und ab 2013 wurden ihm wegen der nicht ins Ohr gestanzen Kennmarken sämtliche EU-Subventionen gestrichen. Erneut führte er einen kostspieligen Rechtsstreit. Wenige Jahre später ließ die EU-Kommission die Chip-Kennzeichnung zu – als Alternative zu den Ohrmarken.[6] Wieder Sieg Maier gegen die deutsche Agrarbürokratie, aber wieder hat es ihm finanziell nicht geholfen. »Wir haben immer alle Fortschritte, die wir erzielen konnten, nur erreicht durch die EU, das muss mal ganz klar so gesagt werden. Ich werde richtig wütend, wenn jemand alles der EU in die Schuhe schiebt. Unser Problem war nie die EU, sondern es waren immer deutsche, engstirnige, bornierte Beamte.«[1]

Seit 2021 gibt es eine EU-weite Rechtsgrundlage dafür, Rinder auf der Weide mit einem Gewehr- oder Pistolenschuss zu betäuben und an Ort und Stelle zu schlachten. Die Genehmigung dafür erteilt das jeweils zuständige Veterinäramt. Die Betäubung mit Kugelschuss darf nur »für Rinder aus ganzjähriger Freilandhaltung genehmigt werden«.[7] Reichlich umständlich ist das Prozedere aber immer noch. Maximal drei Rinder gleichzeitig dürfen auf der Weide getötet werden. Ohne mobile Schlachteinheit ist das auf keinen Fall erlaubt und die muss behördlich zugelassen sein. Inzwischen gibt es außer der Schlachtbox vom Uria-Hof auch Modelle von mehreren anderen Anbietern. Über jede einzelne Weideschlachtung muss der Amtstierarzt mindestens drei Tage im Voraus informiert werden und er muss »während der gesamten Schlachtung im Herkunftsbetrieb anwesend sein«.[7] Und natürlich muss der Bauer oder die Bäuerin diese amtstierärztliche Leistung bezahlen.

Bauer Ernst-Hermann Maier ist längst nicht mehr der einzige, der seine Tiere auf der Weide mit Kugelschuss betäubt und schlachtet. Allein in Nordrhein-Westfalen praktizierten das rund 30 Betriebe, schreibt mir das zuständige Ministerium auf Anfrage. »Die Anzahl der geschossenen Tiere liegt jedoch deutlich darüber« und sei variabel. »Grundsätzlich ist festzustellen, dass das Interesse am Kugelschuss auf der Weide zunimmt.«[8]

Bestes Fleisch nur ohne Stress

Dass Nutztiere ein stressfreies Leben von der Geburt bis zum Moment des Todes haben sollten, das ist nicht nur eine Frage des Tierwohls, sondern auch der Fleischqualität. Mancher Bauer und manche Bäuerin kann sich die ganze Arbeit einer liebevollen Rinderaufzucht im Freien verderben, wenn die Tiere in den letzten Stunden (oder auch nur Minuten) ihres Lebens Stress haben, Todesangst. Zum Beispiel, weil sie zum ersten Mal in ihrem Leben auf einen Tiertransporter verfrachtet werden. Oder im Schlachthof das Blut und den Angstschweiß ihrer Artgenossen riechen.

Den Unterschied zwischen Fleisch von stressfreien und gestressten Tieren »kann man am Ph-Wert messen«,[9] sagt der Metzger Matthias Kürten. Er ist eine Art moderner Hausmetzger, rollt mit seinem Schlachtmobil vom rheinischen Bergischen Land aus zu Höfen im Umkreis von 125 Kilometern, in Nordrhein-Westfalen, Rheinland-Pfalz und Hessen. Das Fleisch von stressfrei gestorbenen Weidetieren ist nach der Schlachtung »schön abgetrocknet« und reift mindestens zwei Wochen lang in der Kühlkammer, bis es seine volle Qualität entfaltet hat. Das Fleisch von gestressten Tieren dagegen »hat Wasser und wird nachher in der Pfanne zäh«. Es sei »blau im Fleisch«, wie die Metzger sagen würden. Statt 14 Tage zu reifen, müsse es »nach fünf bis sechs Tagen zerlegt und vakuumiert werden«, damit es nicht verderbe.

Wie bekommen es Bauern und Bäuerinnen also hin, ihre Freilandrinder stressfrei zu schlachten, wenn sie die Tiere nicht mit der Jagdwaffe auf der Weide betäuben dürfen oder wollen? Hier drei Beispiele – gemeinsam ist ihnen, dass die Tiere zu hundert Prozent mit Gras und Heu oder Grassilage ernährt werden. Das Fleisch von allen drei Höfen ist also komplett nachhaltig und klimaneutral.

Der Hof Link liegt tief unten in einem einsamen Tälchen im westfälischen Sauerland. Die 40 Rinder stehen im Winter in einem Stall, der zur Talseite hin offen ist. Florian Link hat ihn selbst entworfen. Im hinteren Teil leben die Tiere auf Stroh. Der Futtergang vorne dagegen ist rauer Betonboden. Ringsum dehnen sich die Sommerweiden und nur einen Steinwurf entfernt steht: das hofeigene Schlachthaus.

Die Mutterkuhhaltung haben Florian und Tanja Link aufgegeben, stattdessen beziehen sie die Kälber im Alter von gut hundert Tagen von einem Bauern, der sie auf Stroh und mit der Milch ihrer Mütter aufwachsen lässt. Die beiden fanden nicht mehr die Zeit, ständig bereitzustehen, wenn die Kühe kalbten. Ein weiterer Grund, der gegen die Mutterkuhhaltung sprach: Auf der Ganzjahresweide wurden »die Tiere sehr scheu. Sie wurden im Frühjahr auf der Wiese geboren. Dann kam man vielleicht noch zwei Tage lang heran, um die Ohrmarke einzuziehen, und danach waren die Kälber wild«.[10]

Mit dem halboffenen Stall haben sich die Links einen Traum erfüllt. »Der andere Traum wär's gewesen, sie auf der Wiese zu erlegen, mit der Kugel. Aber dann hätte es noch mehr Auflagen gegeben.« Der Kugelschuss auf der Weide käme für die Links auch gar nicht mehr infrage, weil ihre Rinder nicht mehr ganzjährig draußen sind – das ist eine Voraussetzung dafür, dass er genehmigt wird.

Florian Link entschied sich jedenfalls, einen eigenen Schlachthof zu konstruieren. Mit der Haltung seiner Rinder war er da bereits im Reinen. »Aber den Schlachtprozess und das Zerlegen und was danach aus diesem hochwertigen Produkt wird, das habe ich aus der Hand gegeben. Und das hat mir nicht gefallen.« Der Weg zum eigenen Schlachthaus war lang. »Wir haben uns ziemlich früh mit den Ämtern zusammengetan. Man nimmt ja viel Geld in die Hand. Also muss man auch genau wissen, was man macht. Ich habe in meinem Leben noch nie einen Schlachthof gebaut.« Er lacht. »Die Architekten waren da auch alle ein bisschen überfordert.« Aber jetzt haben die Links ein EU-zertifiziertes Mini-Schlachthaus. Und ihre Rinder haben bis dorthin, sei es vom Stall oder von der Weide aus, nur ein paar Meter zu laufen.

Damit auch diese kurze Strecke für die Tiere völlig stressfrei bleibt, hat sich Florian Link einiges ausgedacht. Angefangen bei der Konstruktion des Stalls: Durch den betonierten Futtergang sind die Rinder an harten Untergrund gewöhnt, den sie von der Weide natürlich nicht kennen. Und im Stall gibt es Gitter, die eigentlich nicht nötig wären, durch die das Vieh aber an Gitterstangen gewöhnt wird. Für die paar Meter von der Weide oder dem Stall zum Schlachthof hat der Bauer einen Gitterstand umgebaut, der ursprünglich zum Beschneiden der Klauen vorgesehen war. Er hat Räder darunter gesetzt, »und dann stellt man sich davor mit einem bisschen Futter, und dann gehen die von alleine da rein« und rollen im alten Gitterstand zum Schlachthaus. Dort werden sie statt mit einer Jagdwaffe mit einem Bolzenschuss betäubt. Die übrige Arbeit erledigen im Wechsel drei angestellte Metzger – eine Wurstküche gehört natürlich auch zur Einrichtung.[10]

Etwas anders läuft es auf dem Hof von Familie Bruel. Im Hochland des südfranzösischen Aveyron hält die Familie eine Herde von 260 Limousine-Rindern. »Der Bau eines Schlachthauses auf dem Hof wäre völlig undenkbar, finanziell und erst recht behördlicherseits«,[11] schreibt mir Flore Bruel. Also fahren sie die Tiere zum 35 Kilometer entfernten Schlachthof von Rodez. Das Weideland der Bruels liegt an drei verschiedenen Orten, deshalb »transportieren wir unsere Tiere regelmäßig« mit dem Viehanhänger – sie sind es gewohnt, durch die Gegend gefahren zu werden.

»Immer Donnerstag morgens fährt unser Papa Jean-Pierre mit den Tieren zum Schlachthof« und begleitet sie »bis zum Ende, um sicherzustellen, dass sie nicht geschlagen werden«. Die Jungtiere seien manchmal etwas wild, deshalb werden sie nicht alleine transportiert, sondern zur Entspannung fährt eine Kuh mit. Vater Bruel wartet, bis die Schlachtstraße frei ist, damit seine Tiere nicht Schlange stehen müssen, und »verlangt von den Schlachthofarbeitern, dass sie sich nicht zeigen, damit sich unsere Tiere nicht vor Fremden erschrecken«.[11] Das scheint zu helfen. Das Fleisch von Bruels Hof gehört zum leckersten an Rind, das ich bislang gegessen habe.

Auch die englischen Longhorn-Rinder in der Eifel auf dem Gut Laach von Sabine Zentis sind den Viehtransporter gewöhnt. »Wir haben überall in der Umgebung Flächen. Das heißt: Sie werden immer wieder gefahren, das ganze Jahr über.«[12] Mit ihren gewaltigen Hörnern sehen diese Rinder zwar brandgefährlich aus, in Wahrheit sind sie aber lammfromm. »Die Longhorns waren ursprünglich eine Drei-Nutzungs-Rasse. Da hat man schon frühzeitig darauf selektiert, dass die Tiere umgänglich sind. Sie mit diesen Riesenhörnern arbeiten zu lassen, sie zu melken und ihr Fleisch zu nutzen, das ging nur mit Tieren, die vom Charakter her einwandfrei waren.« Als Zentis ihre ersten Longhorns kaufte, gab es weltweit »nur noch 400 davon. Das war eine aussterbende Rasse«.

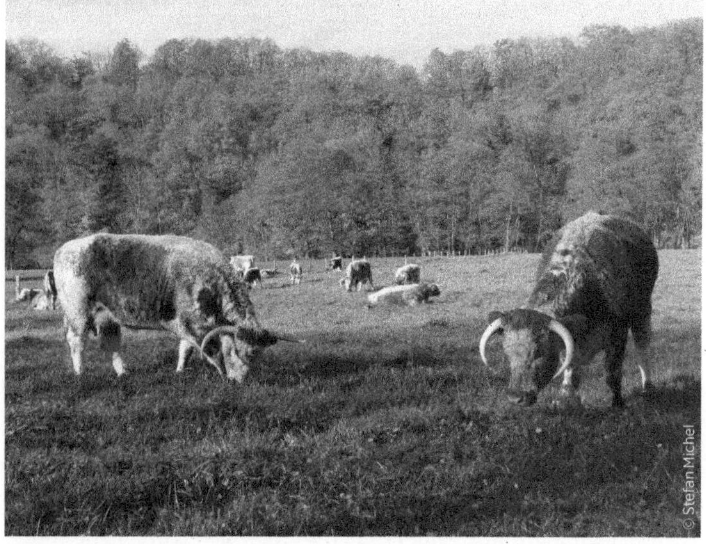

Freiland-Longhorns in der Eifel

Zum Schlachten hat sie sich mit einem Metzger und »Fleisch-Sommelier« in Jülich zusammengetan, 40 Kilometer nördlich gelegen. Die zu schlachtenden Rinder werden mit Futter in den Viehtransporter gelockt, »das ist das Wichtigste. Das geht alles nur über Bestechung«. Statt zu einer neuen, frischen Weide geht die Fahrt dann nach Jülich, ganz ohne Stress.

Stress hatte Sabine Zentis aber selbst, mit der Agrarbürokratie nach dem Ausbruch der BSE-Krise[4] Anfang der 1990er-Jahre. »Es kamen die ersten Tötungsanordnungen: Eure Tiere kommen aus England, die müssen weg, weil sie eine Gefahr für die deutschen Rinder und die deutschen Verbraucher sind.« Es habe »alle vier Wochen« Besprechungen im grün geführten Düsseldorfer Umweltministerium gegeben, »damals bei der Frau Ministerin Höhn mit ihrem Staatssekretär Griese«. Und sie sei gedrängt worden, ihre Herde töten zu lassen. Stattdessen schloss sich Zentis mit anderen Landwirt*innen zusammen, die Rinderrassen aus Großbritannien halten, und klagte gegen die Tötungsanordnungen. Begleitet worden sei der Rechtsstreit von allerlei Behördenschikanen. »Wir kriegten so ungefähr alle drei Monate Betriebskontrollen. Dass hier nicht nachts jemand auftauchte und sagte: ›Wir kontrollieren jetzt die Ohrmarken von Ihren Bullen‹«,[12] das sei noch alles gewesen.

Ex-Staatssekretär Thomas Griese sagt dazu auf meine Nachfrage: Es sei »unrichtig«, dass es »alle vier Wochen Gespräche mit der Ministerin und/oder mir« gegeben habe. Die Tötung der aus Großbritannien importierten Tiere sei auf Bundesebene beschlossen worden. »Die Länder hatten die Aufgabe, das umzusetzen.« Er und Bärbel Höhn hätten also »die unangenehme Aufgabe« gehabt, den Tierhalter*innen diese Nachricht zu überbringen. »Wie so häufig« sei es wohl auch hier so, dass »die Negativerfahrung am Überbringer der schlechten Botschaften festgemacht wird«. Zu den »behaupteten Kontrollen« alle drei Monate habe er »keinen Auftrag gegeben und keine Zustimmung erteilt«.[13]

2001 gab das Bundesverwaltungsgericht den Halter*innen der britischen Rinderrassen recht. Die Tötungsanordnungen seien »nicht durch die Ermächtigungsgrundlagen […] des Tierseuchengesetzes gedeckt«.[14] Die Tiere der Kläger*innen seien nicht »ansteckungsverdächtig«, zumal »die importierten Rinder ganz überwiegend den sog. Robustrinderrassen angehören, die im Freien aufwachsen und daher weitestgehend ohne Tiermehlzusatz ernährt werden«[14] – nicht ausreichend sterilisiertes Tiermehl im Rinderfutter war zu der Zeit schon als Ursache von BSE bekannt.

Freilandhaltung teilweise im Trend

Zurück zum mobilen Metzger Matthias Kürten. Er und seine fünf Mitarbeiter*innen steuern 350 Höfe an. 90 Prozent seiner Kund*innen halten Mutterkuhherden, meist im Nebenerwerb. Stressfrei töten – das ist auch Kürtens Betriebsdevise. »Wenn alles schön vorbereitet ist, dann stehen die Kühe an der Raufe, sind im Fressgitter gefangen und fressen ganz gemütlich. Dann binden wir sie mit einem Strick an und schießen sie mit dem Bolzenschussapparat, dann sind sie betäubt. Dann lassen wir sie ausbluten. Das ist in der Regel eine Sache von zwei, drei Minuten«[9] – und die Tiere sind schmerzfrei gestorben. Man müsse schon »mit den Tieren arbeiten, um sie nachher gut schlachten zu können«, so Kürten. Etwa indem man sie auch an normalen Tagen, an denen keine Schlachtung ansteht, ab und zu für eine Stunde im Fressgitter einsperrt. Dann ist das am Schlachttag nichts Beängstigendes mehr für die Tiere.

Die Mutterkuhhaltung, also die Haltung von Kühen und ihren Kälbern zusammen im Freien, soll künftig wieder mit Geld gefördert werden. Darauf haben sich Bund und Länder in Deutschland geeinigt. Um die 75 Euro pro Jahr und Mutterkuh sind für die Landwirt*innen vorgesehen, wenn den Rindern »die Möglichkeit zum Weidegang gegeben wird«.[15] Das Geld kommt aus der 1. Säule des EU-Agrar-Etats, also aus dem Topf, aus dem auch nach dem Gießkannenprinzip die bedingungslose Flächenprämie gezahlt wird.

Rindfleisch von Weidetieren lässt sich inzwischen also wirklich auftreiben, wenn man es nur will. Zwar ist diese Haltungsform noch die Ausnahme. »Im Mai 2020 wurden in Deutschland […] rund 640.000 Mutterkühe gehalten«, 5,6 Prozent aller Rinder, so die Bundesanstalt für Landwirtschaft und Ernährung. Das sei zwar ein geringer Anteil, »trotzdem hat sich die Mutterkuhhaltung als Wirtschaftszweig etabliert, insbesondere in den östlichen Bundesländern. Ausreichende Weideflächen, die nicht in Konkurrenz zur Milchviehhaltung stehen – also Trocken- und Magerrasen, Mittelgebirgslagen bzw. Staunässestandorte – bieten die Voraussetzungen dafür.«[16]

Nach der Gesamtstatistik konnten 2019 »rund 31 % aller Rinder in Deutschland auf Weiden grasen«.[17] Noch zehn Jahre zuvor lag dieser Anteil aber bei 37 Prozent. Trotz eines Aufwärtstrends bei der Mutterkuhhaltung: Insgesamt geht die Weidehaltung von Rindern immer noch zurück. In dieser Statistik wird nicht unterschieden, ob die Rinder ganzjährig oder nur einen Teil des Jahres auf der Weide sind, und ebenso wenig, ob es sich um Rinder für die Fleisch- oder für die Milchproduktion handelt. Das macht aber einen grundlegenden Unterschied. Rinder für die Fleischproduktion im Freiland zu halten ist vergleichsweise einfach, bei Milchkühen ist das dagegen unter Umständen recht kompliziert, je nach Lage des Hofs. Denn die Kühe müssen ja zwei Mal am Tag zum Melkstand getrieben werden.

Klimaneutral trotz Methan aus dem Maul

Was war doch jetzt noch gleich mit dem Klimaschaden durch das Methan-Rülpsen der Rinder? Diese Sau – nein: dieses Rind wurde jahrelang durchs Öko-Dorf getrieben, von Umweltaktivistinnen und Veganern. Die Anhänger*innen der These, die Kühe seien für das Methanproblem verantwortlich, verbreiteten »gefährliche Desinformation«, warnt der australische Mikrobiologe und Klimaforscher Walter Jehne. Die wahren Verursacher der Methankrise hätten »Gruppen wie die Veganer für ein fehlgeleitetes Engagement« vor ihren Karren gespannt und könnten so unbehelligt und ungeprüft »ihre dominanten Emissionsaktivitäten« fortsetzen. Methan heizt den Treibhauseffekt 25-mal stärker an als Kohlendioxid. Andererseits verschwindet es nach durchschnittlich zwölf Jahren aus der Atmosphäre, während das CO_2 dort Jahrhunderte lang bleibt.[18]

Ein kleiner Grundkurs von Jehne in Sachen Methan: »4,2 Milliarden Jahre lang, seit Wasser den größten Teil der Erde bedeckt«, machte dieses Gas in der Atmosphäre rund 700 parts per billion (ppb) aus. Einerseits entweiche Methan immerzu aus natürlichen Quellen. »In der Tat produzieren Kühe Methan, wie alle Tiere, durch die anaerobe Verdauung ihrer Nahrung.« Die Pflanzenfresser trügen aber zu den »natürlichen« 700 ppb Methan nur 66–90 ppb bei, zwar mehr als Termiten (bis zu 42 ppm), aber weniger als Reisfelder (bis zu 140 ppb). Als der Methanhaushalt noch im Gleichgewicht war, wurde das Gas stets in derselben Menge abgebaut, wie es nachströmte: »Sonnenlicht verwandelt natürlicherweise Luftsauerstoff (O_2) in Ozon (O_3), das dann mit Wasserdampf in riesige Mengen Hydroxyl-Ionen (OH) umgewandelt wird. Die sind sehr reaktionsfreudig, können Methan (CH_4) rasch in Kohlendioxid und Wasser umwandeln und den Methangehalt in der Atmosphäre senken.«[18]

Folglich sei der jüngste Anstieg des Methanspiegels auf um die 1.600 ppb in den 1990er-Jahren und auf aktuell 2.400 ppb »abnormal«. Er zeige an, dass der frühere natürliche Prozess des Methanabbaus beeinträchtigt sei. Jedenfalls findet es Jehne »nicht logisch, dass die Verdauung von Kühen, Pflanzenfressern oder Menschen den jüngsten abnormalen Anstieg des Methanspiegels verursacht hat«. Entsprechende Desinformationen hielten einem Abgleich mit den tatsächlichen großen Methanquellen nicht stand. Der Methananstieg stehe in Verbindung mit »Zeiträumen und Regionen, in denen Erdgas gewonnen und das Fracking ausgeweitet wurde«. Behauptungen, wonach der Methananstieg von Kühen verursacht werden könnte, »deren Zahl geringer ist als die der früheren, natürlichen Pflanzenfresser, dürften naiv sein«, sie würden aber dazu benutzt, die direkten und wahrscheinlichen Ursachen zu vertuschen. Die Zahl der Pflanzenfresser zu senken, »die ökologisch grasen und natürliches Grasland erhalten, würde ernste Folgen und Risiken mit sich bringen«[18] – vor allem für die Biodiversität.

Die Erderwärmung lasse zunehmend größere Mengen Methaneis schmelzen, wovon es in den kalten Meeresgebieten 10.000 Milliarden Tonnen gebe und noch einmal 5.000 Milliarden in den Dauerfrostböden. Aber auch an deren Auftauen sind nicht die Kühe schuld, so

Jehne. Verursacher sei außer der Gas- und Erdölindustrie auch die intensive Landwirtschaft, derentwegen »kein Wasserdampf im Überfluss freigesetzt wird, wie es natürlicherweise der Fall wäre, stattdessen gewaltig angestiegene Mengen von Staub-Aerosolen, polyaromatischen Kohlenwasserstoffen und Teilchen aus Feuern und flüchtigen Chemikalien von Treibstoffen, Lösemitteln und Pestizid sowie Lachgas aus exzessivem und unsachgemäßem Düngemittel-Einsatz«.[18]

Hält man die Rinder auf Grünland, erhalten sie einen sehr effektiven Kohlenstoffspeicher. »Die meisten klimarelevanten Emissionen aus der Landwirtschaft stammen nicht von der Kuh. Sie entstehen, weil die intensive Landwirtschaft auf synthetische Stickstoffverbindungen bei der Düngung setzt.«[19] Etwa, um artfremdes Rinderfutter wie Mais und Raps zu erzeugen. Statt die Milchkühe als Grasverwerter einzusetzen, als methanrülpsende Klimaschützer, die das Grünland erhalten, werden sie häufig zu monströsen Stalltieren mit Rieseneutern herangezüchtet, um immer mehr und immer billigere Milch für die Industrie zu liefern – das ist das Klimaproblem mit der Kuh, nicht ihr Methanausstoß.

Aber die Fake News von der Kuh als Klimakiller hat eine Nebenwirkung, die den meisten Lebensmittelkonzernen nicht gefällt. Sie haben dadurch ein Imageproblem bekommen, an dem sie bis heute knabbern: Milch als Klimakiller? Das macht sich gar nicht gut! Deshalb finanzieren die Agrarkonzerne allerlei Forschungen mit dem Ziel, den Methanausstoß der Rinder zu senken, ohne dabei deren Milchleistung zu beeinträchtigen. Nein, besser gesagt: Die Erwartung ist, dass sich beides kombinieren lässt: den Methanausstoß zu senken und die Milchleistung dabei sogar noch zu steigern. Denn das in die Atmosphäre entwichene Methan aus dem Pansen, dem Vormagen, ist ja aus Sicht der Lebensmittelindustrie verlorene Energie, weil sie von der Kuh nicht für die Milchproduktion genutzt wird. Wenn es gelänge, den Methanausstoß der Kühe zu senken, wäre die Milchindustrie ihr Imageproblem los und könnte trotzdem vielleicht sogar noch wirtschaftlich davon profitieren, statt Verluste hinnehmen zu müssen.

Weniger Methan und trotzdem mehr Milch: Ein Wundermittel für diesen erhofften doppelten Erfolg soll die Pazifische Rotalge (*Gelidiella acerosa*) sein, »die in ersten Versuchen ein ungeheuer großes Potenzial zur Reduzierung der Methanemission gezeigt hat«,[20] erklärt Agrarforscher Markus Rodehutscord von der Uni Stuttgart-Hohenheim. »Das ist spannend. Die Frage ist: Was sind die bioaktiven Verbindungen, die diese Methanreduzierung ermöglichen? Das läuft auf eine Verbindung hinaus, die Bromoform genannt wird. Und diese Verbindung ist nicht so ganz unbedenklich.« Eine mögliche krebserregende Wirkung beim Menschen werde diskutiert. »Ich bin etwas verhalten bezüglich der Prognose, ob das jetzt wirklich eine Wunderwaffe werden könnte, um die Methanbildung der Kühe zu reduzieren.«

Ein anderes angebliches Wundermittel gegen den Methanausstoß der Rinder ist 3-Nitrooxypropanol, kurz: 3-NOP, »das aktuell ziemlich gehypt und auch als Futtermittelzusatzstoff in einigen Teilen der Welt zugelassen wird«, so Rodehutscord. »Das ist eine rein chemisch definierte Substanz. Dahinter steht großes Interesse eines großen Konzerns«, nämlich des Koninklijke DSM N. V., der »diese Verbindung auch entsprechend lanciert«. Der Stuttgarter Forscher findet es »sehr, sehr schwierig, belastbare Informationen über die Langzeitwirkung welches Zusatzstoffes oder Futtermittels auch immer auf die Methanbildung zu bekommen«.[20]

Nestlé, einer der ganz großen Abnehmer von Industriemilch, will bis 2050 klimaneutral werden. Wie soll das funktionieren – hinsichtlich der Kühe mit ihrem ach so klimaschädlichen Methanausstoß, denn aus deren Milch stellt Nestlé unter anderem Säuglingsnahrung, Schöller-Eis und After-Eight-Schokolade her? Nun, auf dreierlei Weise – erstens: Die Höfe, die Nestlé beliefern, sollen künftig Gülle und Mist in Biogasanlagen vergären. Ja, das ist tatsächlich nachhaltig. Zweitens: Die Kühe sollen »mit besonderen Zusätzen« gefüttert werden, damit die »Entstehung von Methan bei der Verdauung reduziert« wird. Drittens: »Die Tiere müssen so viel Milch produzieren wie möglich«[21], weil dann pro Kuh weniger Klimagas entstehe. Das ist »Klimaschutz« in der Konzernlogik. Denn deren Produkte sollen dadurch ja nicht nennenswert teurer werden.

Das Fazit von Forscher Rodehutscord zu den Rülpsern der Kühe: »Diese Methanbildung hat natürlich irgendwo einen gewissen biologischen Sinn. Die Biologie hat das ja über Hunderttausende von Jahren der Evolution nicht von ungefähr als eine offensichtlich sehr gut funktionierende Symbiose hervorgebracht.«[20] Der Kuh diese grundlegende Körperfunktion wegfüttern und wegzüchten zu wollen, das kann nicht gut gehen, nicht für die Tiere und nicht fürs Klima.

Die Milch-Monster

Die Kühe von Freilandhalter Ernst-Hermann Maier in Balingen, eine Kreuzung aus Fleckvieh und Landschlägern, haben ziemlich kleine Euter, verglichen mit denen von Holstein-Friesian-Kühen, die auf Milchproduktion gezüchtet werden. Aber Maiers Kühe sollen ja auch bloß die eigenen Kälber sättigen und nicht Milchüberschüsse für den Weltmarkt produzieren. Genau darauf aber ist die Rinderzucht ausgerichtet. Um 1900 gab eine Kuh im Schnitt 2.165 Kilogramm Milch pro Jahr, 2020 sind es 8.457 Kilogramm.[22] Und einzelne Holstein-Friesian-Kühe sollen es auf bis zu 16.000 Kilogramm bringen (ein Kilogramm ist 30 Gramm mehr als ein Liter Milch).[23]

»Um die gewünschte Leistung zu erbringen, kommen raffiniert ausgetüftelte Diäten (manche sprechen von Astronautenkost) zum Einsatz, die […] bei einem hohen Anteil an Eiweiß […] eine Verstoffwechselung durch den Verdauungstrakt nicht mehr vollständig ermöglichen«[24], so der Tierarzt Rupert Ebner. Wenn 11.000 Kilogramm Milchleistung pro Kuh und Jahr erreicht werden sollen, »dann werden Sie natürlich diese Leistung nicht mehr mit 90 Prozent Raufutter-Silagen« (Gras und Mais) »erzielen, sondern dann brauchen Sie pro Kuh und Jahr 2,8 bis drei Tonnen Konzentratfutter«, sagt Agrarforscher Friedhelm Taube von der Uni Kiel[25] – unter anderem eben Sojaschrot aus Brasilien sowie Weizen und Raps, Hülsenfrüchte, Eiweißkonzentrat und Mineralien. Sein Kollege Markus Rodehutscord sagt dazu: »Die Anteile von Konzentrat in den Gesamtrationen können in die Größenordnung von 40 bis 50 Prozent gehen.«[20] Und dann kommt noch das nicht nachhaltige Raufutter in Form von Maissilage dazu. Das artgemäße Futter macht bei den Hochleistungskühen nur noch einen kleinen Teil aus – »Astronautenkost« eben.

Die Zucht auf maximale Milchleistung wirkt sich natürlich auf die Lebenserwartung und vor allem auf die sogenannte Nutzungsdauer der Kühe aus. »Je höher der Konzentratanteil, desto schwieriger wird es, die Tiere gesund zu halten«, sagt Rodehutscord. Um 1955 »gab eine Kuh 15 bis 20 Jahre lang Milch«, erklärt Fernsehautorin Katharina Schickling. »Die Turbokuh von heute ist oft schon nach vier, fünf Jahren ein Fall für den Schlachthof.«[26] Es gebe »relativ eindeutige Statistiken, die zeigen, dass je höher die Leistung der Tiere ist, umso früher gehen die Tiere ab, umso häufiger müssen sie behandelt werden, weil sie einfach auch schwieriger zu halten, zu versorgen und zu füttern sind«, so der Agrarwissenschaftler Matthias Gauly.[27] In der schweizerischen Landwirtschaft gibt es inzwischen offenbar einen sachten Gegentrend. Die eidgenössische Durchschnittskuh sei bei einer »aktuellen Nutzungsdauer von rund 4,4 Jahren« angekommen und erreiche »eine mittlere Lebensdauer von 6,9 Jahren«. Das sei »mehr als in früheren Jahren. Gründe dafür sind unter anderem die besseren Haltungsbedingungen und eine optimierte Fütterung«.[28]

Nach wie vor beschäftigt sich jedoch eine ganze Sparte der Agrar-Wissenschaft damit, wie sich die Milchleistung optimieren, also noch weiter steigern lässt. Im Juni 2019 rüttelte ein heimlich gedrehtes Video der Tierschutzorganisation L214 die französische Öffentlichkeit auf. Es wurde in einem Stall von Sanders aufgenommen, einer Tochtergesellschaft des Agrarkonzerns Avril, der wiederum Geschäftspartner des westfälischen Schlachtkonzerns Tönnies ist. Zu sehen sind ein Rind, das einen Plastikdeckel auf dem Fell trägt, hinter dem ein Schlauch ins Innere des Tieres führt, und ein Mann, der mit dem Arm durch diesen Schlauch in den Bauch des Tieres hineingreift – bis in seinen Vormagen, den Pansen.[29] Auf diese Weise würden »Forschungen angestellt, um die Milchproduktion von Milchkühen zu optimieren«.[30]

Nun ist solcherlei Forschung keine Neuigkeit, neu ist nur, dass die Öffentlichkeit davon erfährt und schockiert ist. Die Methode, das Tier aufzuschneiden und ihm einen Schlauch vom Fell bis in den Pansen zu legen, Fistel genannt, wurde schon 1951 an der Cornell-Universität in den USA angewendet. Damit sollte festgestellt werden, ob ein draußen weidender Ochse mehr Stickstoff zu sich nimmt als ein Ochse im Stall, der mit Gras gefüttert wird. Ähnliche Experimente wurden auch schon 1954 im schottischen Aberdeen mit Schafen veranstaltet, denen Fisteln sowohl in den Vormagen als auch in den Zwölffingerdarm gelegt wurden.[31]

Derartige Experimente laufen seit Jahrzehnten auch an der Universität Stuttgart-Hohenheim. 2021 gibt es an dieser Uni sechs Kühe mit Schraubverschlüssen auf dem Fell und einem Schlauch dahinter, der in ihren Vormagen führt. Der dortige Forschungsleiter Markus Rodehutscord schätzt grob, dass es Experimente mit Pansen-Fisteln derzeit an »weltweit vielleicht 30« Forschungseinrichtungen gebe. Warum tut man den Tieren das an?

»Roundabout die Hälfte des Futtermaterials wird bereits von den Mikroorganismen im Pansen komplett umgesetzt«, erklärt Rodehutscord. »Angenommen, man würde sich jetzt auf Analysen mit dem Kot der Tiere beschränken, sodass man nicht den Pansen direkt betrachtet, dann würde man wesentliche Informationen ganz einfach nicht abgreifen können, die man braucht, um das Tier entsprechend zu versorgen oder das Futter bewerten zu können.« Der Professor betont, es gehe ihm nicht darum, »auf Teufel komm raus« die Milchleistung zu steigern. »Es geht darum, dass wir eine den jeweiligen Leistungsstadien angemessene Versorgung hinbekommen und die Tiere dabei auch gesund erhalten.«[20]

Immer weitere Optimierung der Milchleistung und Überschussproduktion – sollte das nicht düstere, weit zurückliegende EU-Vergangenheit sein? »Mit Wirkung zum 01.04.2015 wurde die Milchquote bzw. die Milchmengengarantieregelung in der EU« offiziell abgeschafft. Seither gibt es eine für die Bauern und Bäuerinnen existenzbedrohende Berg- und Talfahrt des Milchpreises. Im September 2009 lag der Preis bei weniger als 23 Cent pro konventionell erzeugtem Kilogramm Milch, im März 2013 dann bei mehr als 42 Cent, »ein Wert, der damals als Minimum für langfristiges betriebliches Überleben galt«. Im Februar 2016 sank er wieder auf weniger als 25 Cent und im April 2017 kletterte er auf etwas mehr als 40 Cent.[32]

Trotz der miesen Preise erzeugen die europäischen Höfe immer noch viel zu viel Milch. Und obwohl die Milchpreisgarantie offiziell abgeschafft ist, stützt die EU die Milchpreise immer noch mit Steuergeld, indem sie Milchpulver aufkauft und einlagert. Damit die Milch, diese leicht verderbliche Ware, gelagert und in ferne Länder exportiert werden kann, haben alle großen Molkereien Anlagen gebaut, um Milchpulver und Sahnepulver herzustellen. Die kleineren Molkereien profitieren von der EU-Aufkaufpolitik jedoch nicht. 2016 hat die EU nach Recherchen der Journalistin Katharina Schickling 350.000 Tonnen Milchpulver gekauft und auf Halde gelegt – allein in Deutschland gebe es dafür 30 Lagerhäuser. »Das ist ein Stück weit Politik der 70er-, 80er-Jahre«, sagt dazu der Europaabgeordnete Martin Häusling, »da haben wir auch schon einmal Milchseen gehabt und Butterberge. Die Ursache ist einfach: Wir produzieren viel zu viel Milch, die gar keiner will.«[26]

»Die milchverarbeitende Industrie Deutschlands ist zu einem wesentlichen Anteil exportorientiert.« Von den »in deutschen Molkereien 2016 verarbeiteten 32,7 Mio. t Milch waren rund 16,6 Mio. t für den Export bestimmt«.[33] 2019 hat die EU 945.000 Tonnen Milchpulver exportiert, 2020 dann »nur« noch 831.000 Tonnen, was aber wohl lediglich am Austritt des Vereinigten Königreichs aus der EU gelegen hat. Zu den zehn wichtigsten Importländern des europäischen Milchpulvers zählen laut EU-Statistik Algerien, Ägypten und Nigeria, außerdem Indonesien, die Philippinen und Malaysia.[34]

»20 Prozent des Exports gehen in die Länder südlich der Sahelzone«[26], so der EU-Abgeordnete Häusling. Autorin Schickling ist dem Weg des deutschen Milchpulvers in eines dieser Länder gefolgt, nach Kamerun. Hier fand sie in den Supermärkten drei Sorten von Joghurt: den original abgefüllten Joghurt der bayerischen Molkerei Zott, »einheimischen« kamerunischen Joghurt, der aber aus EU-Milchpulver angerührt wird und trotzdem drei Cent teurer ist als der weit gereiste Original-Zott-Joghurt, und schließlich Joghurt aus der Milch kamerunischer Kühe, drei Mal so teuer wie der EU-Milchpulverjoghurt.

Und noch eine merkwürdige Entdeckung macht Schickling, in einer kleinen Manufaktur, in der jener Milchpulverjoghurt entsteht: Auf manchen Milchpulvertüten aus der EU steht: »enthält Palmfett« – als Ausgleich dafür, dass die Molkerei in Europa der Milch das Fett entzogen hat, um möglichst viel Butter zu gewinnen. Für dieses Milchpulver wurde auf gleich zwei Kontinenten Regenwald vernichtet: in Brasilien fürs Sojaschrot, mit dem die Kühe zur Höchstleistung angetrieben werden, und in Indonesien oder Malaysia, um Palmfett fürs EU-Milchpulver zu erzeugen.

Zum teureren, aber echt kamerunischen Joghurt trägt Hayatou El Hadji Souley bei, ein Tierarzt mit einer kleinen Farm und 26 Kühen. Sie werden nur ein Mal pro Tag von Hand gemolken – der Rest der Milch ist für die Kälber. Er liefert an die örtliche Molkereikooperative, für 37 Cent pro Kilo. »Im Grunde müssten wir unsere heimischen Produkte steigern können, um so die Lebensbedingungen der Menschen hier zu verbessern«, meint El Hadji Souley. »Das würde Arbeitsplätze für Kameruner schaffen.«[26] Im Grunde müsste die EU aber endlich aufhören, mit Steuergeld Agrarüberschüsse zu erzeugen und damit die Agrarmärkte ärmerer Länder zu ruinieren.

»Kühe gehören auf die Weide ...«

»... und nicht auf Vollspaltenböden«[35], heißt es in einem Antrag der Bündnisgrünen 2015 im Deutschen Bundestag. Mitunterzeichnerin Bärbel Höhn wiederholt damit eine Forderung, die sie schon in ihrer Zeit als Landwirtschaftsministerin in Nordrhein-Westfalen (1995–2005) erhoben hatte.

2021 hält immer noch fast jeder dritte Hof seine Kühe in tierquälerischer Anbindehaltung im Stall, bei der die Tiere so gut wie keine Bewegungsmöglichkeit haben. Dies sind allerdings vor allem kleine Höfe, sodass sich bei der Zahl der Kühe ein erfreulicheres Bild ergibt: Insgesamt sind es nur zwölf Prozent, die in der Box festgebunden sind, während 88 Prozent der Tiere sich in Laufställen bewegen können. Knapp ein Drittel der Kühe darf zumindest zeitweise auf die Weide – viele von ihnen sind dann den Winter über im Stall angebunden oder im Laufstall untergebracht.[36]

Im Stall meines Freundes Herbert* können sich die Kühe auf einer Fläche von etwa 30 mal 25 Metern frei bewegen. Er ist auf drei Seiten offen, Tageslicht und frische Luft strömen ein. In die Herde von schwarzbunten Holstein-Friesians sind rotbunte Holsteinrinder und Braunvieh, eine Rasse aus der Schweiz, eingekreuzt. Für jede der rund 70 Kühe im Stall gibt es eine offene Box mit Einstreu. In abgetrennten Extraboxen sind die kranken Tiere, der Zuchtbulle mit seinen nächsten Gattinnen sowie Iglus mit den Kälbern untergebracht. So also sieht ein Laufstall aus, die heute meist verbreitete Haltungsform von Kühen – jedenfalls auf dem Hof, den Herbert und seine Tochter in der Eifel bewirtschaften.

Dieser Hof steht mit seiner Klimabilanz wesentlich besser da als viele andere, ansonsten vergleichbare Betriebe. Denn auf dem Stalldach gibt es eine Photovoltaikanlage und neben dem Stall einen Biogasreaktor. Beide zusammen erzeugen rund 180.000 Kilowattstunden Strom pro Jahr und somit ein Mehrfaches des Stroms, den der Hof verbraucht. Noch wichtiger fürs Klima: Wenn Herbert Gülle ausfährt, dann kommt diese aus dem Bioreaktor. Es sind sogenannte Gärreste, die nicht mehr stinken und all die Würzelchen und Lebewesen im Boden nicht mehr so scharf angreifen wie unvergorene Gülle. Vor allem aber dünstet diese Gärrestegülle viel weniger kli-

---

* In diesem Buch erwähnte Freunde und Verwandte nenne ich nicht mit vollem Namen. Zuschriften betreffend Herbert und meinen Cousin in Hessen bitte an mich.

maschädliches Methan und Lachgas in die Atmosphäre aus. Würden alle Viehhaltungsbetriebe aus den Fäkalien Methan gewinnen, dann wäre der Beitrag der Landwirtschaft zur Klimaerwärmung viel geringer als heute. Und würde dieses Methan nicht sofort verstromt, sondern gespeichert, dann hätten wir die ersehnte Energiereserve für licht- und windarme Tage, ganz ohne fossiles Erdgas.

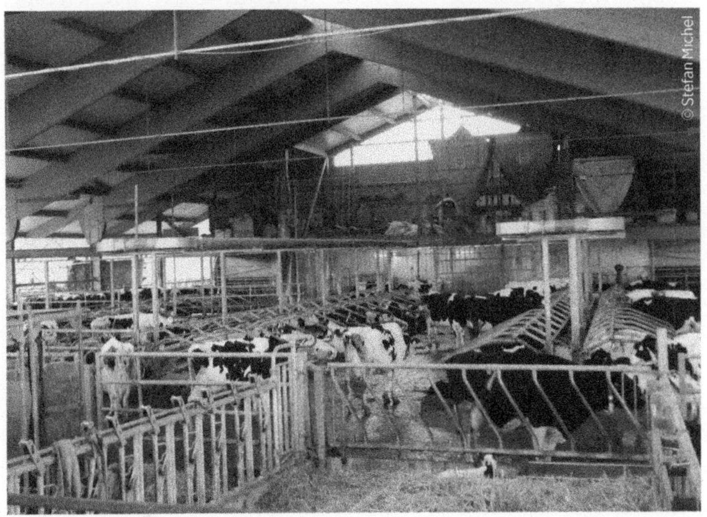

Herberts Laufstall

Zurück zu Herberts Kühen. Auch bei ihm gibt es den Sommer über Freilandhaltung, aber nicht für die besagten Milchkühe. Draußen auf der Weide grasen 40 weitere Rinder, Jungvieh und sogenannte trocken stehende Kühe, die eine Milchperiode hinter sich haben und sich bis zur nächsten erholen dürfen. 31 Cent pro Kilogramm zahlte die Molkerei 2021 für die konventionelle Milch von diesem Hof – ruinös. Ende 2022 gab es dann einen Rekordpreis von 60 Cent – teilweise wohl eine Folge des Ukraine-Kriegs.[37]

Das Futter im Stall besteht aus knapp zwei Dritteln Gras- und einem Drittel Maissilage – der Rest, rund sieben Prozent der Futtermenge oder acht Kilogramm pro Tag und Kuh, ist Konzentrat, teilweise vom eigenen Hof: Weizen, Luzerne, Eiweißkonzentrat, Mineralien. Diese Mischung ist gängige Praxis, auch auf Biohöfen und auch als Winterfutter auf Höfen mit Weidehaltung.

100 Kilometer nordwestlich, im rheinischen Hennef, am Rand eines Weilers, liegt der Hof von Biobauer Bernd Schmitz. Hinter den Ställen ziehen sich in drei Richtungen die Weiden weit den Hang hinauf bis zu einem Waldsaum. Auch seine 90 Rinder, 46 davon Milchkühe, sind bei meinem Besuch im März noch in Laufställen untergebracht. Sobald die Weiden im Frühjahr fett genug sind, dürfen sie alle nach draußen. Als Winterfutter fressen seine Kühe ausschließlich Heu und Grassilage vom eigenen Hof. 2021 bekam Schmitz für seine Bioweidemilch 48 Cent, statt der nur 31 Cent, die ein Milchkonzern für Herberts Milch zahlte. Jetzt stehen die Verhältnisse auf dem Kopf: 60 Cent für Herberts konventionelle Milch aus dem Laufstall, 55 Cent für die Bioweidemilch aus Hennef. Das liegt nach Schmitz' Einschätzung daran, dass die kleine Biomolkerei Upländer im hessischen Willingen am Ostrand des Sauerlands, die seine Milch abnimmt, besonders arg unter den hohen Gaspreisen leidet. [38]

Nur Gras oder aber Gras plus Mais plus Kraftfutter – was macht dieser Unterschied in der Fütterung bei der Milchleistung aus? Herbert kommt im Schnitt auf 9.000 Kilogramm Milch pro Kuh und Jahr. Bernd Schmitz hat seine Tiere »bis zum Jahr 2006« so »intensiv« gefüttert wie Herbert und hatte »damals schon eine Leistung von etwa 9.000 Kilogramm« – genauso viel wie Herbert. Bei der Rinderrasse steigt Schmitz gerade von Holstein-Kühen auf Braunvieh um. Bei seiner heutigen Herdengenetik würde er mit Herberts Futtermischung wohl auf 10.000 Kilogramm kommen. Stattdessen ist er aber auf komplett nachhaltige Fütterung umgestiegen, also ausschließlich Gras, Heu und Grassilage. Denn seine Kühe sollen nicht in Nahrungskonkurrenz zum Menschen stehen. Jetzt erzielt Schmitz noch 6.000 Kilo Milch pro Kuh und Jahr.[38]

Aber auch 9.000 Kilogramm seien mit nachhaltigen Methoden erreichbar, versichert Agrarforscher Friedhelm Taube. Aber nur, wenn Zwischenfrucht aus dem Ackerbau genutzt wird, etwa Kleegras. Wenn man das »richtig bewirtschaftet und früh genug nutzt, dann kommen wir auf Energiedichten, die absolut konkurrenzfähig sind mit Konzentratfutter« wie Getreide, Sojaschrot und Raps.[25]

Zum Thema Fütterung und Tierarztkosten gibt es ein paar sehr alte Erkenntnisse: »Es ist unerlässlich, die Kuh um ihre Meinung zu fragen. Die des Gelehrten genügt nicht.« So das Credo des unermüdlichen Agrarforschers André Voisin Mitte des vergangenen Jahrhunderts. Er postulierte, dass das frische Grün die beste Gewähr für die Gesundheit der Kühe sei. Denn deren Instinkt »war der grünen Pflanze angepasst; aber haben 4000 Jahre Trockenfütterung ihren Instinkt auch der Trockenfütterung angepasst? – Ich bezweifle es. Denn tatsächlich kann man leider feststellen, daß gewisse Giftpflanzen, die im grünen Zustand sorgfältig aussortiert werden, im Trockenfutter ohne weiteres gefressen werden«[39] – er nennt als Beispiel die hübsche, aber sehr giftige Herbstzeitlose (*Colchicum autumnale*).

Voisin fragte auch: »Inwieweit ändert die Wirkung von Mineraldünger den Geschmack der Pflanzen und führt dadurch den Instinkt der Kuh irre?« Ob eine Kuh jemals freiwillig Mais fressen würde, wenn sie die Wahl zwischen frischem Gras und Silo-Mais hätte, dazu konnte sich Voisin nicht äußern, weil es zu seiner Zeit noch keine Futtermaisäcker für Kühe gab. Aber er berichtet über etwas Vergleichbares, nämlich von einem Experiment in der Eifel, bei dem die Kühe zwischen eigens angesätem Hochleistungs-Zuchtgras und natürlichen, heimischen Gräsern die Auswahl hatten. »Der Teil mit den Lokalsorten ist schon bis auf den Grund abgefressen, während der andere Teil mit den Zuchtsorten kaum von den Tieren angerührt wurde.«[40]

Wenn die Kuh das eigens zu ihrer Leistungsförderung angepflanzte Futter angeboten bekommt, warum bevorzugt sie dann dennoch das spärlichere natürliche Futter? »Das Tier wünscht den größtmöglichen Genuss von seiner Verdauung und dem nachfolgenden Wiederkäuen«[41], also faserreiche, natürliche Kost, denn für die ist sein Pansen geschaffen, während ihm die faserarme künstliche Kost den Genuss des Wiederkäuens nehme und stattdessen Diarrhöen und Leibschmerzen beschere.

Zurück zu Bauer Bernd Schmitz im Rheinland. Als ich ihn an einem Frühlingstag besuche, steht nur eine einzige Kuh draußen auf der Weide. Das ist das besondere Privileg von Milli. Mit 13 ist sie die älteste auf dem Hof. Der Winter war verhältnismäßig kalt und trocken, die Weiden geben noch nicht genug her für 90 Rinder. Aber schon bald, wenn »das Tor aufgeht und die Kühe die Weide betreten, muss man sich das vorstellen, als wenn ein kleiner Rehbock Luftsprünge macht, und so springen die Kühe da auch herum«, vor lauter Lebensfreude.[38]

550 Kilometer südöstlich: Auch die Kühe von Josef Koller müssen noch eine Weile warten, bevor sie nach draußen dürfen, denn vorher muss der Schnee auf der Mordaualm getaut sein, die auf 1.200 Meter Höhe im Berchtesgadener Land liegt. »Bei uns läuft das noch ganz traditionell, wie's immer schon der Brauch war. Wir machen die Stalltür auf und dann geht's durch den Wald hoch, circa zweieinhalb Stunden. Wir müssen einige Höhenmeter überwinden. Aber unsere Kühe sind das schon so gewöhnt, da geht die Leitkuh voraus und die anderen hinterher. Das ist eigentlich eine schöne Sache. Das machen wir in aller Herrgottsfrüh, weil da noch kein Verkehr auf der Straße ist«[42], erzählt Koller. Er liefert seine Milch an die Molkerei Berchtesgadener Land, und zusammen mit der Milch von vielen anderen Höfen mit Almwirtschaft in den bayerischen Alpen wird sie als Bergbauernmilch verkauft.

In der knapp viermonatigen Almsaison muss ständig jemand oben bei den Tieren sein, muss sie melken und die Milch hinunter zum Sammelplatz bringen, wo der Molkereiwagen sie abholt. Dieser Aufwand würde sich trotz des guten Milchpreises der Molkerei kaum rechnen. Aber Koller hat oben auf der Alm auch einige Ferienwohnungen und die Mischkalkulation macht's: »Früher hat man immer gesagt: Wenn die Kuh geht, dann geht der Gast. Das heißt: Wir erhalten unsere Landschaft und das machen wir mit den Kühen.«[42]

In Bayern gibt es 1.400 Almen (oder Alpen, wie sie im Allgäu und in der Schweiz heißen) auf 40.500 Hektar Fläche. Im bayerischen Berggebiet weiden 50.000 Rinder, von denen aber nur 4.400 Milchkühe sind. Die meisten von ihnen werden im Allgäu von den Senner*innen gemolken.[43] In Österreich machen die Almen gar 20 Prozent der Staatsfläche aus. 265.000 Rinder und 114.000 Schafe grasen hier hoch oben zwischen den Berggipfeln.[44] In der Schweiz umfassen die 7.300 Alpen 560.000 Hektar Bergwiesen. »Die Alpflächen zählen mit durchschnittlich 42 Arten je 10 m^2 zu den mit Abstand artenreichsten Flächen.«[45]

Mehr als 1.000 Kilometer weiter nördlich, Anfang April: Während die Almrinder noch geraume Zeit unten im Stall stehen werden, sind die 60 Kühe von Ottmar Ilchmann schon auf der Weide. »Man wundert sich, wie Tiere, die vielleicht aus Altersgründen oder wegen hoher Leistung doch ein bisschen außer Kondition sind, nach der Winterperiode im Stall auf der Weide wieder aufblühen.«[46] Als Winterfutter haben sie zwei Drittel Grassilage und ein Drittel Maissilage bekommen. Außerdem gibt es ganzjährig etwas Kraftfutter. Zumindest im Winter ist die Fütterung also ganz ähnlich wie bei Herberts Laufstallkühen in der Eifel.

Eigentlich sei Weidehaltung gar nicht aufwendiger als Stallhaltung, meint Ilchmann. »Der Stallhalter muss das gesamte Futter für seine Tiere heranschaffen, und er muss ja auch die Gülle der Tiere rausfahren«, wogegen »die Tiere auf der Weide sich ihr Futter selber holen und auch ihre Hinterlassenschaften selber auf den Flächen verteilen«. Andererseits muss der Weidehalter »die Tiere zwei Mal täglich raus- und wieder reinholen«, zum Melken, und er muss »dafür sorgen, dass die Zäune in Ordnung sind.«

Ottmar Ilchmann und Bernd Schmitz nennen einige Voraussetzungen für die ökologisch und fürs Tierwohl so außerordentlich wünschenswerte Weidehaltung. »Grundvoraussetzung ist genügend hofnahe Weidefläche«, so Ilchmann. Wenn man die Tiere erst weite Wege womöglich über öffentliche Straßen treiben oder sogar mit dem Viehanhänger zwischen Weide und Melkstand hin- und herfahren müsse, »dann ist das alles logistisch viel zu aufwendig, das lohnt sich nicht.« Nun gibt es ja mobile Melkroboter, und ja, es gebe auch einige ganz wenige, die damit experimentieren, räumt Ilchmann ein. Aber für solch einen mobilen Roboter brauche man einen befestigten

Untergrund, Anschlüsse für Strom und die Möglichkeit, die Milch auf der Weide zu kühlen. »Das ist alles wirklich sehr aufwendig.«[46] Und Schmitz ergänzt, dass es pro Stall eine Obergröße für die Weidehaltung von Milchkühen gebe: Mit mehr als zwei- bis dreihundert Kühen sei das nicht mehr praktikabel, weil die Stalltür sonst zu einem Flaschenhals auf dem Weg zum Melkroboter werde.[38]

Das eröffnet ja einmal eine wirklich sinnvolle, gemeinnützige Perspektive für die Flurbereinigung: Warum helfen die Agrarbehörden nicht künftig dabei, Landbesitztitel so zu tauschen, dass Milchviehhalter*innen mehr Grünland rund um ihren Hof bekommen – und damit die Chance zur Weidehaltung?

Naturschutzfleisch

Die Wahner Heide ist ein rund 3.700 Hektar großes Naturschutzgebiet südöstlich von Köln. Sie hat ein bisschen was von der Serengeti: Weite Wiesen mit welligem Boden, eingestreut sind viele schlammige oder sandige, vegetationslose Stellen, hier und da Tümpel oder Wasserlöcher, auch Waldweide mit einzelnen großen Bäumen, Gebüschinseln, dann wieder dichter Wald. 650 Hektar davon werden beweidet, damit die besonders wertvollen Biotope nicht zuwuchern. Deshalb sieht man hier Ziegen und Schafe, Esel, Rinder und Wasserbüffel. Mittendrin liegt der Flughafen Köln/Bonn. Und da er sich viele Male vergrößert hat, Flächen versiegelt wurden und die Natur dadurch geschädigt wurde, muss der Betreiber Ausgleichszahlungen leisten, für den Naturschutz ringsum. Für die Beweidung überweist er etwa 400 Euro pro Hektar und Jahr an drei Landwirtschaftsbetriebe: an einen Ziegenhof, an einen Wanderschäfer (den wir später noch kennenlernen werden) und an den Glanhof. Vorerst. Zwischen 2028 und 2040 laufen die Zahlungspflichen des Flughafens aus. Auch danach »sollen Beweidung und Mahd feste Bestandteile des Offenlandmanagements darstellen«, schreibt mir die Deutsche Bundesstiftung Umwelt (DBU), die Eigentümerin des Naturschutzgebiets ist. Wie die DBU das dann finanzieren will, sei »noch nicht final geklärt«.[47]

Schon seit 1817 nutzten die Preußen die Wahner Heide als Militärübungsplatz, später dann die deutsche Luftwaffe, nach dem Krieg das britische und schließlich bis 2004 das belgische Militär. Vor allem die Panzerketten haben das Gelände mit all seinen Hügeln, Pfützen und Tümpeln so geformt, dass es zahlreichen bedrohten Pflanzen, Vögeln, Insekten, Amphibien und Reptilien ideale Lebensräume bietet. Damit das so bleibt, muss das liebe Vieh ran, unter anderem die Tiere von Stephan Mohr und Moritz Pechau, die dafür 1997 ihren Glanhof gegründet haben. Sie schicken zurzeit je sieben Wasserbüffel und Esel zur Landschaftspflege in die Heide (im Sommer sind es mit »Pensionstieren« bis zu 26 Esel), außerdem 150 Ziegen und zwei Dutzend Mutterkühe des Glanrinds, einer Rasse aus der Eifel, Namensgeber des Hofs.

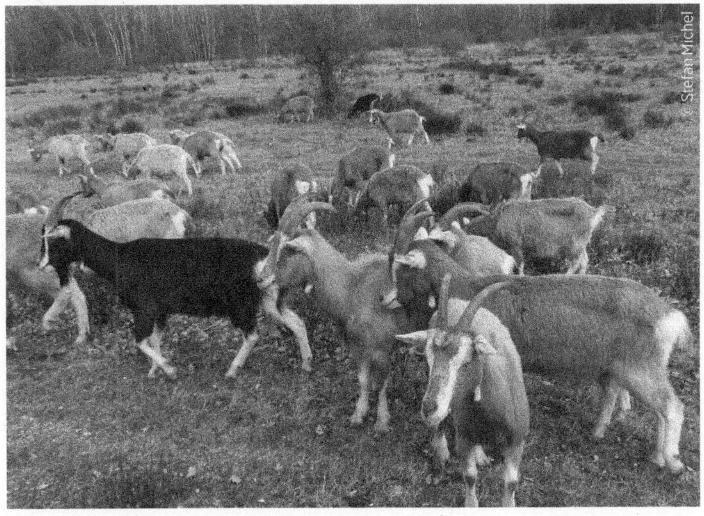

Biotoppflege in der Wahner Heide

Die Wasserbüffel, Esel und Ziegen sind das ganze Jahr über draußen auf der Heide. Die Rinder dagegen stehen im Winter im Stall und bekommen Heu von fruchtbaren Wiesen, die nicht zum Naturschutzgebiet gehören. Denn je länger die Heide beweidet wird, desto karger ist die Kost dort draußen und die Kälber erreichen kaum mehr Schlachtgewicht – »die Mütter haben zunehmend Schwierigkeiten«, selbst satt zu werden und zugleich Milch zu geben, erklärt Mohr.[48]

Lange haben die beiden Bauern ihr Kalbfleisch selbst vermarktet. »Wir hatten Kunden, die 25 Jahre lang Fleisch bei uns gekauft haben und die sehr zufrieden waren.«[48] Jetzt geben sie die Kälber an den benachbarten Bioland-Hof von Nicolai Harbort ab. Der hat selbst eine große Herde von Glanrindern. Die Naturschutzkälber kommen in diese Herde und werden dann zweieinhalb bis drei Jahre lang gemästet, in einer Herde mit Harborts Mutterkühen. Sie fressen nur frisches Heu und Grassilage und werden schließlich als Fleisch und Wurst in seinem Online-Shop angeboten.[49]

Allein in Regie des Naturschutzbunds (NABU) werden rund 100 Schutzgebiete in Deutschland beweidet: Moore, Flussauen, Magerrasen und immer wieder: ehemalige Militärübungsplätze, wie die Wahner Heide und die 60 Kilometer südlich bei Koblenz gelegene Schmidtenhöhe. Beim Spaziergang begegnet man hier Herden von urtümlich anmutenden Heckrindern und kleinen Konik-Pferden, die dafür sorgen, dass sich eine Vielzahl bedrohter Wirbeltiere, Wildbienen, Schmetterlinge und Libellen in dieser von Menschen geschaffenen Landschaft wohlfühlen.

Die Schmidtenhöhe war von 1937 bis 2002 Militärübungsplatz. Die Übungsplaner der deutschen Wehrmacht und später der französischen Armee und ihre Panzer haben diese halboffene Landschaft geschaffen. 130 Hektar davon beweidet heute eine gemeinnützige GmbH, die als Landwirtschaftsbetrieb anerkannt ist, die NABU Agrar Umwelt gGmbH. Zwar darf dieser Naturschutzbetrieb keinen Gewinn abwerfen. Wunschziel war es aber, dass er mit den Zuschüssen aus dem EU-Agraretat (Flächenprämie, Mutterkuhprämie) plus Fleischverkauf kostendeckend arbeitet, damit nicht ständig Geld aus dem Spendenaufkommen des NABU zufließen muss. Wohlgemerkt: Die Arbeit hier wird fast ausschließlich ehrenamtlich gestemmt.

Auf einer Fläche von rund 100 Hektar weiden 30 Mutterkühe und gut ein Dutzend einjährige Heckrinder, außerdem ein halbes

Dutzend Koniks. »Wir müssen Herdenmanagement betreiben, um Inzucht zu verhindern und Ruhe in die Herde zu bringen«, erzählt Projektleiter Andreas Haberzettl. »Darum holen wir die Jungbullen mit sieben, acht Monaten aus den Herden. Die kommen dann auf eine Extrafläche von 30 Hektar. Da wachsen sie in reinen Stier-Herden auf.«[50]

Wild geborene und groß gewordene Bullen auf eine andere Weide bringen – wie geht das? Mit »Fangvorrichtungen, Viehhänger und entsprechenden Zugfahrzeugen«, und »die Tiere sollten so konditioniert sein, dass sie ohne viel ›Toberei‹ die Prozedur mitmachen. Das ist der Punkt, der Kosten und Zeitaufwand verursacht. Und weil das nicht jeder kann oder will, gibt es häufig Probleme«, gesteht Haberzettl ein. Dabei seien die Heckrinder normalerweise total friedlich. »Ich kann mit Besuchergruppen, mit Kindern und Jugendlichen, Alt und Jung, in die Herde reingehen. Auch wenn der Zuchtbulle mitläuft: Unsere Tiere, obwohl sie ganzjährig draußen gehalten werden, sind entspannt.« Das muss auch so sein, denn eine Vorschrift besagt, dass jedem der Rinder ein Mal im Jahr eine Blutprobe abgenommen werden muss. »Wir haben eine Fanganlage. Die ist ganzjährig offen. Meist machen wir das [mit der Blutprobe] in der vegetationslosen Zeit, dann kriege ich die mit Heu schön reingelockt. Bei uns ist es so, dass einzelne Kühe zum Kalben in die Fanganlage gehen, so vertraut sind die damit.« Und dann gibt es ja auch behandlungsbedürftige Verletzungen. »Ich hatte jetzt ein Tier, das sich am Schwarzdorn eine schwere Augenverletzung geholt hatte. Das musste ich auch in die Fanganlage lotsen können, um es dann tierärztlich behandeln zu lassen.«[50]

Obwohl das viele Veterinärbehörden verlangen, entwurmt Haberzettl nicht prophylaktisch. »Ich würde sonst das Entwurmungsmittel über das Tier gießen und das Präparat zieht dann durch den ganzen Tierkörper ein, durch alle inneren Organe, und tötet die Parasiten in der Leber, in der Lunge, im Auge, im Magen-Darm-Trakt. Wenn ich das bei einer Herde von 50, 60 Tieren zwei Mal im Jahr mache, kann man sich vorstellen, wie viel von diesen Stoffen über Urin und Kot dann auch in dieses Gelände gelangen.« Ein zu Rate gezogener Wissenschaftler habe gesagt: »Wenn ihr regelmäßig entwurmt, gebt ihr den Tieren keine Möglichkeit, Resistenzen aufzubauen. Im Gegenteil: Die Parasiten werden resistent.«[50]

Und wie sieht es mit dem Ziel der Kostendeckung aus? »Meiner Meinung nach kann sich diese Art von Beweidungsprojekten überhaupt nicht tragen«, so Haberzettls Bilanz. »Im Winter müssen wir zufüttern, teilweise auch im Sommer«, wie in den Trockenjahren 2018 bis 2020. »Wir brauchen einen Traktor mit Frontlader, wir brauchen einen Wasserwagen.« Neuerdings sei ein Schlachtwagen vorgeschrieben worden, »um das tote, entblutete Tier zum Schlachtbetrieb zu befördern. Da müssen wir jetzt wieder neu investieren«. Außerdem gibt es »12,5 Kilometer Zaunanlage, die gepflegt werden muss«. Aus diesem Grunde hält die NABU-gGmbH auf der Schmidtenhöhe auch keine Ziegen, obwohl diese gut in die Biotoppflege passen würden, weil sie vorzugsweise die unerwünschten Sträucher beknabbern und deren Rinde abschälen. Aber »Ziegen sind Ausbrecherköniginnen«. Sobald in einem Abschnitt des Zauns »kein Strom mehr fließt, haben die das innerhalb von 24 Stunden raus und sind weg.«[50]

15 bis 20 Bullen pro Jahr werden geschlachtet, ab und zu zusätzlich eine Kuh. Die Tiere werden mit Kugelschuss auf der Weide betäubt. »Hier in Koblenz gab es früher einen Veterinär, der sich strikt gegen den Kugelschuss verwehrt hat. Und jetzt haben wir einen jungen Veterinär, der selbst Jäger ist. Der ist davon total begeistert.« Ein Glücksfall für die Biotoppfleger. »Das Tier sackt in sich zusammen. Dann fahren wir mit dem Schlepper heran, nehmen es hoch, damit es entblutet werden kann. Das irritiert die anderen Tiere nicht. Auf diese Art und Weise haben wir schon drei, vier Tiere hintereinander geschossen, am selben Platz im freien Gelände.«[50]

Und dann geht das Fleisch der Naturschutzrinder an einen eingeweihten Kreis von Liebhabern. »Wir haben mittlerweile einen Kundenstamm von 450 Menschen, die Bezug zum Tier haben wollen, die wissen wollen, wie es aufgewachsen ist, nämlich in ganzjähriger Freilandhaltung. Bei uns braucht ein Stier drei, vier Jahre, bis er schlachtreif ist.«[50] Im Angebot ist das Zehn-Kilo-Paket für 165 Euro. Es enthält »Braten (Keule, Hochrippe), Beinfleisch, Gulasch, Rouladen und Suppenfleisch mit und ohne Knochen«. Dazu gibt es »Suppenknochen kostenlos«.[51] Dieses Angebot gibt es natürlich nicht ständig, sondern nur alle zwei bis drei Monate, wenn wieder Heckrinder geschlachtet worden sind.

Horst: *»Ich soll dann also immer zwei, drei Monate auf das vorzügliche Naturschutzfleisch warten und bis dahin Möhrchen knabbern und Salätchen kauen?«*

Lieber Horst, du kennst doch die Redewendung: »Vorfreude ist die schönste Freude«. Was glaubst du, was für ein Fest das Dinner mit dem Biotopfleisch für dich ist, wenn du dich zwei, drei Monate lang darauf gefreut hast?

Kapitel 20

Stiefkinder der Agrarlobby: Schäfer*innen

Sie weiden direkt am Kölner Autobahnring: rund 300 Mutterschafe mit vielen noch sehr kleinen Lämmern. Schäfer Ingolf Bollenbach sammelt an diesem Januartag die Elemente des mobilen Weidezauns ein. Derweil flitzt sein Hund Max, ein schwarzer »Mittelaltdeutscher«, rund um die Herde und hält sie zusammen. Im Hintergrund donnern die Lkw vorbei. Heute wird die Herde zu einem frischen Weidegrund stadteinwärts getrieben: an den Decksteiner Weiher, ein von den Kölnern stark frequentiertes Naherholungsgebiet. In einem Stall nicht weit von hier stehen ein paar von Bollenbachs Mutterschafen mit ihren Lämmern, nämlich die mit Zwillingen. Sie dürfen bis Anfang April die Wärme und Ruhe drinnen genießen, »dann kommen die raus«.[1]

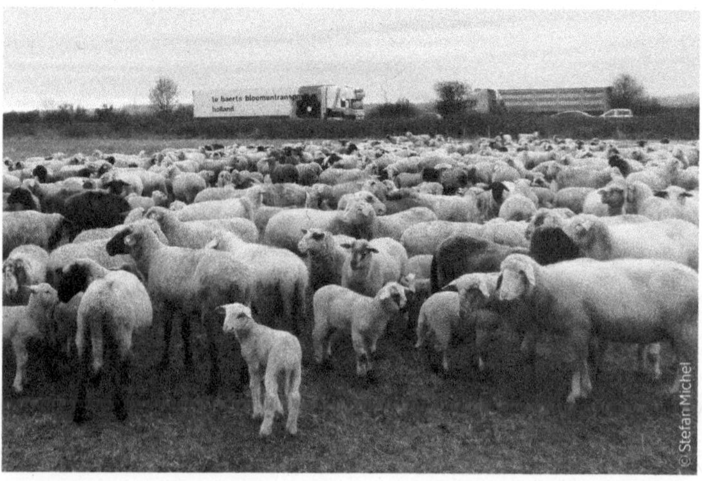

Weide am Kölner Autobahnring

Bald wird die Herde auch in der anderen Richtung unterwegs sein, wird auf einer Brücke den Autobahnring überqueren und auf Äckern jenseits der Stadt die Gründüngung abweiden. Das ist eine Wintereinsaat aus Ackersenf, Hafer, Lupinen und Rotklee. Sie soll den Boden durch ihr Wurzelwerk vor Erosion schützen und ihn durch ihren Leguminosenanteil auf natürliche Weise mit Stickstoff düngen, bevor der nächste Intensivanbau folgt, etwa von Zuckerrüben. Für die Schafe sind diese Pflanzen absolute Delikatessen. Und sie erweisen den Bauern und Bäuerinnen einen zweifachen Dienst. Diese müssten die Wintersaat sonst abmähen und häckseln, damit sie sich nicht aussät und den späteren Nutzpflanzen Konkurrenz macht. Die Zeit und die Kosten dafür sparen sie sich dank der Schafherde. Und die Tiere düngen mit ihrem Kot und Urin auch noch kostenlos und umweltfreundlich den Acker.

Die Stadt Köln hat insgesamt drei Schäfer damit beauftragt, die Grünanlagen und Naturschutzgebiete im Stadtgebiet zu beweiden. Bollenbachs Herde ist im Westen unterwegs, im Äußeren Grüngürtel zwischen Stadtrand und Autobahnring. Eigentlich heißt dieser Parkstreifen Militärring, denn hier hatten die Preußen Ende des 19. Jahrhunderts einen Festungsring mit Gräben und Forts gegen einen möglichen Angriff der französischen Armee angelegt. Nach dem verlorenen Ersten Weltkrieg mussten die Befestigungsanlagen abgerissen werden. Der damalige Oberbürgermeister Konrad Adenauer, ein erklärter Gartenfreund, sorgte dafür, dass der Militärring nicht bebaut wurde, sondern daraus eine Parklandschaft entstand. Und er ließ sie beweiden.

»Es gibt noch Abbildungen aus den 1960er-Jahren mit weidenden Schafen in Grünanlagen«, schreibt mir die Stadt Köln. Warum man die Schäfer dann zum Teufel jagte, könne man mir aber nicht sagen. »Es kann damit zu tun haben, dass das Grünflächenamt zu diesem Zeitpunkt seine Maschinenausstattung wieder aufgebaut hat und eine Beweidung zur Pflege der Grünflächen nicht mehr erforderlich war.« Rund 40 Jahre lang ist das Stadtgrün mit Maschinen gemäht statt beweidet worden. Um die Jahrtausendwende gab es dann eine Rückbesinnung, weil »andere Aspekte Vorrang hatten, vor allem die ökologische Pflege der Flächen«. Die Schäfer*innen waren wieder gefragt.[2]

Als der Kölner Schäfer Bollenbach vor 20 Jahren den Auftrag bekam, seine Herde auf den Grüngürtel zu treiben, sah die Grasnarbe nach seinen Worten erbärmlich aus: löchrig, spärlich und artenarm. Seither sei sie von Jahr zu Jahr dichter und blütenreicher geworden. Bezahlt wird der Schäfer für diese Umweltleistung nur mit dem Gras – es reicht für die Herde, auch für ein wenig Heu, das als Stallfutter benötigt wird. Jetzt übergibt er seinen Betrieb an eine Jüngere. Und – konnte er, kann sie von dieser Herde leben? »Wenn man vernünftige Aufzucht und Vermarktung hat, dann geht das.« Damit meint er die Vermarktung des Lammfleisches, denn bei diesen Schafen handelt es sich um eine sogenannte Fleischrasse, das Geld kommt durch den Fleischverkauf herein.

Auf der anderen Rheinseite, vis-à-vis der Kölner Südstadt, weidet im Herbst direkt am Fluss, mit Blick auf den Dom, die Herde von Thomas Schneider: 500 Mutterschafe plus Lämmer. Bei ihm ist einiges anders als beim Kollegen Bollenbach. Er wandert mit seinen Tieren weitere Strecken und durch Weidegründe, die unterschiedlicher nicht sein könnten. »Wir sind im Winter mit der Herde im Bergischen Land unterwegs«, ostwärts bis zu dem Ort Kürten, 30 Kilometer vom Rheinufer entfernt. »Da zäunen wir nicht, sondern jeden Tag wird gehütet. Ich stehe von morgens bis abends bei den Schafen«, natürlich »mit Hunden«. Vor dem 1. April »drehen wir um« und es geht zum Naturschutzgebiet Wahner Heide, aber dort zunächst auf die Auen am Flüsschen Agger. »Das sind die besseren Standorte«, mit nahrhafter Vegetation, »und da bleiben wir dann meistens den ganzen April. Und dann kommen die Lämmer weg«, sie werden verkauft und geschlachtet. Denn anschließend zieht die Herde »in die eigentliche Heide. Das Mutterschaf selbst kommt gut zurecht mit dem Futter dort, aber wenn es auch noch Milch geben müsste, würde das schwieriger. Das sind ja Magerstandorte, Sandboden, Magerrasen und eben Heide und da beginnt die Vegetation meistens erst Ende Mai und hört schon im September wieder auf. Dann ist da nichts mehr zu fressen für die Schafe. Die Lämmer würden da kein Schlachtgewicht erreichen.«[3]

In Schneiders Schafherde laufen auf der Wahner Heide noch 60 Ziegen mit, denn »in den Naturschutzgebieten sind die Ziegen gewollt, um den Baumbestand zurückzudrängen«.[3] Sie knabbern nicht nur vorzugsweise die Triebe der Bäume und Büsche ab, sondern schälen auch die Rinde vom jungen Laubholz. Schneiders Schafe und Ziegen pflegen fünf Monate lang mit ihren Mäulern und Klauen 300 Hektar des Naturschutzgebiets.

Anfang Oktober werden die Ziegen vom Rest der Herde getrennt und kommen in den Stall. Denn jetzt soll es wieder auf die Wiesen am Rhein gehen und da sind Ziegen, anders als im Naturschutzgebiet, nicht erwünscht. »Da werden ja extra Bäume gepflanzt und die sind natürlich sehr attraktiv für die Ziegen. Die Stadt sieht es nicht gerne, wenn die jungen Bäume alle abgefressen werden.« Die Schafe dagegen, inzwischen wieder mit Lämmern, bleiben für ein paar Wochen am Rheinufer und dann beginnt die Rückwanderung hinaus aus der Stadt und ins Bergische Land.[3]

Der Fleischverkauf ist für Schäfer Schneider ein Nebengeschäft. Sonst hätte er sich auch die falsche Schafrasse ausgesucht. Denn seine Bentheimer Landschafe sind eine Rasse von Heideschafen, wenn auch die größte unter ihnen. Ihre Stärke ist es, mit äußerst karger Nahrung klar zu kommen, und nicht, besonders viel Fleisch anzusetzen. »In erster Linie leben wir von der Landschaftspflege«, von den schon erwähnten rund 400 Euro pro Hektar und Jahr, die der Flughafen Köln/Bonn für die Beweidung der Heide zahlt. Und weil seine Bentheimer »eine aussterbende Rasse« sind, bekommt Schneider auch noch Geld vom Bundesland Nordrhein-Westfalen, »damit wir diese Rasse erhalten«.[3]

Nicht nur Köln, auch andere Metropolen sind dazu zurückgekehrt, ihre Grünflächen beweiden zu lassen statt sie mit Maschinen zu mähen, beispielsweise das südfranzösische Montpellier. Hier weiden seit 2016 wieder Herden von 150 Schafen in den städtischen Parks, rund um die Uhr gehütet von Berufsschäfern.[4]

Die »Samentaxis«

Dass der Blütenreichtum im Kölner Grüngürtel seit Wiederbeginn der Beweidung von Jahr zu Jahr größer wird, hat seine Gründe: Kein anderes Tier nimmt mit seinem Fell so viele Pflanzensamen auf wie die Schafe mit ihrer dicken, verzwirbelten Haarpracht. Außerdem transportieren sie auch noch viele Samen der gefressenen Pflanzen im Darm und scheiden sie später unbeschädigt wieder aus. Und so verbreiten sie die Pflanzen von der einen auf die andere Weide.

Bei der Untersuchung eines einzigen Schafs »wurden mehr als 8.500 Samen von 85 verschiedenen Gefäßpflanzenarten* gefunden«, vor allem »auf der Brust und dem Hals des Schafs«, heißt es 1993 im Bericht über eine Studie auf der Schwäbischen Alb. Ein Teil dieser Samen »bleibt für bis zu sieben Monate im Schaffell und kann folglich über das gesamte Weidegebiet des Schafs verbreitet werden«. Außer Pflanzensamen reisten auch Tiere auf den Schafen mit, unter anderem 13 Arten von Heuschrecken, die sich bis zu 69 Minuten lang zu einem neuen Lebensraum tragen ließen. Die Forschergruppe mit Peter Poschlod von der Uni Regensburg folgert: »Traditionelle Schäferei erleichtert den Austausch von Pflanzen sowie Tieren zwischen isolierten Gebieten.«[5]

Pflanzensamen mit Borsten oder Haken an der Oberfläche (wir bezeichnen sie gerne als Kletten) machen den Großteil der Samenfracht im Schaffell aus. Die meisten stammen von Pflanzen, die mehr als 60 Zentimeter hoch wachsen. Aber beim Schlafen oder sich Wälzen auf der Weide geraten auch Samen niederwüchsiger Pflanzen und solche mit glatter Oberfläche ins Fell. »Alle Grasland-Pflanzenarten können von Schafen transportiert werden, wenn sie häufig genug sind, um mit der Wolle in Kontakt zu kommen.«[6] Die Folgerungen der Schafforscher*innen: Die Tiere hätten »einen enor-

* Gefäßpflanzen sind höher entwickelte Pflanzen mit inneren Transportbahnen für Wasser und Nährstoffe. Dazu gehören Blütenpflanzen und Farne, nicht aber Moose oder Algen.

men Einfluss besonders auf die Erholung früherer Weidegebiete, wo die Artenvielfalt bereits verarmt ist«. Und die »Wiederherstellung von Artenvielfalt kann bedeutend beschleunigt werden durch häufige Schafwanderungen zwischen intakten Weiden und solchen, die degeneriert sind«.[7]

»Weil diese Tiere immer Fremdflächen überweiden, immer weiterziehen, werden Kräuter von der einen Fläche auf die andere übertragen«, so Stefan Völl, beim Deutschen Bauernverband unter anderem zuständig für Schaf- und Ziegenhaltung. »Ich habe nachweislich eine höhere Artenvielfalt, wenn ich die Grünflächen mit kleinen Wiederkäuern überweide.«[8]

Ein Team von Forscher Peter Poschlod hat in einer bislang unveröffentlichten Studie die Herde des Schäfers Günther Czerkus in der Eifel unter die Lupe genommen. »Die Studentinnen haben drei Mal am Tag die Pflanzensamen von den Tieren abgelesen, die Samen in Tütchen getan, haben sie gezählt, haben geguckt, was für Pflanzen das sind und so weiter, also sehr aufwendig«, berichtet Czerkus. Er selbst habe anschließend hochgerechnet, »was meine Schafe in einer Saison an Pflanzensamen von A nach B, also von einem Biotop ins andere getragen haben. Wenn man jetzt diese Menge Pflanzensamen kaufen wollte, dann wäre das ein Preis von 4.500 Euro.«[9]

Der Effekt der Schafherden, die Biodiversität zu erhalten und zu verbessern, ist natürlich umso größer, je weitere Strecken sie zurücklegen. Doch mit der Wanderschäferei ist es in Deutschland nicht mehr weit her. »Die größten Entfernungen, die ich zurückgelegt habe, waren so 80 Kilometer«, erzählt Schäfer Czerkus. »Ich bin im Sommer in Naturschutzgebieten und Wasserschutzgebieten unterwegs gewesen, und im Winter habe ich Weidepflege für die Bauern gemacht.« Der Zweck dieser Winterweide: »Wenn der Aufwuchs im Herbst noch zu hoch ist und da kommt Schnee drauf und der Schnee bleibt ein, zwei Wochen liegen, dann entsteht eine Schneefäule. Dann geht das Gras kaputt. Wenn die Schafe das vorher aber abgefressen haben, passiert das nicht.« In seinen frühen Berufsjahren sei er noch vom Schwarzen Mann, mit 698 Meter einem der höchsten Gipfel der

Eifel, »bis an die Luxemburgische Grenze gezogen«, rund 60 Kilometer entfernt und auf rund 200 Meter gelegen.[9]

Früher wanderten die Schäfer auch hierzulande mit ihren Herden viele Hundert Kilometer weit, all das kostbare Saatgut huckepack. Davon übrig geblieben ist »wenig«, sagt Stefan Völl. »Ich schätze mal, dass wir noch 2.000 Wanderschäfer« in Deutschland haben.[8]

Etwas besser sieht das noch in Frankreich aus, jedenfalls in den Cevennen, dem südlichsten Teil des Zentralmassivs. Dort ist die Tradition der Wanderschäferei (Transhumance) noch sehr lebendig.[10] Die Herden werden im Frühjahr auf die Hochebenen und Bergmassive getrieben, auf 600 bis 1.800 Meter Höhe. Da müssen sie inzwischen von Herdenschutzhunden bewacht werden, weil der Wolf die Cevennen zurückerobert hat. Am Col de l'Asclier (905 m) hat man den Schafherden sogar eine Brücke über das Passsträßchen gebaut und dem Wanderschäfer ein Denkmal gesetzt. Im Herbst geht es talwärts, in die Ställe oder auf die Winterweiden. Das waren früher vor allem die Weinberge. Aber da die meisten Winzer*innen inzwischen lieber auf Herbizide statt auf Schafe setzen, um den Bewuchs zwischen den Weinstöcken los zu werden, sieht man kaum mehr Schafe zwischen den Rebstockreihen. Dennoch – vor allem wegen der Wanderschäferei hat die Weltkulturorganisation UNESCO die Cevennen zum Weltnaturerbe erklärt.[11]

In Spanien spielt die Trashumancia noch eine große Rolle, wie seit ewigen Zeiten. Im 15. Jahrhundert waren alleine in Kastilien fünf Millionen Tiere auf Wanderschaft. »Die Wanderschäferei war in unserem Land sehr bedeutend, weil es nötig war, Weidegründe aufzusuchen, um die Aufzucht zahlreicher dieser Tiere aufrechtzuerhalten und Wolle nach ganz Europa zu exportieren.« Bis heute gibt es hier noch die traditionellen Wege für die Viehwanderungen (Vías pecuarias) mit einer Gesamtlänge von 125.000 Kilometern. Auch die mit 75 Meter breitesten von ihnen (Cañadas) stehen den Hirten auf jeweils bis zu 800 Kilometern Länge immer noch zur Verfügung, wohingegen die alten Wege des Viehtriebs bei uns in Mitteleuropa längst mit Autobahnen und Siedlungen verbaut sind. Immerhin sind in Spanien heute noch 800.000 Tiere zwischen den Bergen im Norden und den Ebenen und Tälern im Süden unterwegs.

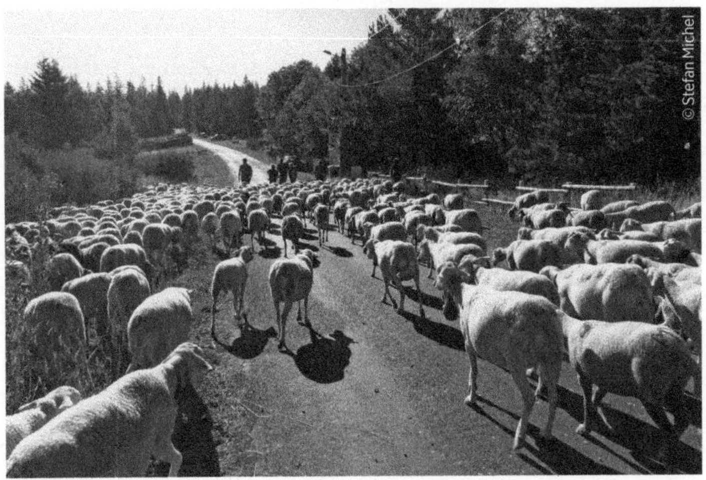

Alpabtrieb in den Cevennen

Mit diesen Viehtriebwegen sind dort auch die natürlichen Grünbrücken erhalten geblieben, die Naturschützer*innen bei uns so verzweifelt fordern, weil sie einen genetischen Austausch zahlloser Tier- und Pflanzenarten über weite Strecken ermöglichen. Aber auch in Spanien haben die Schäfer*innen mit sinkenden Einkommen zu kämpfen, mit der Konkurrenz durch die industrielle Tiermast und den Begehrlichkeiten der Städteplaner*innen, die ihre Viehwege zubauen wollen.[12]

Deichpfleger mit »goldenem Tritt« und »eisernem Zahn«

»Im Frühjahr, wenn der Frost aus dem Boden raus ist, liegen die kleinen Haarwürzelchen von der Saat, vom Wintergetreide, aber auch vom Gras frei an der Oberfläche, und die ist ganz krümelig«, so erklärt Schäfer Günther Czerkus das geflügelte Wort vom »goldenen Tritt« der Schafe. »Wenn es dann trocken wird, haben die Würzelchen keinen Bodenschluss mehr. Und jetzt kommt die Schafherde und drückt die obersten zwei Zentimeter so viel an, dass die Wurzeln wieder einen Bodenschluss kriegen.«[9]

»Durch den Trippeltritt« der Schafe »wird der Boden nicht nur verfestigt, es werden auch Schlupflöcher und Gänge von kleinen Wühltieren verfüllt und zugetreten«, schreibt dazu Lysann Jacob vom Landesamt für Umwelt Brandenburg. »Der natürliche Bodenschluss wird hergestellt und eine geschlossene Vegetationsdecke kann sich entwickeln. Eine dauerhafte, dichte Grasnarbe bei guter Bodenverdichtung [auf den Deichen] ist eine Hauptforderung des Hochwasserschutzes. Der Tritt der Schafe vertreibt Maulwürfe und Mäuse.« Und dann kommt noch der »eiserne Zahn« der Schafe mit ins Spiel. Er »sorgt nicht nur für ein selektives Fressen bis zum Pflanzengrund, sondern auch für eine Reduzierung nicht gewollter Pflanzenarten. Hochwasserschützer in der ganzen Bundesrepublik schätzen deshalb die Deichpflege mit Schafen«, so Jacob.[13]

Und der Schaf- und Ziegenexperte Stefan Völl ergänzt: »Wenn die Schafe nicht auf dem Deich wären, dann könnten Sie das gesamte Hinterland vergessen, weil ohne die Beweidung der Deichvorländereien und der Deiche der Küstenschutz nicht funktionieren würde. Durch Tritt und Biss haben wir überhaupt nur solch eine Grasnarbe, wie wir sie derzeit entlang der Küsten sehen.«[8]

Warum weiden Schafe auf den Deichen und nicht etwa Rinder oder Pferde? Durch den Tritt der Schafe »entsteht eine gewisse Bodenverdichtung, aber nicht zu doll, und gleichzeitig gibt es keine Trittschäden«, erklärt Schäferin Jenny Kniestedt. »Eine Kuh oder ein Pferd wäre zu schwer für den Deichkörper. Die dürfen den Deich auch nicht betreten. Die würden den eher kaputt machen.« Kniestedt zieht mit ihren 1.600 Tieren über die Deiche am Ostufer der Elbe, rund um Lenzen und Wittenberg. Die Deichpflege verläuft in drei Etappen, erzählt sie. Zuerst wird mit Maschinen »geschleppt, da werden Maulwurfhügel glatt geschoben und die Grasnarbe eingeglättet«. Dann kommen die Schafe. Und danach werden maschinell die Pflanzen abgemäht, die von den Schafen verschmäht wurden.[14]

Das Land Brandenburg unterhält »ca. 1.500 km bzw. ca. 3.000 ha Deiche«, doch nur gut ein Drittel davon wird mit Schafen beweidet.[13] Es gebe nicht genügend Schäfer*innen für weitere Deichpflegeverträge, meint Lysann Jacob. »Und dann ist auch nicht jeder Deich für die Beweidung geeignet. Gerade wenn die neu gebaut sind, ist das schwierig. Und manchmal ist es auch ein Problem im Kopf der Leute. Die machen lieber so weiter wie bisher«, wenn sie die Deichpflege mit Maschinen statt mit Schafen gewohnt seien.[15] Dabei habe sich gezeigt, dass die nur maschinell gepflegten Deiche, »wenn das Hochwasser kommt, nicht so standhalten wie Deiche, die mit Schafen beweidet werden«, sagt Schäferin Kniestedt.[14]

Immerhin haben sie und ihre 25 Deichpflege-Kolleg*innen in Brandenburg ein relativ verlässliches Auskommen, verglichen mit anderen Schäfer*innen. Sie bekommen 248 Euro pro Hektar und Weidegang, also knapp 500 Euro pro Hektar und Jahr. Das Fleisch der Schafe spielt bei Kniestedts Einkommen keine nennenswerte Rolle: »Wir leben nicht wirklich vom Fleischverkauf.«[14]

Wolle zu verschenken

Steil, buckelig, stark verbuscht: So sehen die Geländestreifen entlang der Straßen aus, die zu den Weidegründen für rund hundert Mutterschafe gehören, der Herde von Birgit und Karl-Josef Tölkes im Eifel-Dorf Fließem. Obwohl diese Areale nicht einmal gemäht werden könnten, obwohl mit ihnen wirklich nichts anzufangen ist außer einer spärlichen Beweidung mit Schafen oder Ziegen, zahlen die Tölkes dafür Pacht. Zum Glück gibt es auch eine größere, ebene Wiese, die sie mit Stallmist düngen und mähen können, sodass es genügend Heu für den Winter gibt.

Tölkes sind keine Wanderschäfer, keine Hüteschäfer, sondern Koppelschäfer: Die Tiere werden nicht gehütet, sondern sind auf der jeweiligen Weidefläche eingezäunt. Und sie werden auch nicht von einer Weide zur nächsten getrieben, sondern gefahren: »Wir haben einen großen Anhänger.« Die alten Schafe im Stall »wissen schon, wenn sie im Frühjahr in den Hänger sollen: Es geht auf die Wiese! Und im November, wenn schlechtes Wetter ist, alles nur matschig, und der Anhänger kommt, dann ist klar: Es geht in den Stall.« Zur Herde gehören zwei Rassen: Merino-Landschafe und Coburger. Die Coburger, etwas kleiner als die Merinos, »verbeißen so gut wie Ziegen«, knabbern also gerne an den Zweigen von Sträuchern und Bäumen herum, was auf den verbuschten Flächen natürlich ein großer Vorteil ist. Wenn die Lämmer »eine gewisse Größe haben, so ab 35 Kilo, tun wir sie in den Stall. Weil man die danach nicht mehr gefangen kriegt. Die kennen ja den Anhänger nicht.« Im Stall bekommen die Lämmer abends auch etwas Kraftfutter. Wenn sie ihr Schlachtgewicht von 45 bis 50 Kilo erreicht haben, sind sie bis zu zwölf Monate alt.[16]

»Wir wollen unsere Tiere komplett verwerten.« Deswegen bieten die Tölkes auf den Märkten nicht nur ihr Lammfleisch an, sondern auch Wurst aus erwachsenen Schafen, Felle und aus Wolle selbst hergestellte Gegenstände wie Taschen. Davon leben können sie nicht. »Wir verdienen nichts, wir machen Umsatz.«[16]

Die Metzgerei berechnet 90 Euro pro Lamm, die Gerberei 50 Euro pro Fell und die Spinnerei um die 14 Euro für die brauchbare Wolle von einem Tier. Das sind schon einmal Kosten von gut 150 Euro pro Tier. Dazu kommt der Aufwand für die Instandhaltung der Zäune, für Ställe, Maschinen, Energie, Kraftfutter und so weiter.

Die Wolle muss sorgfältig sortiert werden: Das Haarkleid von Bauch, Füßen und Schwanz taugt nicht für Garn und kommt bei Tölkes auf den Kompost.[16] Die übrige Wolle lassen sie im 50 Kilometer entfernten Hallenberg waschen, kämmen und zu Garn verarbeiten, in der Spinnerei Sauerland-Wolle von Klaus Dickel. Er bietet in seinem Online-Shop zwar auch einige Textilien und Garne aus Moschus- und Alpaca-Wolle an, aber das sei ein Nebengeschäft. Die Wolle von Schafhalter*innen zu Garn verarbeiten, »das machen wir zu 99 Prozent«.[17] Zwei Drittel seiner Kundschaft kommt aus Deutschland, ein Drittel aus dem europäischen Ausland, darunter viele »Kleinherden-Halter«,[17] die nicht einsehen, dass sie die Wolle ihrer Tiere wegwerfen sollen, nur weil damit nichts zu verdienen ist.

»Meine Wolle habe ich dieses Jahr verschenkt bekommen«, freut sich der rheinische Schäfer Thomas Schneider. »Die habe ich drei Jahre lang gesammelt, weil es dafür gar keinen Absatz gab. Und dieses Jahr hat sich jemand erbarmt, die Wolle abzuholen. Sonst hätte ich sie als Sondermüll entsorgen müssen. In den letzten drei, vier Jahren ist es eskaliert, dass die Händler die Wolle gar nicht mehr abgenommen haben.«[3]

Nicht ganz so schlimm ist es bei Deich-Schäferin Jenny Kniestedt. »Wir haben einen Wollhändler, der kauft die Wolle auf. Aber das deckt nicht einmal ansatzweise die Kosten«, erzählt sie. »Ich weiß nur, dass meine Wolle in große Lagerhallen kommt und dann gepresst wird. Sie sind in Deutschland wohl nicht in der Lage, die komplett weiterzuverarbeiten. Also geht sie ins Ausland und kommt dann irgendwie wieder zurück.«[14]

Auch Ruth Häck, Schäferin auf der Schwäbischen Alb, ist ihre Wolle losgeworden. »Heute wird die Wolle vom Wollhändler abgeholt. Hauptabnehmer ist China. Die letzten Kämmereien in Bremen und Leipzig haben inzwischen zugemacht«, schreibt sie auf der Homepage des Bundesverbands Berufsschäfer.[18]

Eifel-Schäfer Günther Czerkus kennt den Weg seiner Wolle etwas genauer. »Ich habe sie an einen Händler aus Frankreich verkauft. Der hat sie bei mir abgeholt, hat sie nach Frankreich gefahren, dort wurde sie sortiert, gepresst und in die Wollwäsche nach Tschechien geschickt. Da wurde sie gewaschen, getrocknet und wieder gepresst, nach Frankreich zurückgefahren, und da wurde sie eingelagert, bis sich in China wieder ein Absatzfenster geöffnet hat. Dann ist die Wolle nach China gegangen, ist dort verarbeitet worden und als Fertigprodukt zurück auf den europäischen Markt gekommen.« Czerkus bestätigt die Erfahrung von Schäfer Schneider: »In den letzten Jahren ist die Wolle zum Teil komplett liegen geblieben. Und zum Teil haben die Kollegen zwischen zehn und 20 Cent pro Kilo bekommen. Wir zahlen aber 3,50 bis 3,80 Euro, um ein Schaf scheren zu lassen, plus die Verpflegung und die Übernachtung für die Scherer.« Die Schur ergibt pro Schaf durchschnittlich drei bis vier Kilogramm verwertbare Wolle. Nur um die Kosten zu decken, müssten die Schäfer*innen deutlich mehr als einen Euro pro Kilogramm Wolle bekommen. Und dann hätten sie damit noch keinen Cent verdient.[9]

Der Handel mit der Wolle sei »eine Katastrophe«, stimmt Schäfer-Funktionär Völl in das Klagelied ein. Nur zehn bis 30 Cent gebe es pro Kilogramm, »Merino-Wolle liegt vielleicht bei 50 Cent«. Das liege vor allem an der Konkurrenz aus Australien und Neuseeland, wo man »problemlos 10.000 Schafe halten« könne – pro Herde und alle von einer Rasse, vor allem Merinos. »Die gesamten, rundum damit verbundenen Kosten sind dort deutlich niedriger.« Deshalb »können die einfach 30, 40 Prozent preiswerter anbieten« – sowohl das Lammfleisch als auch die Wolle.[8]

Aber es gibt einen Hoffnungsschimmer. Der Tiroler Schafzuchtverband verkauft Produkte aus der Wolle von Tiroler Bergschafen direkt über seine Homepage.[19] Und der Outdoor-Ausrüster Oberalp AG aus Bozen (›Salewa‹) verarbeitet ebenfalls die Wolle dieser Schafe sowie die Wolle von Villnöser Brillenschafen,[20] einer vom Aussterben bedrohten Südtiroler Rasse. Die Aktivist*innen zur Erhaltung dieser Rasse »wurden die Wolle nicht los. Es sei denn, sie hätten sie verschenkt«, berichtet Christine Ladstätter. Sie ist bei Salewa zuständig für das Thema Wolle. Sechs bis sieben Tonnen Wolle von Bergschaf und Brillenschaf kauft und verarbeitet Salewa jetzt pro Jahr. Die Schäfereien bekommen mindestens 1,20 Euro pro Kilogramm Wolle, für die Villnöser-Wolle gibt es etwas mehr. Verarbeitet wird die Wolle dann in nahegelegenen Regionen Italiens: Gewaschen in der Lombardei, gekämmt in der Provinz Padua und gesponnen wiederum in der Lombardei.

Die Bergschafwolle gibt eine gute Füllung für Outdoor-Jacken her, denn sie »ist gekräuselt, und wenn sie zusammengedrückt wird, dann springt sie gut zurück, und schließt natürlich gut Luft ein«.[21] Die Jacken sind mit einer Mischung von 50:50 Wolle und Polyester gefüllt, wobei die Kunstfaser Wärme reflektierende Nanopartikel enthält. Auch das Garn für Mützen und Handschuhe von Salewa besteht aus dieser Mischung. Ab Winterkollektion 2023 sollen auch

Jacken und Pullover mit der Wollmischung angeboten werden. Für Unterwäsche eignet sich die Bergschafwolle allerdings eher nicht – für mitteleuropäische Komfortgewohnheiten ist sie zu kratzig.[22]

Das trifft auch auf die Wolle zu, die Dagmar Fresenius in Berlin ihren inzwischen sechs Schäfereien abkauft, um daraus für ihr Label »Mährle Wolle«[23] Garn in Naturfarben für Heimtextilien und Oberbekleidung herzustellen. Zehn Tonnen pro Jahr sind es inzwischen und sie zahlt »jedem Schäfer den gleichen Preis« für die »faire Behandlung von Mensch, Tier und Umwelt«. Wie hoch der genau ist, will sie mir nicht verraten, aber jedenfalls »über 1,50 Euro«. Die Tiere ihrer Schäfer sind auf der Insel Föhr und auf Deichen in Schleswig-Holstein unterwegs, in Brandenburg, in der Rhön und auf der Schwäbischen Alb. Die Schäfer leben hauptsächlich vom Geld für die Landschaftspflege und vom Lammfleischverkauf – und fanden es eine Schande, ihre Wolle verschenken oder gar vernichten zu müssen. Nach langer Suche hat Fresenius dann auch ihre Verarbeitungsbetriebe gefunden: Wäschereien in der Wallonie und in Tirol, eine Spinnerei in Niedersachsen und eine Färberei in Hessen. Zum Jahresbeginn 2021 ist sie mit ihrem Online-Shop gestartet, zum Jahresende 2022 soll Mährle Wolle endgültig ihr Haupterwerb werden.[24]

Dann gibt es da noch die Schafwollspinnerei Höfer im oberbayerischen Bad Feilnbach, durchaus auch zuständig für Unterwäsche, weil hier die flauschige Merino-Wolle verarbeitet wird. »Wir zahlen momentan den dreifachen Preis dessen, was ein Wollhändler in Deutschland zahlt«, versichert Firmenchef Matthias Höfer. Wenn es vom Händler 50, vielleicht 60 Cent für das Kilogramm »1a-Merino-Qualität« gibt, sind es bei ihm »1,50 Euro, aber auch nur für unsere Stamm-Schäfer, weil wir die beste Qualität brauchen, und Qualität geht bei der Schur schon los«. Da muss minderwertige Wolle »perfekt aussortiert« werden. »Würden wir nur 70, 80, 90 Cent zahlen, dann würde jeder unserer Schäfer sagen: Ja, dann sortiere ich das nicht mehr, das ist es nicht wert!«[25]

»Wir fahren extrem regional. Wir haben 130 Schäfer, die für uns arbeiten. Die beliefern uns jährlich mit ungefähr 100 Tonnen Wolle.

90 Prozent ist aus Südbayern«, der Rest aus anderen Teilen Deutschlands. Vor allem Wolle von Merino und Bergschaf verarbeitet Höfers Betrieb. Einige andere Rassen, etwa Heidschnucken und Schwarzkopf-Milchschafe, liefern einen kleinen Teil, den »wir als Mischwollen hernehmen zum Filzen.« Seine Schäfer*innen »machen hauptsächlich Landschaftspflege«, sagt Höfer. »Die meisten sind Wanderschäfer, die hauptsächlich daran verdienen, dass sie Weiden bewirtschaften, die mit Maschinen nicht zu bearbeiten sind. Die werden oft vom Staat sehr gut bezuschusst.«[25]

In der Spinnerei Höfer wird die Wolle gewaschen, gekämmt, gesponnen, gefärbt, es wird gewebt und gestrickt, und eine ganze Palette von Produkten entsteht hier: Wollgarn in vielen Farben, Jacken, Westen, Socken, Mützen und Handschuhe, Filztaschen, Bettwäsche, Wohntextilien, Teppiche, Woll- und Heildecken. Aber wie können diese Produkte mit der Billigware aus Übersee konkurrieren? Seine Wolle sei »a bisserl rustikaler« als die Industrieware, räumt Höfer ein. Aber »wir verkaufen unsere Produkte alle selber und haben den Handel ausgeschlossen. Somit können wir sehr attraktive Preise machen.« Und eines muss der stolze Chef auch noch loswerden: »Es gibt nichts Vergleichbares. Was wir herstellen, ist hundert Prozent Wolle. Sie finden nichts, was aus dem Ausland kommt und zu hundert Prozent Wolle ist. Da ist immer Polyamid, Polyacryl oder sonstiges dabei, weil sich das einfach in Massen besser verarbeiten lässt.«[25]

Lammfleisch – warum nur zu Ostern?

»Erst ab Ostern kommt bei uns Geld rein«, sagt Schäferin Birgit Tölkes.[16] Denn Lammfleisch ist ein Saisongeschäft, wie Wild oder Gans. Wild essen die Deutschen im Herbst und Winter, Gans zu Weihnachten und Lamm zu Ostern. Warum eigentlich? Und dann kaufen wir in den meisten Fällen, wohl eher unwissentlich, auch noch Lammfleisch aus Neuseeland oder Australien statt von unseren europäischen Schäfer*innen. Das Überseefleisch ruiniert die Preise für die hiesigen Produkte, aber das »interessiert den Lebensmittelhandel offenbar nicht«, bemerkt Schafzuchtvertreter Stefan Völl. »Wir hätten gerne, dass das transparent gemacht wird, damit man weiß, von wo das Lammfleisch ist, das da angeboten wird, sodass der Verbraucher gezielt nach deutschem Lammfleisch Ausschau halten kann.« Der Verzehr von Lammfleisch liege »bei 0,9 bis einem Kilogramm pro Kopf und Jahr« in Deutschland, bei einem Gesamtfleischverzehr von 55 Kilogramm. Und von diesem einen einzigen Kilogramm Lamm »kommen vielleicht 650 Gramm aus Übersee und 350 Gramm aus heimischer Erzeugung«.[8]

Auf eine andere Schwierigkeit bei der Lammfleischvermarktung weist Eifel-Schäfer Günther Czerkus hin: Der Lebensmittelhandel möchte gerne Lämmer mit den immer gleichen Proportionen haben, damit das abgepackte Fleisch einheitlich konfektioniert ist. Diese Bedingung können die Überseelieferanten perfekt erfüllen, denn ihre Lämmer gehören alle derselben Rasse an und werden unter identischen Umweltbedingungen groß. Das sieht bei uns ganz anders aus, »weil wir in Deutschland 70 verschiedene Rassen betreuen und dann die ganzen Kreuzungen daraus«. Das ist ein großer genetischer Schatz, denn jede dieser Rassen ist an das jeweilige Klima und Nahrungsangebot angepasst und an ihren Haupthaltungszweck Fleisch, Wolle oder Milch. »Bis Ende 2020 hatten wir große Schwierigkeiten, Lämmer zu verkaufen, die mehr als 42 Kilo gewogen haben, denn dann hatten die Verarbeiter Schwierigkeiten in der Schlachtstraße. Wenn es zu groß ist, bleibt das Lamm in der Schlachtstraße hängen. Und die Zuschnitte, zum Beispiel die Koteletts, die in einer EU-Verpackungsschale präsentiert werden, die sollen genormt sein. Sonst sieht die Schale entweder halb leer aus oder das Fleisch lappt über, das sieht dann nicht appetitlich aus. Von daher brauchen die Händler genormte Tiere.«[9]

Bei Wolle denken die Schäfer*innen schon lange nicht mehr an Verdienst, aber auch mit Lammfleisch »kann man nicht mehr wirklich Geld verdienen«, urteilt Deich-Schäferin Jenny Kniestedt. »Nur davon leben kann man als Schäferin nicht mehr.«[14] Und Alb-Schäferin Ruth Häckh rechnet vor: »1994 habe ich für ein Kilogramm

Lammfleisch, lebend gewogen 3.60 DM bekommen, das sind bei einem 40-Kg-Lamm 144 DM. Heute bekomme ich 2,10 Euro, das sind bei einem 40-Kg-Lamm 84 Euro. Um es kostendeckend aufzuziehen, müssten es 4,60 € sein.«[26] Eifel-Schäfer Günther Czerkus stimmt ihr zu. »Der Ertrag, den wir bis 2021 für die Lämmer bekommen haben, hat die Kosten für die Lammerzeugung nicht mehr gedeckt.«[9]

Um den Jahreswechsel 2021/22 sind für die Schäfer*innen aber Weihnachten und Ostern zusammengefallen. Denn statt der von Schäferin Heckh als Grenzlinie zwischen roten und schwarzen Zahlen genannten 4,60 Euro pro Kilogramm gab es sieben Euro. Vom Schlachtgewicht, also Knochen eingerechnet, daher ein »Spitzenpreis. So hoch war der noch nie«, versichert Martin Ganter von der Tierärztlichen Hochschule Hannover. Unter anderem »wegen des Brexits«, denn die Briten dürfen nun nicht mehr in beliebiger Menge Lammfleisch zollfrei in die EU einführen.[27] »Die Preise sind im Moment aus Sicht der Schafhalter äußerst zufriedenstellend«, freut sich ihr Vertreter Stefan Völl. »Das habe ich in 30 Jahren noch nicht erlebt.«

Außer dem Brexit hätten dabei die mehrtägige Blockade des Suez-Kanals im März 2021 und die dadurch sowie durch Corona völlig aus dem Takt geratenen globalen Lieferketten eine Rolle gespielt. Die neuseeländischen und australischen Lammfleischexporteure hatten Probleme mit den Containerschiffen. Container waren nicht alle so verfügbar wie gewünscht, weshalb sie ihr Exportkontingent laut Stefan Völl nicht ausreizen konnten, sondern ihr Lammfleisch stattdessen nach China lieferten, wo der Fleischhunger stetig wächst.[28] Aber Achtung! Eine verlässliche Zukunftsperspektive für unsere Schäfer*innen ist das nicht. Die müssen der europäische und die nationalen Gesetzgeber erst noch schaffen.

Und wie sieht es mit dem Ziegenfleisch aus? Zwar machen es nur wenige so wie unser imaginärer Vegetarier Patrick, der gerne Ziegenkäse isst, aber kein Ziegenfleisch anrühren würde. Trotzdem gibt es dafür in Mitteleuropa schlicht keinen Markt – keine Nachfrage und kein Angebot. Und das ist schade, weil Ziegenfleisch »qualitativ sehr hochwertig ist«, so Martin Ganter von der Tierärztlichen

Hochschule Hannover. »Wir brauchen ein Umdenken bei den Verbrauchern, damit die eben auch Ziegenfleisch essen.«[27] Denn das Fleisch fällt ja bei der Ziegenmilchproduktion nun einmal an, weil jedes zweite Lamm männlich ist. Das Problem ist dabei, genau wie beim männlichen Nachwuchs von Legehennen, bei männlichen Kälbern von Milchkühen oder Lämmern von Milchschafen: »Diese Ziegenlämmer haben leider nicht so viel auf den Rippen«, erklärt Stefan Völl. »Das heißt, man muss die noch anfüttern, bis sie auch ein bisschen Gewicht auf die Waage bringen.«[28] »Die Aufzucht der Bocklämmer lohnt sich in Deutschland überhaupt nicht«, klagt auch Schäfer Günther Czerkus. Sie würden im Alter von einer Woche »im Wesentlichen« nach Holland verschickt. Er habe keine Ahnung, wie holländische und belgische Mäster es schafften, »Geld damit zu verdienen«.[9]

Keine Chance für Mehrnutzungsrassen

Das ganze Tier zu nutzen, wie es sich die Schäferfamilie Tölkes vorgenommen hat – ökologisch wäre das äußerst wünschenswert. Also, dass Schafe und Ziegen die Landschaft pflegen und zugleich Wolle, Fleisch und Milch liefern würden. Aber nein – Wanderschäferei und Milchgewinnung gehen natürlich überhaupt nicht zusammen. Die Schäfer*innen können ja nicht eine Melkanlage hinter der Herde herschleppen – und wie sollte die Milch dann täglich zu einer der ganz raren Schafmilchmolkereien kommen?

Landschaftspflege und die Erzeugung hochwertiger Wolle, das kann tatsächlich zusammengehen, haben wir von Spinnereichef Matthias Höfer gelernt. Auch Landschaftspflege und Fleischproduktion können Hand in Hand gehen, wenn die Weidegründe genügend Nahrhaftes bieten, wie im Kölner Grüngürtel. Bei den Deichschafen sollte das ebenfalls funktionieren, weil sie bestes Futter finden.

Aber insgesamt kämen aus der Landschaftspflege »zu viele zu kleine, zu magere Lämmer«, stellt Agrarforscher Martin Ganter fest. Das betrifft ausgerechnet jene Weidegründe, die für den Schutz der Artenvielfalt besonders wichtig sind, wie Kalkmagerrasen, Heiden und Moore. »Da ist ja kaum vernünftiges Futter« zu finden. Und um die Lämmer nach der Trennung von der Herde für Biofleisch zu mästen, dürfen sie »zum Beispiel kein Ackergras von einem konventionellen Hof aufnehmen. Was soll da dran kommen? Die werden hoch gehungert. Das ist nicht zu vermarkten.« Ganters Fazit: »Man muss entscheiden: Mache ich Lammproduktion oder mache ich Landschaftspflege?« Zu glauben, man verdiene sein Geld mit Landschaftspflege und bekomme dann noch »on top einen Haufen Geld für die Lämmer«, das sei eine Illusion.[27]

Die Landschaftspflege »wird sicherlich honoriert«, erkennt Schäfer-Funktionär Stefan Völl an. »Ich gehe auch davon aus, dass das einigermaßen zufriedenstellend ist, aber es hat jetzt nicht dazu geführt, dass man sich um die Pflege dieser Flächen reißt. Da ist mit Sicherheit noch etwas Luft nach oben.«[8]

Schäferin Ruth Häckh rechnet vor: »Um auf das Einkommensniveau anderer landwirtschaftlicher Betriebe zu kommen, müsste es eine flächenbezogene Prämie von mindestens 280 € geben, was immer noch günstiger ist, als die Flächen mit Maschinen zu pflegen.« Diese Arbeit könne »oftmals von Maschinen gar nicht geleistet werden, wie an den Hängen der schwäbischen Alb und an den Deichen beim Hochwasserschutz.«[26]

Unter den derzeitigen Bedingungen haben die meisten Schäfer*innen nur diese Wahl: Landschaftspflege oder Fleischproduktion. Und für welches von beidem sie sich auch entscheiden: Es muss genug dabei herausspringen, um die Schur der Tiere davon zu bezahlen. Denn die Wolle ist im gegenwärtigen System ja nur ein lästiges Nebenprodukt, quasi Abfall.

Weidemilch oder Stallmilch?

Es ist das Gleiche wie bei den Milchkühen: Wenn es nicht ums Fleisch geht, sondern um die Milch, dann muss rund um den Hof (oder den Stall mit der Melkanlage) reichlich Grünland vorhanden sein. Sonst wird die Weidehaltung von Milchschafen oder -ziegen zu aufwendig.

Sie müssten ja zwei Mal am Tag mit dem Tiertransporter hin- und hergefahren oder über weite Strecken getrieben werden.

Die Weidehaltung dieser Tiere sei »auf jeden Fall machbar«, beharrt Umweltschützerin Tanja Dräger vom WWF. Sie schlage sich zwar auf die Preise nieder. »Aber wir sollten uns auch immer vergegenwärtigen: Es ist ein Tier, es sollte es in seinem Leben gut haben, es sollte sich wohlfühlen. Und hier ist im Moment ›Bio‹ die einzige Zertifizierung, mit der gewährleistet ist, dass es ein hoher Standard ist.«[29] »Fast alle Betriebe, die melken, sind Biobetriebe, und da müssen die Tiere zumindest Auslauf haben«, wenn es sich auch nicht um echte Weidehaltung handelt.[9] Diese Einschätzung von Eifel-Schäfer Günther Czerkus bezieht sich auf Deutschland, aber auch hier muss wohl zwischen Schaf- und Ziegenhaltung unterschieden werden.

»In der Regel hat man bei den Milchschafen auch weiterhin Weidehaltung. Mir ist kein Betrieb bekannt, der reine Stallhaltung machen würde.« Das gelte auch für die Niederlande, versichert Agrarforscher Martin Ganter. Damit die Schafe Milch geben, »muss auf jeden Fall ein Mal im Jahr eine Lammung sein.« Dementsprechend gebe es auch Phasen, in denen die Schafe keine Milch geben, in denen sie »trocken stehen«. »Da brauche ich die ja gar nicht im Stall« und die Freilandhaltung ist dann viel günstiger.[27] Reine Stallhaltung sei bei Schafen und Ziegen in Deutschland die Ausnahme, meint auch Schäfer-Funktionär Völl. Aber »ich kann nicht ausschließen, dass der ein oder andere Ziegenhalter mit einem größeren Betrieb die Tiere drinnen hält, weil er zu wenig Grünfläche in Hofnähe hat«. Und »der Transport des Futters in den Stall ist dann günstiger, als die Tiere weiter weg transportieren zu müssen und sie jeden Tag morgens und abends zum Stall zu holen, um sie dort zu melken.«[8] Martin Ganter widerspricht dieser Einschätzung: »Die konventionellen Milchziegen-Betriebe haben reine Stallhaltung.« Denn man könne »nicht 1.400 oder 1.600 Liter pro Ziege pro Jahr mit Weidehaltung erzielen, das ist praktisch unmöglich.«[27]

Aber es geht auch anders, nur natürlich nicht mit einer solch gewaltigen Milchleistung.

Qualität vor Milchleistung

Als wäre ein Tatort zu untersuchen, muss ich mir Einweg-Plastikbezüge über die Schuhe ziehen. Aber der »Tatort« ist bloß die blitzsaubere, metallblinkende Käseküche von Petra Elsen im Eifeldorf Hommerdingen. Links in der Ecke steht ein riesiger Stahlkessel, in dem die Ziegenmilch pasteurisiert und dann mit Lab-Ferment gemischt wird, wovon sie gerinnt und schließlich ein wenig vorreift. Im Rest des Raums reihen sich lange Tische mit zahllosen runden Körbchen, in denen der frische Käse austropft und weiter reift. Er stehe hier meist nur zwei Tage, erklärt Petra Elsen. Dann werde er verkauft.

Im winzigen Hoflädchen neben der Käseküche erstehe ich eine Auswahl von Sorten, von denen mir jede nach einer längeren Reifezeit als zwei Tagen aussieht: Ein weißer Käse nach Feta-Art, einer mit Kräuterauflage zum Braten und ein hellgelber, fester Schnittkäse. Und dann lässt Elsen noch etwas in die Papiertüre flutschen, ein Geschenk, das sich daheim als ein sehr würziges, halbtrockenes Käselaibchen herausstellt. Ein Käse in der Art, wie er wohl auch im westfranzösischen Poitier hergestellt wird, wo Elsen ihr Handwerk gelernt hat.

Nicht Tausende von Milchziegen, wie in Holland, sondern nur rund 100 hält sie. »Der größte Teil der Herde hat ganzjährigen Auslauf. Und sobald es geht, ab Mai, haben sie tagsüber Weidegang, wenn das Wetter es erlaubt.«[30] Das mit dem Wetter ist so eine Sache bei Ziegen, aber dazu später. Elsens Tieren werden keine 1.500 Liter Milchleistung pro Jahr abverlangt, wie in den industriellen Betrieben. Diese Deutschen Edelziegen mit eingekreuzten Anglo-Nubiern geben die Hälfte, 700 bis 800 Liter.

Rund um den Stall liegen üppige, mit Mist gedüngte Weiden. Auf der gegenüberliegenden Talseite dagegen ist ein Hang mit eher fahlem Grasbewuchs zu sehen, von Gebüschen gesäumt, mit einzelnen großen, alten Eichen und einem kleinen Zwetschgenbaumhain, eine Naturschutzfläche. Diesen Hang lieben die Ziegen über alles. Auf dem Magerrasen gibt es offenbar Kräuter, die sie besonders schmackhaft finden. An den Büschen können sie Triebe und Rinde knabbern.

Die Eichen spenden Schatten. Und wenn die Zwetschgen fallen, ist das der Höhepunkt des alljährlichen Festmahls.

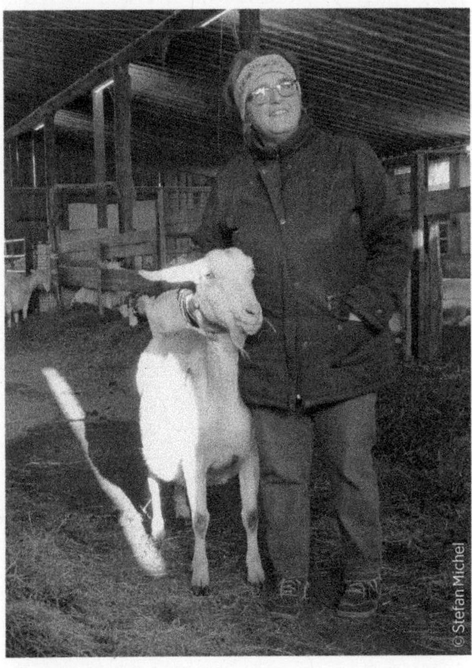
© Stefan Michel

Ziegenkäserin Elsen

Auch wenn die Ziegen den Tag auf einer üppigen Weide verbracht haben, stürzen sie sich abends im Stall, in dem auch die Melkanlage steht, auf das Trockenfutter, als hätten sie den ganzen Tag über nichts zu fressen bekommen. Sie besorgen sich wohl so die Ballaststoffe, von denen das frische Gras zu wenig hat. Und sie bekommen hier das ganze Jahr über auch ein Kilogramm Kompaktfutter pro Tag und Tier, bestehend aus Hafer, Weizen und Triticale (eine Kreuzung aus Roggen und Weizen).

In einem abgetrennten Teil des Stalls stehen einige wenige Rinder. Sie dürfen die Molke aus der Ziegenmilch saufen. Und ihnen wird als Futter vorgelegt, was die Ziegen vom Heu in ihrer Raufe liegen lassen, das sind viele Reste. Die Ziegen lassen »von den Pflanzen die Stängel und die gröberen Teile übrig. Und damit wir das nicht auf den Mist schmeißen müssen, legen wir es den Rindern vor. Die fressen das Beste noch da raus und der Rest kommt in die Einstreu.«[30] Die gleiche Aufgabe haben die Rinder auch im Sommer, wenn sie mit den Ziegen auf der Weide sind. Die Ziegen naschen nämlich von vielen Pflanzen nur die zarten Blätter und Knospen ab, lassen die Stängel aber stehen. Die Rinder begnügen sich dann mit dem Rest der Pflanzen.

Petra Elsen verschenkt ihre männlichen Lämmer nicht an einen niederländischen Mäster, sie verkauft sie an einen Bauern in der Nachbarschaft. »Wir bekommen für die nicht viel, das ist aber auch egal. Wir kennen die Leute, wir wissen, wie der Stall aussieht. Die werden da gut gehalten.« Und auch eine Metzgerei gibt es in der Nachbarschaft, die diese Lämmer zu Wurst verarbeitet, wenn ihre Zeit gekommen ist. Diese Wurst gibt es dann wiederum im Hoflädchen zu kaufen.[30]

Schafe fressen beinahe alles, was draußen wächst, Ziegen dagegen nur eine sehr spezielle Auswahl davon. Ob es regnet oder schneit, Schafen ist das ziemlich einerlei. Unsere Hausziege dagegen ist trotz Jahrhunderte währender Zucht eine Art des trockenen Südens geblieben, die mit Klima und Vegetation in Zentraleuropa nur bedingt zurechtkommt. Sie stammt von der Wildziege (*Capra aegagrus*) ab, die im südwestlichen Asien zwischen der Türkei und Pakistan zuhause ist. Und sie ist wasserscheu. Heide-Schäfer Thomas Schneider kann ein Lied davon singen: »Ziegen im Winter draußen zu halten ist immer etwas schwierig« und »schon im Sommer laufen die bei einem Schauer direkt unter die Bäume«.[3] Die bei Biohaltung vorgeschriebene Kombination aus Stall und Freifläche ist deshalb in unserem Klima oft Stallhaltung mit (theoretischer) Auslaufmöglichkeit. »Beim ersten Regentropfen sind die drin und wollen gar nicht raus«, hat Agrarforscher Martin Ganter beobachtet.

Noch eine Eigenheit macht die Haltung von Ziegen schwieriger als die von Schafen oder Rindern. Rinder, wenn sie die Wahl haben zwischen hochkalorischem Konzentrat und nährstoffarmem, aber ballaststoffreichem Futter, sorgen selbst dafür, dass sie von beidem die passende Mischung fressen. »Die Ziegen ziehen im Zweifelsfall immer das Konzentrat vor«, erklärt Ganter, also jene Mischung aus Getreide oder Hülsenfrüchten, konzentriertem Eiweiß und Mineralien. »Und deshalb ist die große Kunst bei der Ziege, das so zu gestalten, dass sie Konzentrat aufnimmt, aber dazwischen genügend Raufutter verzehrt. Wenn die Ziege vor dem Trog steht und da ist noch Kraftfutter, wird sie immer das Kraftfutter nehmen.« Deshalb müsse man »diese Konzentratmengen auf sehr, sehr viele kleine Portionen pro Tag verteilen.«[27] Denn das ist wiederum bei den Ziegen genauso wie bei Kühen: Wenn sie zu viel Kraftfutter und zu wenig Ballaststoff fressen, verursacht das eine Azidose (Übersäuerung), die sehr schnell tödlich enden kann. Aber auch beim Raufutter, also beim Heu, sind die Ziegen äußerst wählerisch, bestätigt Martin Ganter die Erfahrungen von Käserin Petra Elsen. »Wenn Heu von gestern in der Raufe ist, dann ist das für die altes Zeug. Das frisst man nicht. Das stinkt ja nach Stall. Das muss frisch vorgelegt werden. Das ist die entscheidende Geschichte. Stroh nehmen die genauso gerne, wenn's frisch ist. Es muss nur gute Qualität sein.«[27]

Andererseits haben Ziegen für die Milcherzeugung im industriellen Maßstab einen entscheidenden Vorteil: »Eine Spitzenziege kann im Extremfall mehrere Jahre durchgemolken werden, ohne dass sie ein Lamm kriegt«, erläutert Ganter. Die Ziegenmilchfabriken sind also selten in der Not, männliche Lämmer irgendwie loswerden zu müssen. »Da müssen wir hin, da sind wir auf einem guten Weg«, findet der Agrarforscher, »dass schon gar nicht so viele Lämmer anfallen«, die niemand haben will.[27]

Die hundert Milchziegen von Petra Elsen in der Eifel sind für niederländische Verhältnisse dagegen ein Witz. »Im Schnitt hat der holländische Betrieb tausend Milchziegen«, der größte, den Ganter kennt, sogar 7.000. »Hier in Deutschland haben wir in der Regel Biobetriebe, die nicht so groß sind, die aber auch immerhin bis zu 600, 800 Milchziegen haben.«[27] Dementsprechend liege der Anteil von heimischem Schaf- und Ziegenkäse in Deutschland »unter zehn

Prozent«, beklagt Bauernverbandsexperte Stefan Völl. »Da wären sicherlich auch weitere Anreize notwendig, um mehr einheimische Produkte anzubieten.«[8]

Wildernde Hunde – und dann noch der Wolf

Hunde sind ein großes Problem für alle Schäfer*innen, beziehungsweise nicht die Hunde, sondern ihre verantwortungslosen Halter*innen. Das fange an beim »ganz alltäglichen Ärger«, so die schwäbische Schäferin Ruth Häckh, nämlich mit Hunden, die auf die Weide scheißen. Dabei bestehe immer die Gefahr, »dass sich meine Schafe oder aber meine eigenen Hunde mit den Innenparasiten anderer Hunde anstecken«. Häckh hat einige Ausreden von Herrchens und Frauchens kennengelernt, zumindest von denen, die nicht gleich aggressiv werden, sondern mit ihr reden: »›Mein Hund macht nicht!‹ Aha, diese Züchtung würde viele Probleme lösen. ›Der Hund hat bereits zu Hause gemacht.‹ ›Der Dreck wird eingesammelt.‹ Glaube ich gerne, nur kann ich nirgends eine Tüte entdecken.« Schlimmer als der Kot sei es aber, wenn der Hund in die Herde rennt. »Dass es für einen friedlichen Vegetarier eine lebensbedrohliche Situation ist, wenn er von einem Fleischfresser verfolgt wird, scheint für viele Hundehalter völlig unbegreiflich.«[31]

Was für die Hundehalter*innen wie ein Spiel ihres lieben Tiers aussehen mag, endet manchmal sehr blutig. Ruth Häckh erzählt dazu eine Geschichte, die aus einem Krimi stammen könnte: »Ich war gerade dabei ins Bett zu gehen, als es an der Haustüre klingelt. ›Da laufen Schafe auf der Bundesstraße.‹« Häckh kann das kaum glauben, denn sie hat ihre Schafe sorgsam eingepfercht. Sie rast los und tatsächlich kommen ihr an der beschriebenen Stelle auf der Straße Schafe entgegen. »Das erste ist am ganzen Körper blutverschmiert, überall Wunden, das zweite hat an der Flanke eine riesige klaffende Wunde, sozusagen bei lebendigem Leibe geschält, und das dritte, ja da ist der Bauchraum geöffnet und Darmstücke hängen heraus, mehrere Meter Dünndarm schleppt das Lamm hinter sich her.« Zwei

Hunde setzen den schwer verletzten Schafen nach; es gelingt Häckh, sie einzufangen. »Auf dem Pferchplatz nur eine wüstes Gewirr von niedergerissenen, ineinander verknoteten und kaputten Netzen. Da wo die Schafe waren, überall Blutspuren, Blutlachen, Wollfetzen, Fellstücke, Teile von Gedärmen, Mageninhalt« – das Werk von zwei großen Hunden, die ›nur spielen‹ wollten. Die Schäferin und ihr Mann haben in der Nacht und am folgenden Tag viel Mühe, die überlebenden Schafe zu finden und zusammenzutreiben. Denn »die ganze Herde ist so verstört und so panisch, dass es fast unmöglich ist, die Verletzten einzufangen und in den Stall zu transportieren«. Das wird für lange Zeit so bleiben, weil die Tiere traumatisiert sind und jetzt auch Panik vor der Schäferin und erst recht den eigenen, eigentlich vertrauten Hütehunden haben.[31]

Die gleichen Folgen hat eine Wolfsattacke. »Inzwischen gibt es wahrscheinlich so viele Wolfsrisse, wie es Risse von streunenden Hunden gibt«, meint Eifel-Schäfer Günther Czerkus.[9] Die Schäfer*innen seien auch bei diesem Problem gegenüber der Intensivlandwirtschaft extrem benachteiligt, so Stefan Völl vom Bauernverband. »Wir sind mit den Tieren draußen und da wird man noch einmal abgestraft durch die Auseinandersetzungen mit streunenden Hunden und mit dem Wolf. Und diejenigen, die eine reine Stallhaltung haben, Geflügel oder Schweine, die haben das Problem gar nicht.« Die Schäfer*innen hätten nichts gegen den Wolf, »aber sie wollen ihre Herden schützen. Es wäre sicherlich möglich, eine Wolfspopulation heranzuziehen, die Abstand zur Zivilgesellschaft und zu den Weidetieren hält.« Wie das gehen kann, »das wollen wir gerne der Wissenschaft überlassen«.[28]

So wie zur jetzigen Zeit geht es nach Völls Ansicht jedenfalls nicht. Wenn die Schäfer*innen für Wolfsrisse entschädigt werden wollen, dann müssen sie die Vorschriften des jeweiligen Bundeslands für den Schutz der Herde befolgen, vor allem bei der Art der Zäunung. »Der Wolf hat kein Problem, über 1,50 oder zwei Meter zu springen«, so Völl. »Im Moment ist eine Zaunhöhe von 1,10 Metern Standard. Der Wolf kann darunter her krabbeln oder drüber springen.«[8]

»Der Wolf ist keine von Ausrottung bedrohte Art«, heißt es in einer Resolution ans Europaparlament. Die Unterzeichner*innen fordern, »dass das Verfahren zu seinem Schutz so entwickelt wird, dass die Wolfspopulation reguliert und die Viehzucht geschützt werden kann.«[32] Aber es gibt auch eine andere Möglichkeit, seine Tiere zu schützen. Das Wichtigste sei, dass umherziehende Wölfe »mithilfe eines stromführenden und damit schmerzhaften Zauns gar nicht erst lernen, dass Weidetiere leichte Beute sind«, sagt Simon Keelan vom Bundeszentrum Weidetiere und Wolf.[33]

Insofern hat Schäfer Knut Kucznik aus dem Wolfsland Brandenburg offenbar alles richtig gemacht. Er schützt seine Herde mit Elektrozäunen und den selbst gezüchteten Herdenschutzhunden. »Der Wolf kann auf keinen Fall der Freund irgendeines Schäfers sein«, meint er zwar einerseits. Aber andererseits: »Unter Wölfen ist die Schäferei Kucznik sehr unbeliebt. Denn ich habe noch nicht einen einzigen Wolfsangriff gehabt.« Das Land erstattet zwar die Kosten für Zäune und Schutzhunde, aber das ist viel zu wenig. Denn der zusätzliche Arbeitsaufwand wird nicht vergütet.[34]

Der Wolf hat seinen Platz in unserem Naturhaushalt. Aber einerseits das flächendeckende Vorkommen von Wolfsrudeln anzustreben und andererseits den flächendeckenden Erhalt des Grünlands zu fordern, um den Kollaps der Artenvielfalt zu bremsen: Das ist schon ein Widerspruch. Es fehlt nicht nur an einem materiellen Ausgleich für all die zusätzliche Arbeit, die Schäfer*innen aufgrund des Wolfs haben. Die Traumatisierung der Schafe durch Wolfsangriffe und die emotionale Belastung, die es für Schäfer*innen bedeutet, regelmäßig gerissene Tiere einzusammeln, lassen sich nicht finanziell aufwiegen. Zum Wolfsmanagement gehören also auch Abschüsse von Individuen, die sich auf Weidetiere spezialisiert haben oder in menschlichen Siedlungen nach Futter suchen, und erst recht von ganzen Rudeln, die das tun. Der Paragraf 45a des Bundesnaturschutzgesetzes bietet dafür eine rechtliche Grundlage.

Ganz, ziemlich oder gar nicht nachhaltig?

»Zwischen der konventionellen und der ökologischen Schaf- und Ziegenhaltung« in Deutschland »ist kein großer Unterschied«, erklärt Stefan Völl. Ein Biosiegel auf Fleisch aus der Wanderschäferei zu fordern, wäre sogar völliger Unfug. Denn »der Wanderschäfer wandert über viele Fremdflächen, und da weiß er natürlich nicht, was darauf gedüngt wurde. Oder wenn er die kommunalen Flächen mit abweidet, dann kann er nicht die Garantie dafür geben, dass er da nicht einmal mit Mineraldünger gedüngte Flächen beweidet.«[8] All die Bauern, Bäuerinnen, Kommunen oder Naturschutzverantwortlichen, die Schafe über ihre Grünflächen ziehen lassen, werden sich hüten, ihre Flächen nur deswegen biozertifizieren zu lassen. Trotzdem ist das Fleisch aus Wanderherden, die ausschließlich draußen weiden oder nur gelegentlich etwas Heu und Grassilage bekommen, zu hundert Prozent nachhaltig.

Schweine und Geflügel werden (fast) immer mit Nahrungsmitteln wie Getreide und Hülsen- oder Hackfrüchten gemästet, Mastbullen und Kälber meistens ebenfalls zu einem erheblichen Teil. Und die allermeisten dieser Tiere sind Zeit ihres kurzen Lebens in stinkenden, dunklen Ställen eingesperrt, ohne frische Luft und Tageslicht, ohne Auslauf. Wie schon beschrieben, bekommen zumindest bei der Milchproduktion auch Schafe und Ziegen selbst im Biosektor in aller Regel einen kleineren Teil des Futters als Konzentrat, also für Menschen geeignete Lebensmittel: meist etwa ein Kilogramm pro Tier und Tag.

Und: Auch bei Schafen gibt es Industriemastanlagen, wenn auch nicht so flächendeckend wie bei Geflügel, Schweinen und Kälbern. Ein besonders übles Beispiel liefert die Tierschutzorganisation L214 aus der Region in Südwestfrankreich, die Heimat des zu Recht weltberühmten Roquefort-Käses ist. Die SARL* Grimal im Département Aveyron »mästet 120.000 Lämmer pro Jahr, zehn Prozent der Läm-

* SARL = Société Á Responsabilité Limitée, entspricht der deutschen GmbH

mer, die im Gebiet der AOP* Roquefort zur Welt kommen. Die Bilder zeigen Tausende von Lämmern, die in Gebäuden eingepfercht sind, ohne jemals Auslauf zu haben. Viele von ihnen sind krank, etliche ringen stundenlang mit dem Tod, ohne Hilfe zu bekommen. Die Tierkörperbeseitigungsbehälter sind voll mit Kadavern.«[35] Das ist das Schicksal der männlichen Milchschaflämmer. Die Bilder von ihrer Aufzucht sind ähnlich verstörend wie die aus deutschen Hühner- oder Schweineställen.[36]

Schließlich: Sobald die Lämmer von der Herde getrennt und an einen Mastbetrieb verkauft wurden, werden sie nicht selten mit großen Mengen an Konzentrat gefüttert, damit sie rasch ihr Schlachtgewicht erreichen. Das ist nicht nur eine Vergeudung von Lebensmitteln, sondern auch sehr ungesund für die Tiere. »Es gibt so was, aber das sind Ausnahmen«, urteilt Martin Ganter von der Tierärztlichen Hochschule. »Das sind eher Geschichten von früher, weil inzwischen Kraftfutter einfach viel zu teuer geworden ist.« Wenn Mastbetriebe »die Lämmer aus der Landschaftspflege kriegen, dann mästen sie die vielleicht vier Wochen nach. Aber kein Mensch wird jetzt hingehen und das übertreiben, denn sonst hat er auch Todesfälle«, durch Azidose, also einer Übersäuerung des Bluts. Diese kann innerhalb von Stunden oder von zwei, drei Tagen auftreten. Durch das Übermaß an Kraftfutter kommt es »sekundär« auch zu Leberschäden.[27] Wenn solche Tiere nicht im Alter von wenigen Monaten geschlachtet würden, sondern aufwachsen dürften, dann wären sie chronisch krank.

Folgende Fragen sollten wir dem Metzger oder der Metzgerin unseres Vertrauens stellen, bevor wir dort Lammfleisch kaufen: Aus welchem Land kommt es? Stammt es direkt aus einer Schäferei oder aus einem Mastbetrieb? Und wenn die Verkäufer*innen jetzt noch nicht über den Tresen gesprungen sind, schieben wir noch eine Frage nach: Hat das Lamm nur Gras oder auch Kraftfutter bekommen? Je öfter in der Metzgerei diese Fragen gestellt werden, desto eher werden sie beim Einkauf auf Nachhaltigkeit achten.

---

* AOP = Appellation d'Origine Protégée (geschützte Herkunftsbezeichnung)

Weniger als die Hälfte des Mindestlohns

Schäfer*innen haben einen extrem anspruchsvollen Beruf, findet ihr Lobbyist Stefan Völl. Sie müssten »die richtige Versorgung, die richtige ärztliche Betreuung« kennen, müssten »betriebswirtschaftlich das gesamte Paket der Schafhaltung, der Erzeugung und Vermarktung der Produkte beherrschen und sich darüber hinaus auch im Bereich der Dienstleistung auskennen, der Landschaftspflege und des Küstenschutzes.« Doch diese Multiqualifikation rechne sich nicht. »Die Einkommen liegen im Durchschnitt unter sechs Euro pro Arbeitsstunde« – nicht Hobbyhalter*innen sind gemeint, sondern Haupterwerbsbetriebe.[8]

»Der durchschnittliche Gewinn eines Schäfereibetriebs liegt bei 34000 €«, rechnet Schäferin Häckh vor. »Setzt man 15 € die Stunde an, müsste der Gewinn bei 110000 € liegen. Brauche ich einen Handwerker, bezahle ich aber mindestens 40 € die Stunde.«[18]

Die Schäfer*innen erbringen weit mehr an Leistung für Umwelt und Gemeinwohl als jede andere Agrarsparte: Das für die Artenvielfalt so überaus wichtige Grünland erhalten sie nicht nur, sondern sie sorgen aktiv dafür, dass dort mehr Pflanzen und Tieren leben. Sie pflegen die besonders zerbrechlichen Biotope, unsere Hotspots der genetischen Vielfalt. Sie sorgen für Blütenvielfalt in öffentlichen Grünanlagen, halten Deiche in Schuss und erbringen wichtige Dienstleistungen für Ackerbaubetriebe und Rinderhalter*innen. Für die Agrarlobby ist das alles völlig uninteressant. Lammfleisch und Wolle aus Mitteleuropa sind auf dem Weltmarkt nicht konkurrenzfähig, Ziegen- oder Schafskäse sind nur dort wirtschaftlich interessant, wo sie in industriellem Maßstab hergestellt werden, etwa in den Niederlanden, Frankreich und Italien.

Deshalb werden unsere Schäfer*innen aus dem EU-Etat kaum honoriert. Der Großteil der europäischen Agrarsubventionen fließt aus der Ersten Säule – als bedingungslose Flächenprämie. Die meisten Wanderschäfer*innen haben aber kaum eigenes Weideland oder überhaupt keines, sondern beweiden Fremdflächen, weshalb sie bei der Flächenprämie zumeist leer ausgehen.

Ein Stück weit wird diese Ungerechtigkeit ausgeglichen, zumindest in Deutschland und für den Förderzeitraum 2023 bis 2027. »Jetzt wird jeder Schaf- und Ziegenhalter wieder eine auf das Tier bezogene Förderung über die 1. Säule« der Gemeinsamen Agrarpolitik der EU bekommen, freut sich Stefan Völl. »Das sind etwa 34 Euro pro Schaf und Ziege pro Jahr. Das begrüßen wir sehr.« Die Mehrheit der bündnisgrünen Landwirtschaftsminister*innen im deutschen Bundesrat hat der Ex-Bundeslandwirtschaftsministerin Julia Klöckner (CDU) dieses Zugeständnis abgerungen. Völl erinnert aber auch daran, dass es ebenfalls eine Grüne war, die seinerzeit, kurz nach der Jahrtausendwende, auf Flächen- statt auf Tierprämien setzte. »Die damalige Bundesministerin Künast hat uns das weggenommen.«[8]

Ist die Zukunft der Schäferei nun mit der Tierprämie gesichert – falls sie auch in den EU-Agraretat ab 2028 übernommen wird? Eifel-Schäfer Günther Czerkus meint dazu immerhin: »Es verringert die Geschwindigkeit des Absterbens.«[9]

Kapitel 21

Und jetzt: Die Agrarwende!

Wie müssen wir uns künftig, nein, ab sofort so ernähren, dass wir die Klimakatastrophe abbremsen, das Artensterben verlangsamen und unseren Bäuerinnen und Bauern, die dabei mitmachen wollen, eine solide Lebensgrundlage bieten? Indem wir »hoch verarbeitete Produkte« der Lebensmittelindustrie meiden, »Nahrungsmittel, die unsere Großeltern überhaupt nicht als essbar erkannt hätten«, so die Köchin, Biobäuerin und Europaabgeordnete für die österreichischen Grünen, Sarah Wiener. Statt auf »eine vorgegaukelte Vielfalt im Supermarkt von den ewig gleichen global agierenden Händlern« hereinzufallen, die »die Lebensmittelqualität herabsetzen, nivellieren, normieren«, solle man »einfach sagen: Wenn ihr gut essen wollt, dann am besten frisch, vielfältig, regional, saisonal und ökologisch, und natürlich, das ist entscheidend, mit großer Tierreduktion. Und wenn Fleisch, dann Tiere aus wesensgemäßer Haltung.«[1]

Das Problem sei, »dass wir entkoppelt sind von dem Boden unter unseren Füßen, dass das natürliche gesunde Netzwerk der Ernährungsumgebung erodiert. Und es wird immer schlimmer jedes Jahr. Das kann man messen«, so Wiener. »Die schwerst verarbeiteten Lebensmittel werden nicht weniger, sondern nehmen immer mehr zu, und je mehr Fast-Food-Leben man in seiner unmittelbaren Umgebung hat, desto mehr nutzt man es auch.«[1] Vegane Produkte aus dem Supermarkt sind da keine Ausnahme.

Drei Fragen sind zentral beim Umbau des Landwirtschaftssektors für eine klima- und umweltverträgliche Zukunft: Wie können wir den irrwitzigen Fleischkonsum auf ein Maß reduzieren, das unserem Planeten und den Nutztieren gleichermaßen gerecht wird? Wofür sollen unsere Bäuerinnen und Bauern künftig Steuergeld bekommen und wofür nicht mehr? Und wie wollen wir den ökologischen Umbau der Landwirtschaft finanzieren?

Darüber haben sich viele kluge Leute den Kopf zerbrochen und ich nenne hier nur drei Ergebnisse dieses Denkprozesses: den Bericht des Wissenschaftlichen Beirats beim Bundeslandwirtschaftsministerium (WBAE) vom Juni 2020[2], den der Borchert-Kommission vom April 2021[3] und den Abschlussbericht der Zukunftskommission Landwirtschaft (ZKL) vom Juni 2021[4]. Den dritten Bericht finde ich besonders bemerkenswert, denn für ihn hatten sich auf Einladung der deutschen Bundesregierung an einem Runden Tisch versammelt: 31 Wissenschaftler, Wirtschaftslobbyistinnen, Verbraucherschützer, Tierschützerinnen, Naturschützer und Vertreterinnen der Bauernschaft. Sie haben den Abschlussbericht einstimmig verabschiedet, und – Achtung: Zu den Unterzeichnern zählt Bauernverbandspräsident Joachim Rukwied, der »Pöstchenkönig« der deutschen Agrarlobby.

Alle drei Papiere sind im Hause und in der Amtszeit der deutschen Bundeslandwirtschaftsministerin Julia Klöckner (CDU) veröffentlicht worden, aber keines scheint sie sonderlich beeindruckt zu haben. Sonst wäre der EU-Agrar-Haushalt 2023–2027 wohl nicht so katastrophal rückwärtsgewandt ausgefallen wie unter Klöckners Vorsitz im EU-Ministerrat geschehen.

Weniger Fleisch, sogar viel weniger

55 Kilogramm Fleisch pro Kopf und Jahr nachhaltig und tiergerecht zu produzieren, das ist vollkommen unmöglich. Deshalb muss die Tiermast drastisch heruntergefahren werden, insbesondere die von Schweinen und Geflügel. »Empfehlungen der Deutschen Gesellschaft für Ernährung folgend, sollte der Konsum von tierischen Erzeugnissen reduziert werden«, findet auch die Zukunftskommission.[5] »Mit dem grundsätzlichen Bekenntnis zur Flächenbindung in der Tierhaltung«, also zu der Relation zwischen der Zahl der Tiere und der Größe der Agrarfläche auf dem jeweiligen Hof, habe die Kommission

»klare Tierschutz-Eckpfeiler gesetzt«, frohlockt der Deutsche Tierschutzbund, der mit am Tisch saß.[6]

Das Verhältnis von Fläche zu Nutztieren ist in der Tat ein zentraler Schlüssel für die Ökologisierung der Landwirtschaft. Eine Faustregel lautet, dass zwei Großvieheinheiten von jeweils einem Hektar Land nachhaltig ernährt werden können. Das sind zwei ausgewachsene Rinder von zusammen 1.000 Kilogramm Lebendgewicht, zehn Schafe oder Ziegen, vier bis sieben Schweine oder 140 Legehennen.[7]

Allerdings ist diese Rechnung wegen des Klimawandels wohl bereits überholt. Auch die wenigen Bauern und Bäuerinnen, die heute bereits nach der Zwei-Rinder-pro-Hektar-Faustregel wirtschaften, hatten in den Dürrejahren ab 2018 ihre liebe Not, genügend Futter für ihre Tiere aufzutreiben, und erhebliche Mehrkosten. Künftig wird man wohl bei uns wesentlich weniger nachhaltige Fleisch- und Milchprodukte produzieren können, als es unter den heutigen Klimabedingungen noch möglich ist.

Wie dem auch sei: Mastbetriebe, die keine den Tierzahlen entsprechenden Agrarflächen nachweisen können, dürfen in Zukunft nicht mehr genehmigt werden. Und die bestehenden Mastanlagen, die kaum oder gar kein Futter auf eigenem Land produzieren, müssen stillgelegt werden – was natürlich nur mit viel Geld vom Staat geht, weil diese Anlagen ja nun einmal genehmigt worden sind.

Zeitgleich müssen die Futtermittelimporte in die EU, beispielsweise von Soja aus Brasilien, gestoppt werden. Das kann zum Beispiel durch Zölle geschehen, die so hoch sind, dass sich das Überseefutter für die Mastbetriebe nicht mehr rechnet.

Weg mit der Flächenprämie

Die Zukunftskommission »ist sich einig darüber, dass die bisherigen flächengebundenen Direktzahlungen den Anforderungen der Zukunft nicht gerecht werden«. Diese bedingungslosen Prämien sollten »im Laufe der nächsten zwei Förderperioden ab 2023 schrittweise und vollständig in Zahlungen umgewandelt werden, die konkrete

Leistungen im Sinne gesellschaftlicher Ziele betriebswirtschaftlich attraktiv werden lassen.«[8] Das würde bedeuten, dass die Flächenprämie erst bis 2034 abgeschafft wird. Das kann man für etwas zu viel der kostbaren Zeit halten. Und wofür sollen die knapp fünf Milliarden Euro Direktzahlungen pro Jahr aus Brüssel alleine für deutsche Landwirtschaftsbetriebe künftig verwendet werden?

Für »die Förderung eines Zwischenfruchtanbaus und des Anbaus von Leguminosen«, schlägt die Zukunftskommission vor.[9] Das nun eigens steuerlich zu bezuschussen, halte ich allerdings für keine gute Idee. Denn Zwischenfrucht unter anderem mit Leguminosen gehört zum kleinen Einmaleins der nachhaltigen Bodenbewirtschaftung. Das sollte in den Grundsätzen der »guten fachlichen Praxis« in der Landwirtschaft verankert werden und in den Grundvoraussetzungen dafür, dass überhaupt Agrarsubventionen an einen Betrieb gezahlt werden.

Ein paar andere Vorschläge, wofür das EU-Geld statt für die bedingungslose Flächenprämie künftig ausgegeben werden sollte: etwa für eine Weidetierprämie, damit Rinder, Schafe und Ziegen möglichst vollzählig aus dem Stall ins Freie kommen. 60 Euro pro Tier und Jahr findet Schäferin Ruth Häckh angemessen »für unsere Dienstleistung, die Offenhaltung einer artenreichen Landschaft mit einer nachhaltigen und umweltschonenden Wirtschaftsweise«[10] – also knapp das Doppelte der von 2023 bis 2027 in Deutschland zugesagten Prämie.

Das Bundesamt für Naturschutz ist ähnlicher Meinung. Als eine »besonders besorgniserregende Entwicklung« sieht es »die Aufgabe der Schaf- und Ziegenhaltung, da vielerorts die Erhaltung von wertvollem Grünland nur durch extensive Schaf- und Ziegenbeweidung möglich ist. Eine ausreichende Förderung solcher Betriebe und Haltungsformen ist daher dringend erforderlich.«[11]

Ein anderes Förderthema sind Moore und Feuchtwiesen. Eine »Drainage von Grünland ist grundsätzlich kritisch zu prüfen und nur in Ausnahmefällen zuzulassen«, urteilt der Biologe Peter Sturm.[12] »Eine der größten politischen Herausforderungen ist es, sowohl bessere Bedingungen für ein artenreiches Extensivgrünland zu schaffen und intensiv bewirtschaftete Fettweiden und Vielschnittwiesen auf Moorböden und in Überschwemmungsgebieten zurückzudrängen«, als auch Pufferzonen an Gewässern zu schaffen, um sie besser vor der Gülle und dem Kunstdünger von den Äckern zu schützen.[13]

»Wiedervernässung von Mooren« – so »ein Scheiß«, schimpft Bauer Johannes Groß aus Oberbayern. Seine Moorböden seien »die besten, die wir haben. Wenn man es wieder vernässt, geht wertvolle Fläche verloren«[14] – für den Ackerbau. Statt reicher Ernte vom Acker könnte Groß wohl nur mehr das Fleisch von Wasserbüffeln vermarkten. Die Differenz müssten wir ihm und anderen Bauern und Bäuerinnen, denen es ähnlich geht, aus öffentlichen Mitteln ersetzen. Denn die Wiedervernässung ist nicht nur eine Frage des Arten-, sondern auch des Klimaschutzes. Trockengelegte Moorböden entlassen auch lange Zeit nach ihrer Urbarmachung noch alljährlich gewaltige Mengen an CO_2 in die Atmosphäre. Wieder vernässt sind sie dagegen großartige Kohlenstoffsenken.

Die wahren Kosten von Fleisch, Milch und Eiern

Die Zukunftskommission habe sich »bei dem anstehenden kostenintensiven tierwohlgerechten Umbau für einen Ausgleich der Mehrkosten« ausgesprochen, »um Planungssicherheit zu bekommen und um sehr viele Höfe wirtschaftlich mit zu nehmen«, gibt die Arbeitsgemeinschaft bäuerliche Landwirtschaft (AbL) das Arbeitsergebnis der Kommission wieder.[15] In deren Bericht heißt es ermutigend, »dass die voraussichtlichen jährlichen volkswirtschaftlichen Kosten einer durchgreifenden Transformation zu einem nachhaltigen und gesellschaftlich anerkannten Landwirtschafts- und Ernährungssystem in jedem Falle weit unterhalb jenes hohen zweistelligen Milliardenbetrags liegen, auf den sich die externen Kosten einer unveränderten Weiterführung des Status quo belaufen«.[16]

Um den gesamten notwendigen Wandel zu finanzieren, dafür reichen die bisher für die bedingungslose Flächenprämie fehlgeleiteten EU-Mittel bei weitem nicht aus. Was uns zu den »true costs«, den echten Preisen unserer Lebensmittel führt, in die alle Umweltfolgekosten einzurechnen sind und die wir künftig werden bezahlen müssen, damit wir nicht weiter auf Kosten unserer Zukunft und der des Planeten essen und trinken.

Tobias Gaugler von der Uni Augsburg hat diese »true costs« einmal ausgerechnet: Demnach müssten Bioäpfel vier Prozent mehr kosten als noch kurz vor dem Ukraine-Krieg, Kartoffeln und Tomaten aus konventionellem Anbau zwölf Prozent mehr, Nicht-Bio-Gouda 88 Prozent mehr und Fleisch von konventionellen Höfen im Schnitt 173 Prozent mehr. Zur Begründung des extremen Mehrpreises beim Fleisch schreibt Gaugler: »Bei tierischen Produkten ist die Höhe der externen Kosten v.a. durch die energieintensive Aufzucht der Nutztiere bedingt: Futtermittelanbau, Beheizung und Belüftung der Ställe sowie der Stoffwechsel der Tiere führen zu Austragungen von reaktivem Stickstoff und von Treibhausgasen sowie zu Energiebedarfen, die bedeutend höher sind als bei pflanzlichen Produkten.«[17]

Kaum im Amt, verkündet Klöckners Nachfolger als Bundeslandwirtschaftsminister, Cem Özdemir (Bündnis 90/Die Grünen), die Preise für Lebensmittel müssten »die ökologische Wahrheit« stärker ausdrücken. Reflexartig reagiert darauf der Geschäftsführer des Deutschen Paritätischen Wohlfahrtsverbands, Ulrich Schneider, mit der Forderung, höhere Lebensmittelpreise müssten für Sozialhilfeempfänger*innen »zwingend mit einer deutlichen Erhöhung der Regelsätze einhergehen«.[18] Fleisch, Käse und Eier sind aber keine Grundnahrungsmittel! Jede*r hier bei uns kann sich völlig gesund ohne tierische Produkte ernähren. Sollte der Regelsatz der Sozialhilfe auch erhöht werden, wenn die Brandwein- oder die Tabaksteuer angehoben wird?

Um den Fleischkonsum zu senken, gibt es von mehreren Seiten den Vorschlag, dass »die Reduzierung des Mehrwertsteuersatzes für tierische Erzeugnisse abgeschafft« und »eine spezifische Nachhaltigkeitssteuer eingeführt wird«, um den »Umbau hin zu einer tierfreundlicheren Nutztierhaltung« finanzieren zu können, so der Wissenschaftliche Beirat. Damit Einkommensschwache dabei nicht über Gebühr belastet werden, schlägt der Beirat eine Mehrwertsteuersenkung für Obst, Gemüse und Hülsenfrüchte vor sowie eine Nachhaltigkeitsprämie für einkommensschwache Haushalte.[19]

Die Borchert-Kommission hat zudem drei Tierwohlstufen definiert. »Ab 2040 sollen alle Nutztiere mindestens in der Stufe 2 gehalten werden. Sie bekommen dann wesentlich mehr Platz, eine strukturierte Haltungsumgebung, intensivere Tierbetreuung und Kontakt zum Außenklima«. Der durchschnittliche jährliche Finanzbedarf dafür liege »im Zeitraum von 2020 bis 2040 zwischen 2,5 und 3,5 Mrd. €«, Andererseits flössen durch die Erhöhung der Mehrwertsteuer für tierische Produkte von sieben auf 19 Prozent pro Jahr 5,5 bis 6,3 Milliarden Euro zusätzlich in die Staatskasse.[20] Die Zukunftskommission kommt zu etwas anderen Zahlen: Die Mehrwertsteuererhöhung würde 4,3 bis 5 Milliarden Euro einbringen, eine Senkung der Mehrwertsteuer auf Grundnahrungsmittel eine halbe Milliarde kosten und die Umstellungshilfe für die Mastbetriebe weitere zwei Milliarden Euro pro Jahr.[21]

Und jetzt kommt, neben der Unterschrift von Bauernpräsident Rukwied unters Papier der Zukunftskommission, eine weitere Überraschung: »Für tierische Lebensmittel sollte der reguläre Mehrwertsteuersatz von 19 Prozent gelten«, heißt es ausgerechnet vom westfälischen Schlachthauskonzern Tönnies.[22] Einen Haken hat diese Idee aber: In Deutschland gibt es keine zweckgebundenen Steuern. Alles, was Steuer heißt, wandert in denselben großen Topf. Zwar könnte die jeweilige Regierung im Haushalt einen Betrag für den Umbau der Landwirtschaft ausweisen, der den Steuermehreinnahmen durch 19 statt sieben Prozent Mehrwertsteuer auf alles Tierische entspricht. Aber sie könnte das auch jederzeit wieder ändern. Das ist für die Bäuerinnen und Bauern keine verlässliche Grundlage, um mit einer Betriebsumstellung ihre Existenz zu riskieren. Deshalb müsste es statt einer Steuererhöhung eine zweckgebundene Gebühr von zwölf Prozent sein, die auf den bisherigen Mehrwertsteuersatz von sieben Prozent für Fleisch, Käse und Co. aufgeschlagen wird.

Sollten alle Vorschläge umgesetzt werden, wäre das Geld also vorhanden, um den Viehbestand drastisch zu reduzieren, den restlichen

Tieren ein artgerechteres Leben zu ermöglichen und die Bauern und Bäuerinnen dafür angemessen zu entschädigen. Aber es gehört noch mehr dazu. »Erst vor ein paar Tagen hatte ich Kontrolleure von der Immissionsschutzbehörde bei mir auf dem Hof und habe sie gefragt, wie das denn wäre mit Haltungsstufe 3 oder 4?« Der westfälische Bauer Burkhard Berg meint damit die von den Handelskonzernen eingeführten Tierwohlstufen, die mehr Platz fürs Tier in Stufe 3 und bei Stufe 4 auch noch Auslauf im Freien bedeuten. »Wissen Sie, was die mir gesagt haben? Das sei gar nicht genehmigungsfähig. Weil meine Ställe zu nah am Ort lägen!«[23] Der Agrarmarketing-Experte Achim Spiller von der Uni Göttingen fordert deshalb, der Staat solle »den Bauern jetzt bei der Umstellung helfen und beispielsweise auch das Baurecht anpassen«.[23]

Ein verbindliches und verständliches Label

Statt der heutigen verwirrenden Flut von größtenteils unverbindlichen Labels »wäre eine klare Kennzeichnung notwendig«, findet der frühere niedersächsische Landwirtschaftsminister Christian Meyer, Mitinitiator des Gütesiegels Pro Weideland. Ein Label »ähnlich wie bei den Eiern. Und ich würde mir wünschen, dass wir auch auf Milch, auf Käseprodukte draufschreiben, wie die Haltung ist. Ob das eine Weidehaltung ist, eine Stallhaltung oder eine ökologische Haltung.«[24] Das von der deutschen Ex-Bundeslandwirtschaftsministerin Julia Klöckner vorgelegte Konzept für ein »freiwilliges« Tierwohlkennzeichen war jedenfalls keine Lösung, urteilte der Bundesrechnungshof. Er bezweifelt, dass das Klöckner-Label »dem Staatsziel Tierschutz entspricht und seinem Ziel, eine ›nachhaltige‹ Verbesserung des Tierwohls zu erreichen, gerecht wird.«[25]

Die Zukunftskommission fordert »verständliche und verbindliche Kennzeichnungen auf EU-Ebene«, nämlich »Tierwohlkennzeichnung; Kennzeichnung der Herkunft für die Primärzutaten in verarbeiteten Lebensmitteln; Mindeststandards für die Kennzeichnung von Regionalität; Nährwertkennzeichnung in Form eines wissenschaftlich fundierten Nutri-Scores; perspektivisch: Nachhaltigkeitskennzeichnung, basierend auf wissenschaftlich festgelegten Kriterien.«[26] Und auch der Wissenschaftliche Beirat ist Befürworter »staatlicher, möglichst verpflichtender« Label »für die zentralen Nachhaltigkeitsdimensionen«, die zuerst auf nationaler Ebene eingeführt werden sollten und dann möglichst bald EU-weit, und zwar zum einen ein Klimalabel, zum anderen ein Tierschutzlabel.[27] Mir scheint allerdings, die Vorschläge von Zukunftskommission und Beirat könnten neue Unübersichtlichkeit schaffen, weil gleich mehrere neue Labels gefordert werden.

Im Juni 2022 präsentierte der deutsche Bundeslandwirtschaftsminister Cem Özdemir seinen Entwurf für ein Tierwohllabel, der vier Monate später vom Kabinett durchgewinkt wurde. Özdemirs erklärtes Ziel ist es, alle »Lebensmittel tierischer Herkunft mit der Haltungsform der Tiere zu kennzeichnen«, soweit die Tiere »in Deutschland gehalten wurden« und die Tierprodukte auch hier verkauft werden. Dieses Gesetz sei nur ein erster Schritt und sieht die Tierwohlkennzeichnung ausschließlich für Schweinefleisch vor. Dazu soll es eine Milliarde Euro aus dem Bundeshaushalt geben, um die Mastbetriebe beim Umbau ihrer Ställe zu unterstützen.[28]

Über die freiwillige Tierwohlkennzeichnung der Handelskonzerne[29] geht der Özdemir-Entwurf aber nicht wirklich hinaus. Zwar tritt anstelle der Selbstverpflichtung eine gesetzliche Kennzeichnungspflicht. Andererseits gilt diese auf absehbare Zeit nur für Schweinefleisch und nicht für alle Fleischsorten, wie beim Label des Handels. Im Detail liest sich der Özdemir-Entwurf wie ein Abklatsch des Handelslabels, angefangen damit, dass die Qualitätsstufen nicht absteigend sind wie bei der längst eingeführten und bewährten Hühnereierkennzeichnung (0 für die beste Haltungsform), sondern aufsteigend (5 für die beste Haltungsform). Im Stall sieht der Özdemir-Entwurf mal ein bisschen mehr Platz für die Schweine vor als das Handelslabel (in Stufe 2 und 3), dann wieder deutlich weniger (in Stufe 4). Der Minister will noch eine Stufe 5 hinzufügen (Bio), die sich in der Haltungsform aber nicht von Stufe 4 unterscheidet, weder von seiner Stufe 4 noch von der des Handels. Lediglich die Art des Futters macht den Unterschied; es muss in Stufe 5 aus Bioanbau stammen.[28]

Der Finanzbedarf der Schweinehalter*innen für eine tiergerechtere Haltung sei »deutlich höher« als eine Milliarde Euro, kritisiert die Arbeitsgemeinschaft bäuerliche Landwirtschaft. Außerdem bleibe »völlig unklar, wie diese ausgegeben werden soll«.[30] »Eine Ausweitung auf alle Tierarten, alle tierischen Lebensmittel und alle Verkaufsorte muss rasch folgen«, mahnt der Umweltverband BUND. »Eine Kennzeichnung allein macht noch keinen Umbau«, dafür sei »ein Finanzierungssystem zum Umbau der Nutztierhaltung« nötig.[31] Ich finde: Das Özdemir-Gesetz ist allenfalls ein Trippelschrittchen in Richtung Agrarwende.

Eine vierstufige Kennzeichnung von Fleisch und Milchprodukten, so wie bei den Hühnereiern, wäre meiner Meinung nach passgenau: 0 für Freilandhaltung (mindestens 120 Tage im Jahr) und Fütterung ausschließlich mit Gras, Heu, Grassilage und Ackerzwischenfrucht. 1 für Freilandhaltung und zumindest anteilige Fütterung mit eigens dafür auf dem Acker angebauten Pflanzen wie Futtermais, Getreide, Hülsen- und Hackfrüchten. 2 für Laufstallhaltung mit Einstreu, Tageslicht, Auslaufmöglichkeit im Freien und Fütterung ausschließlich mit Produkten aus der EU. Und 3 für alle anderen Haltungsformen.

Mit einem solchen übersichtlichen, leicht zu begreifenden Label wären sowohl der Schutz von Erdklima und Artenvielfalt als auch das Tierwohl erfasst. Schweinefleisch, Kaninchen, Geflügel und Eier wären (so gut wie) nie mit »0« gekennzeichnet, weil sie nicht komplett nachhaltig sein können. Für Bio eine zusätzliche Kennzeichnungsstufe einzubauen, halte ich nicht für sinnvoll, und bei Fleisch aus der Wanderschäferei wäre es sogar ausgesprochen widersinnig. Das Biowappen prangt sowieso gut sichtbar auf jeder Verpackung von Bioprodukten. Auch ein zusätzliches Emblem für Heumilch (Ausschluss von Silage) mag weiterhin sinnvoll sein, muss aber nicht in das Tierwohllabel eingebaut werden.

Unbedingt gehört die Angabe des Herkunftslands gut sichtbar auf die Verpackung gedruckt und auf die Preisschilder in den Fleisch-

und Käsetheken geschrieben, auch bei Lamm und Wild! Und gerne dann noch zusätzlich der Name der Herkunftsregion – soweit nicht nach dem EU-Recht für geschützte Herkunftsbezeichnungen sowieso vorgeschrieben. Bei industriell verarbeiteten Produkten scheint außerdem auch ein gesetzlich vorgeschriebener Nutri-Score sinnvoll sowie eine im Vergleich zu heute detailliertere und besser verständliche Zutatenliste, mit ausgeschriebenen Namen der enthaltenen Industriechemikalien statt abstrakten Ziffern mit einem E davor, und, wie von der Zukunftskommission gefordert, Herkunftsangaben für die Hauptzutaten.

Landspekulanten, Antibiotika-Dealer, Agrarfilz

Drei Sachen noch zur Agrarwende, erstens: Immer noch kaufen Investor*innen, ohne dass der Vorrang von Bäuerinnen und Bauern kontrolliert werde und »unter Umgehung der Zahlung von Grunderwerbssteuer große Anteile von Flächen«,[32] auf denen Lebensmittel angebaut werden, stellt die Zukunftskommission trefflich fest. Das muss sofort aufhören. Agrarland darf künftig nur noch von Personen oder Gesellschaften gekauft werden, die es selbst landwirtschaftlich bestellen wollen, und es muss, falls das nicht geschieht, zwangsweise zum Wiederverkauf an Bäuerinnen und Bauern angeboten werden. Außerdem sind Gesellschaften, deren Hauptzweck nicht die Landwirtschaft ist, von Agrarsubventionen auszuschließen.

Zweitens: Reserveantibiotika sind für die Tiermast vollständig zu verbieten. Zudem muss es ein grundsätzliches Verbot der Gruppenbehandlung (Metaphylaxe) von gesunden Tieren mit Antibiotika geben. Diese Medikamente müssen künftig dafür reserviert sein, einzelne, als krank diagnostizierte Tier zu behandeln. Tierärzt*innen ist der Handel mit Arzneimitteln zu untersagen.

Drittens: Der Agrarfilz, in dem so viele Milliarden Euro Steuergeld verschwinden, ohne dass die Allgemeinheit irgendetwas davon hat, muss durchschaubar werden. Die Bremer Forscher, die den deutschen Agrarfilz unter die Lupe genommen haben, fordern »die Einführung eines Lobby-Registers in Deutschland, die Entkopplung der Umwelt- und ländlichen Entwicklungspolitik von der Agrarpolitik, die Stärkung des Fach- und Ordnungsrechts sowie eine kritische Überprüfung der bisherigen institutionellen Organisationsformen der Agrarverwaltung in Deutschland.«[33]

Nur ein Schlusswort

Liebe deutsche Bäuerin, lieber Bauer: Ich weiß, dass viele von Ihnen den Tieren gerne mehr Platz und auch Futter aus heimischer Produktion geben würden, wenn sich das bloß über bessere Preise für Fleisch, Milch und Eier rechnen würde. Ich glaube Ihnen, dass Sie gerne artgerechtere Ställe bauen möchten oder auf Freilandhaltung umsteigen wollen, das aber nicht finanzieren können. Ich habe oft davon gehört, dass Sie sich durch falsche Ratschläge sogenannter Agrarberater in eine Sackgasse haben treiben lassen, durch Ratschläge, die am Profit der Agrarindustrie orientiert waren und nicht an der Zukunft Ihres Hofs.

Nein, unsere Bäuerinnen und Bauern sind nicht die Hauptschuldigen an all den Problemen, die der Agrarsektor verursacht – abgesehen von den Hühner-, Puten- und Schweinebaronen mit ihren viele tausend Tiere zählenden Mastanlagen. Aber die würde ich auch nicht als Bauern bezeichnen, sondern als Agrarindustrielle. Ich verstehe sehr gut, dass Sie in einer Zwickmühle stecken, dass Sie gerne anders wirtschaften würden, aber nicht können. Nur eines verstehe ich nicht: Warum zahlen Sie immer noch Mitgliedsbeiträge an den Deutschen Bauernverband?

Liebe Tierschützerin, lieber Tierschützer: Vielen herzlichen Dank, dass Sie bis zu dieser Stelle gelesen und mir noch keine Hass-Posts oder Drohbriefe geschickt haben. Deshalb wissen Sie jetzt, dass auch Tierschützer*innen an diesem Buch mitgewirkt haben. Und dass Tier- und Umweltschutz zwar nicht das Gleiche sind, dass es aber eine Schnittmenge gibt: Erst einmal finden fast alle Naturschützer und Umweltschützerinnen die Zustände in den Industrie-Mastställen widerwärtig, so wie jeder Mensch, der sich ein Minimum an Empathie bewahrt hat. Und dann richten diese Mastanlagen eben auch gewaltige Schäden in der Umwelt und fürs Erdklima an, weshalb Umweltschützer*innen ihre Abschaffung ebenso vehement fordern wie Tierschützer*innen.

Ich habe in meinem Berufsleben viele hundert Facebook-Kommentare von Tierschützer*innen gelesen, auch viele kluge, denen ich sofort zustimmen konnte. Ein kurzes Beispiel: die Kritik an Eltern, die ihren Kindern beim Besuch des Streichelzoos erklären, dass diese Tiere nicht getötet werden, sondern direkt in den Himmel kommen, und dass die Hühnerbrust daheim auch nicht von einem Bauernhof, sondern aus dem Supermarkt stammt. Wer seine eigenen Kinder so belügt, nur damit das Schnitzel-Essen ohne Geschrei am Mittagstisch über die Bühne geht, dem geschieht es ganz recht, wenn die Kinder die Fleischkost später komplett verweigern.

Die Mehrzahl der Kommentare von Tierschützer*innen, die ich gelesen habe, waren aber leider eher fanatisch als vernünftig, einige sogar darin gipfelnd, dass Tiermastanlagen mit Konzentrationslagern auf eine Stufe gestellt wurden, mit den Menschenmordfabriken der Nazis.

Dann gibt es da noch eine große Gruppe von Tierschützer*innen, deren Auffassungen aus meiner Sicht zwar nicht direkt menschenverachtend, aber stark religiös geprägt sind: »Der Mensch hat nicht das Recht, Tiere zu töten!« Ich habe erst bei der Arbeit an diesem Buch gelernt, dass es zur Untermauerung dieser Glaubensthese einen intellektuellen Überbau gibt, den Speziesismus: Das »ist die Diskriminierung von nicht-menschlichen Tieren und ihre Ausbeutung als Nahrung, Forschungsobjekte, Bekleidungsmaterialien oder Spielzeug«. PETA setzt die Nutzung von Tieren auf eine Stufe mit der Diskriminierung von Menschen durch Menschen wegen »ihres Geschlechtes, ihrer Herkunft, einer Beeinträchtigung, ihres Alters oder ihrer sexuellen Orientierung«.[1] Diese Gleichsetzung finde ich zwar nicht so schlimm wie den KZ-Vergleich, aber immer noch reichlich daneben. Und außerdem ethnozentristisch. So lässt sich im saturierten Europa und in anderen im Überfluss lebenden Weltregionen leicht daherreden. Was ist aber mit den Nomadenvölkern, denen kaum pflanzliche Ressourcen zur Verfügung stehen, oder gar keine? Die aber, im Gegensatz zu uns Bewohner*innen der Industrienationen, keinerlei Mitschuld an Artenschwund und Klimaerwärmung trifft? Sind sie schlechtere Menschen, weil sie Fleisch essen?

Außerdem erscheint mir der Begriff Speziesismus etwas hilflos. Denn das ist doch jeder Art auf Erden in die Gene geschrieben: dass man die Welt vom Blickwinkel der eigenen Art aus betrachtet und sich von anderen Lebewesen ernährt, um die eigene Art zu erhalten – wie denn auch sonst? So schält die Ziege Rinde vom Baum und tötet ihn damit auf ihre speziesistische Art, und die Katze tötet und frisst die Maus, ohne Skrupel. Ja, wir Menschen können auch anders, im Unterschied zu Ziege und Katze, völlig richtig, jedenfalls in den reichen Nationen. Wir sind das einzige Lebewesen, das sich im Supermarkt und mit der Gemüsekiste vom Bauernhof seine Nahrung ganz nach eigenem Gutdünken zusammenstellen kann. Wir sind zugleich aber als einzige Spezies in der Lage, andere Lebewesen komplett auszurotten, und da liegt das Problem.

Aus den Antworten auf meine Nachfragen vor allem in Facebook schließe ich, dass sich die Glaubensthese, der Mensch dürfe keine Tiere töten, zumeist nur auf Wirbeltiere bezieht, eventuell noch auf Krebse, Tintenfisch und Muscheln. Nicht auf die Ameisen, die sich eine Straße in die Küche gebahnt haben, nicht auf die Läuse im Haar der Kindergartenkinder, nicht auf die Wanderheuschrecken, die ganze Landstriche Afrikas kahlfressen. Ist eine Insekten- oder Spinnenart also weniger wert als eine Wirbeltierart? Ist eine Pflanzen- oder Pilzart weniger wert als eine Tierart?

Für Naturschützer*innen sind sie das nicht. Ob Wirbel- oder Spinnentier, Blume oder Pilz: Jede Art auf Erden hat die gleiche Existenzberechtigung, und vor allem: die gleiche Bedeutung für den Gesamtorganismus Erde. Dass wir andere Lebewesen töten, um uns zu ernähren, das ist unvermeidlich und aus Naturschutzsicht völlig in Ordnung, ganz gleich, ob es sich um Tiere, Pflanzen oder Pilze handelt. Solange wir nicht die Lebensgrundlagen der Spezies gefährden, die wir essen.

Nun dürfen Sie, liebe Tierschützerin, lieber Tierschützer, selbstverständlich glauben, dass der Mensch kein Recht habe, Wirbeltiere zu töten und aufzuessen. Wir haben in Europa glücklicherweise Religionsfreiheit. Bitte versuchen Sie aber nicht, Ihren Glauben mit aller Macht anderen Menschen aufzunötigen. Es gibt schon viel zu viele religiöse Mehr- und Minderheiten, die das tun.

Liebe Ellen, lieber Patrick, liebe Nadine und lieber Horst[2], ich bitte euch um Entschuldigung dafür, dass ich eure Sichtweisen und Argumente missbraucht habe, um meine eigene Argumentation zuzuspitzen und, Horst, dass ich bei all diesen ernsten Themen ein wenig Spaß auf deine Kosten gemacht habe.

Horst: *»Geschenkt! Aber eine Einladung ins Steakhouse bist du mir schon schuldig.«*
Nadine: *»Ich habe dann tatsächlich mal ein ganzes Hähnchen in die Backröhre geschoben. Es duftete herrlich und schmeckte auch wunderbar. Aber die Kinder waren entsetzt von dem Anblick, dass da ein ganzes Tier vor ihnen auf dem Tisch liegt. Und dass beim Essen überall Knochen hervorkommen. Ich darf ihnen jetzt kein Geflügel oder Fleisch mehr servieren. Wenn ich selbst Lust darauf habe, muss ich ins Restaurant gehen.«*
Patrick: *»Ich habe mich von dir nicht in die Irre führen lassen! Ich habe zwei Hühner vor dem Tod gerettet. So kann man im Kleinen helfen. Die beiden haben jetzt ein herrliches Leben in meinem Garten und in dem kleinen Holzstall, den ich ihnen gebaut habe. Sie legen zusammen nur noch zwei bis drei Eier die Woche. Aber das reicht ja auch.«*
Ellen: *»Viele liebe Grüße von Molly, meiner Katze! Ich mische ihr jetzt immer ein bisschen was vom Biometzger ins Futter, der seinen Laden bei mir um die Ecke hat, und meistens schenkt er mir das. Innereien, Fleisch direkt vom Knochen und so. Molly ist begeistert. Aber ich werde trotzdem keine Züngerlsuppe essen.«*

Quellen und Anmerkungen

Kapitel 2: War früher alles besser?

1. Nach Angaben des Ornithologen Heinz-Günther Schneider, Mail vom 27.07.2021.
2. Peter Sturm et al. (2018): Grünlandtypen, Wiebelsheim, S. 16.
3. Ebd., S. 30.
4. Peter Weingarten und Bettina Rudloff (2020): Die Gemeinsame Agrarpolitik, in: Peter Becker et al., Handbuch Europäische Union, Band 2, Wiesbaden, S. 845.
5. Rupert Ebner und Eva Rosenkranz (2021): Pillen vor die Säue, München, S. 75 und 172.

Kapitel 3: Grünland ist kostbar – aber warum?

1. Ellen ist eine von vier erfundenen Figuren. Ich habe ihnen bündelweise all die Überzeugungen und Argumente zugeordnet, die ich in Hunderten Gesprächen zum Thema Fleisch gehört habe.
2. Benjamin von Brackel (2021): Die Axt im Schutzgebiet, in: Süddeutsche Zeitung, 07.10.2021.
3. Interview mit Martin Schulz, Landwirt, Bundesvorsitzender der Arbeitsgemeinschaft bäuerliche Landwirtschaft (AbL), am 01.08.2021.
4. Johann Heinrich von Thünen-Institut (vTI) (2011): Pressemitteilung vom 24.03.2011.
5. Umweltbundesamt (2022): Grünlandumbruch [www.umweltbundesamt.de/daten/land-forstwirtschaft/gruenlandumbruch#okologische-bedeutung-des-grunlands].
6. Bundesamt für Naturschutz (2014): Grünland-Report, Bonn.
7. Peter Sturm et al. (2018): Grünlandtypen, Wiebelsheim, S. 12.
8. Danny Schlumpf / Urs Niggli: »Wir können nicht die ganze Menschheit ernähren«, in: blick.ch [www.blick.ch/politik/agraroekologe-urs-niggli-sagt-warum-fleisch-gut-fuers-klima-ist-wir-koennen-nicht-die-ganze-menschheit-vegan-ernaehren-id16752635.html].
9. Rupert Ebner und Eva Rosenkranz (2021): Pillen vor die Säue, München, S. 87.
10. Deutsches Maiskomitee e. V. (2022): Deutschland [www.maiskomitee.de/Fakten/Statistik/Deutschland].
11. Europäischer Rechnungshof (2020): Sonderbericht. Biodiversität landwirtschaftlicher Nutzflächen: Der Beitrag der GAP hat den Rückgang nicht gestoppt

[www.eca.europa.eu/Lists/ECADocuments/SR20_13/SR_Biodiversity_on_farmland_DE.pdf].

12. Bundesamt für Naturschutz (2021): Vögel in Deutschland. Übersichten zur Bestandssituation [www.bfn.de/sites/default/files/2021-07/ViD_Uebersichten_zur_Bestandssituation.pdf].
13. Florian Breier (2019/2021): Das Ende der Eiszeit-Giganten, in: ZDF 2019/Arte 2021.
14. Peter Sturm et al. (2018): Grünlandtypen, Wiebelsheim, S. 9.
15. Margret Bunzel-Drüke (2021): Naturnahe Beweidung als Konzept des Naturschutzes, in: Der Falke, Journal für Vogelbeobachter (2021): Sonderheft. Vögel im Grünland.

Kapitel 4: Ist der Mensch von Natur aus Veganer?

1. Johann G. Schnitzer (1982): Der alternative Weg zur Gesundheit, München, S. 61 f.
2. Mail von Johann G. Schnitzer vom 21.06.2021, 17:48 Uhr.
3. Johann G. Schnitzer (2011/2018): Dr. Schnitzers Geheimnisse der Gesundheit [www.dr-schnitzer.de/intro91.html].
4. Britta Diana Petri (2014): Vegane Vitalkost, Darmstadt, S. 3.
5. Petra Bracht und Claus Leitzmann (2020): Klartext Ernährung, München, S. 62.
6. Nutripunkt (2018): Ist der Mensch Fleischfresser, Allesfresser oder Pflanzenfresser? [https://nutripunk.de/ist-der-mensch-fleischfresser-allesfresser-oder-pflanzenfresser/].
7. Matthias Langwasser (o. J.): Der Mensch ist anatomisch kein Fleischfresser! [www.regenbogenkreis.de/blog/inspiration/der-mensch-ist-anatomisch-kein-fleischfresser].
8. Johann G. Schnitzer (1982): Der alternative Weg zur Gesundheit, München, S. 61.
9. Jane Goodall (2020): Wilde Schimpansen, Hamburg, S. 341 ff.
10. Ebd., S. 247.
11. Ebd., S. 254.
12. Ebd., S. 249 f.
13. Ebd., S. 250.
14. Ebd., S. 255 f.
15. Madelaine Böhme et al. (2019): Wie wir Menschen wurden, München, S. 115.
16. Silvana Condemi et al. (2020): Der Neandertaler unser Bruder, München, S. 114.
17. Interview mit Dr. Philipp Gunz, Paläoanthropologe am Max-Planck-Institut für Evolutionäre Anthropologie, am 30.06.2021.
18. Madelaine Bohme et al. (2019): Wie wir Menschen wurden, München, S. 222.
19. Ebd., S. 219.
20. Silvana Condemi et al. (2020): Der Neandertaler unser Bruder, München, S. 92.
21. Madelaine Böhme et al. (2019): Wie wir Menschen wurden, München, S. 259 f.

22. Silvana Condemi et al. (2020): Der Neandertaler unser Bruder, München, S. 98.
23. Ebd., S. 89.
24. Florian Breier (2019/2021): Das Ende der Eiszeit-Giganten, ZDF/Arte.
25. Ebd.
26. Madelaine Böhme et al. (2019): Wie wir Menschen wurden, München, S. 268.
27. Ebd., S. 268 f.
28. Interview mit Pascal Picq, in: Cécile Denjean (2013): Der kluge Bauch, Arte France.
29. Silvana Condemi et al. (2020): Der Neandertaler unser Bruder, München, S. 109.
30. Ebd., S. 103 f.
31. Johann G. Schnitzer (1982): Der alternative Weg zur Gesundheit, München, S. 62.
32. Alexander Ströhle / Andreas Hahn (2011): Ernährung à la Altsteinzeit – Ultima Ratio der Prävention?, in: Deutsche Apotheker Zeitung [www.deutsche-apotheker-zeitung.de/daz-az/2011/daz-50-2011/ernaehrung-a-la-altsteinzeit-ultima-ratio-der-praevention].
33. Sandra Ahrens (2022): Exportmenge der führenden Exportländer von Rindfleisch weltweit in den Jahren 2015 bis 2023, in: Statista [https://de.statista.com/statistik/daten/studie/245664/umfrage/fuehrende-exportlaender-von-rindfleisch-weltweit/].

Kapitel 5: Wie viel Fleisch verträgt der Mensch?

1. WHO (2015): Cancer: Carcinogenicity of the consumption of red meat and processed meat [www.who.int/news-room/q-a-detail/cancer-carcinogenicity-of-the-consumption-of-red-meat-and-processed-meat].
2. World Cancer Research Fund International (o. J.): Meat, fish, dairy and cancer risk [www.wcrf.org/diet-activity-and-cancer/risk-factors/meat-fish-dairy-and-cancer-risk/].
3. Interview mit Clyde Warren Yancy, in: Michael McNamara (2020/2021): Pass the salt, CBC (Canadien Broadcasting Corporation) 2020/Arte 2021.
4. Werner Bartens: Schützt Rohkost vor Herzkrankheiten?, in: Süddeutsche Zeitung, 23.02.2022, S. 14.
5. Bradley C. Johnston et al. (2019): Unprocessed Red Meat and Processed Meat Consuption: Dietary Guideline Recommendations From the Nutritional Recommendations (NutriRECS) Consortium, in: Annals of Internal Medicine [www.acpjournals.org/doi/10.7326/m19-1621].
6. Deutsche Gesellschaft für Enährung e. V. (2019): Die Aussagen der NutriRECS Experten zum Verzehr von rotem und verarbeitetem Fleisch – Implikationen für die Evidenzfindung im Ernährungsbereich? [www.dge.de/wissenschaft/weitere-publikationen/fachinformationen/kommentar-zu-nutrirecs/].
7. Interview mit Heiner Korte (www.bauerkorte.de/) am 15.11.2021.
8. Interview mit Rupert Ebner am 05.09.2021.
9. Wiebke Franz (2011): Wie ist der Einsatz von Nitritpökelsalz zu bewerten? [www.ugb.de/exklusiv/fragen-service/wie-ist-einsatz-von-nitritpoekelsalz-zu-bewerten/?].

10. Petra Bracht/Claus Leitzmann (2020): Klartext Ernährung, München, S. 71.
11. Rheuma-Liga (o. J.): Ernährung und Rheuma [www.rheuma-liga.de/rheuma/alltag-mit-rheuma/ernaehrung].

Kapitel 6: Wie viel Fleisch verträgt der Planet?

1. Mail von Axel Finkenwirth, Sprecher des Deutschen Bauernverbands (DBV), vom 20.08.2021.
2. Bundesministerium für Ernährung und Landwirtschaft (2022): Versorgung mit Fleisch. Fleischbilanz 2021 vorläufig [www.bmel-statistik.de/ernaehrung-fischerei/versorgungsbilanzen/fleisch]; bmel (2022): Versorgung mit Fleisch in Deutschland im Kalenderjahr 2021 (vorläufig) [www.bmel-statistik.de/fileadmin/daten/DFT-0200502-0000.xlsx]; bmel (2022): Versorgungsbilanz für Geflügelfleisch nach Geflügelarten 2021 (vorläufig) [www.bmel-statistik.de/fileadmin/daten/DFT-0203290-0000.xlsx].
3. Interview mit Katrin Wenz, Wissenschaftliche Mitarbeiterin Agrarpolitik beim Bund für Umwelt und Naturschutz Deutschland, am 30.07.2021.
4. Interview mit Martin Schulz am 31.07.2021.
5. Interview mit Tanja Dräger de Teran, World Wide Found for Nature (WWF) Deutschland, am 12.08.2021.
6. Siehe www.haltungsform.de/.
7. Interview mit Stephanie Töwe-Rimkeit von Greenpeace Deutschland am 23.08.2021.
8. Wissenschaftlicher Beirat für Agrarpolitik, Ernährung und gesundheitlichen Verbraucherschutz beim Bundesministerium für Ernährung und Landwirtschaft WBAE (2020): Politik für eine nachhaltigere Ernährung, S. 8 und 19.
9. Mail von Achim Spiller, Sprecher des WBAE, vom 16.08.2021, 9.08 Uhr.
10. WBAE: Politik für eine nachhaltigere Ernährung, S. 704.
11. EAT (2019): Summary Report of the EAT-Lancet Commission. Health Diets From Sustainable Food Systems: Food Planet Health [https://eatforum.org/content/uploads/2019/07/EAT-Lancet_Commission_Summary_Report.pdf].

Kapitel 7: Einfach Bio – alles gut?

1. EU-Kommission (2008): Verordnung (EG) Nr. 889/2008 der Kommission [https://eur-lex.europa.eu/legal-content/DE/TXT/PDF/?uri=CELEX:02008R0889-20181112&from=EN].
2. Anne Kunze (2021): Die Bio-Lüge, in: Die Zeit, 18.11.2021, S. 17 ff.
3. Rat der Europäischen Union (2007): Verordnung (EG) Nr. 834/2007 des Rates [https://eur-lex.europa.eu/legal-content/DE/TXT/PDF/?uri=CELEX:02007R0834-20130701&from=EN].
4. oekolandbau.de (2020): Ökologische Tierhaltung. Was ist erlaubt, was nicht? [www.oekolandbau.de/fileadmin/redaktion/dokumente/erzeuger/Richtlinienvergleich_Bioverbaende_Tier_Tabelle_27.1.2020.pdf].
5. Heinrich Böll Stiftung/BUND (2014/2015): Fleischatlas. Daten und Fakten über Tiere als Nahrungsmittel [www.boell.de/de/2014/01/07/fleischatlas-2014].

6. WWF (2014): Fleisch frisst Land [www.wwf.de/fileadmin/fm-wwf/Publikationen-PDF/WWF_Fleischkonsum_web.pdf].
7. weltagrarbericht (o. J.): Fleisch und Futtermittel [www.weltagrarbericht.de/themen-des-weltagrarberichts/fleisch-und-futtermittel.html].
8. Harry Aiking (2011): Future Protein Supply, in: Trends in Food Science & Technology 22, S. 112-120 [http://www.profetas.nl/temp/TIFS2011Aiking.pdf].
9. KTBL (2021): Kennzahlen für die Kontrolle im ökologischen Landbau, Darmstadt [www.ktbl.de/fileadmin/user_upload/Artikel/Oekolandbau/Kontrolle_Oekolandbau/Oeko_Kennzahlen.pdf].
10. Mail von Susanne Kiebler, Demeter, vom 27.08.2021, 16:02 Uhr.
11. Mail von Markus Fadl, Naturland, vom 30.08.2021, 17:46 Uhr.
12. Verband für Unabhängige Gesundheitsberatung (o. J.): Wie ist der Einsatz von Nitritpökelsalz zu bewerten? [www.ugb.de/exklusiv/fragen-service/wie-ist-einsatz-von-nitritpoekelsalz-zu-bewerten/?-].
13. Interview mit Sergej Korotkich am 29.09.2021.

Kapitel 8: Dann eben Fisch?

1. Aquakulturinfo (2019): Fischkonsum in Deutschland [www.aquakulturinfo.de/news/fischkonsum-deutschland].
2. WWF (2020): Plastikmüll im Meer – die wichtigsten Antworten [www.wwf.de/themen-projekte/plastik/unsere-ozeane-versinken-im-plastikmuell/plastikmuell-im-meer-die-wichtigsten-antworten].
3. Greenpeace (2017): Greanpeace-Position zum »Marine Stewardship Council« (MSV) [www.greenpeace.de/themen/meere/greenpeace-position-zum-marine-stewardship-council-msc?BannerID=0818001015001047&gclid=CjwKCAjwoP6LBhBlEiwAvCcthCxE_aw4QqrQi-Tcv47A1xyRlMVxrg94yk6uLzeT-W9idNma1nL-MrRoCAtsQAvD_BwE].
4. WWF (o. J.): Fischratgeber [https://fischratgeber.wwf.de/].
5. followfood (2017): followfish bringt ersten Fair Trade Dosenthunfisch auf den deutschen Markt [https://followfood.de/service/pressestimmen/presseartikel/followfish-bringt-ersten-fair-trade-dosenthunfisch-auf-den-deutschen-markt.html].
6. Mail von Johannes Pflug, Followfood, am 07.12.2021.
7. Albert Knechtel (2020): Die Gier nach Lachs, in: Spiegel TV i. A. von ZDF/Arte
8. Katja Graf (2019): Lachs: Eine Gefahr für die Umwelt!, in: WWF Blog [https://blog.wwf.de/lachs-umwelt/].
9. Greenpeace (2013): Shrimps-Konsum zerstört Mangrovenwälder [www.greenpeace.de/themen/meere/shrimps-konsum-zerstoert-mangrovenwaelder].
10. Global Nature Fund (o. J.): Mangrovenschutz und Garnelenzucht? [www.globalnature.org/de/garnelen---mangroven].
11. Greenpeace (o. J.): Welche Fangmethoden gibt es? [www.greenpeace.de/themen/meere/fischerei/welche-fangmethoden-gibt-es].
12. WWF (o. J.): Kritik am MSC-Gütesiegel: So steht der WWF zu diesem Thema [www.wwf.at/artikel/msc-kritik/].

13. BUND (o. J.): Fischerei: Die Zerstörung der Artenvielfalt unter der Oberfläche [www.bund.net/meere/belastungen/fischerei/].
14. Thomas Hahn (2019): Fischen ohne Nebenwirkung, in: Süddeutsche Zeitung, 06.03.2019.

Kapitel 9: Das ganze Tier muss es sein

1. Interview mit Katrin Wenz am 30.07.2021.
2. BMEL (2010): Schlachtausbeute [https://naturbanlife.com/wp-content/uploads/2017/08/Schlachtausbeute.pdf].
3. fokus fleisch (o. J.): Wertschöpfung durch Handel [www.fokus-fleisch.de/export].
4. Interviews mit Sergej Korotkich am 29.09.2021, Paul Dörnbaum am 24.10.2021 und Bernadette Krentzel am 28.10.2021.
5. Hofbesuch bei der Schäferei Tölkes am 13.02.2022 [https://schaeferei-toelkes.de/].
6. Jürgen Maier (2018): Wer braucht eigentlich globalisierte Agrarmärkte?, in: Der kritische Agrarbericht 2018, S. 15 [www.kritischer-agrarbericht.de/fileadmin/Daten-KAB/KAB-2018/KAB_2018_12_16_Maier.pdf].

Kapitel 10: Für die Katz (und den Hund)

1. Deutscher Tierschutzbund (DTB) (2019): Vegetarische und vegane Ernährung von Hund und Katze [www.tierschutzbund.de/fileadmin/user_upload/Downloads/Hintergrundinformationen/Heimtiere/Vegetarische_und_vegane_Ernaehrung_von_Hund_und_Katze.pdf].
2. Johann G. Schnitzer (1982): Der alternative Weg zur Gesundheit, München, S. 62.
3. DTB (o. J.): Katzen richtig ernähren [www.tierschutzbund.de/information/hintergrund/heimtiere/katzen/katzen-richtig-ernaehren/].

Kapitel 11: Einkaufszettel für ungeduldige Leser*innen

1. Interviews mit Sergej Korotkich am 29.09.2021, Paul Dörnbaum am 24.10.2021 und Bernadette Krentzel am 28.10.2021.
2. Stefan Michel (2016–2018): Palmöl – Das mieseste aller Pflanzenöle, WDR/DLF [http://koepfchenmedien.eu/#palmoel].
3. Pro Weideland – Weidecharta (o. J.) [https://proweideland.eu/].
4. Urteil vom 07.02.2017, AZ: 3 U 1537/16.
5. Verbraucherzentrale (o. J.): Rund um die Milch: Erzeugung, Verarbeitung und Angebote [www.verbraucherzentrale.de/wissen/lebensmittel/lebensmittelproduktion/rund-um-die-milch-erzeugung-verarbeitung-und-angebote-12775].
6. Interview mit Dorothee Lehmann am 20.10.2021.
7. Anita Idel (2011): Die Kuh ist kein Klimakiller, Marburg, S. 109.
8. Hofbesuch bei Josef Agerer in Hinterstein am 18.08.2022 und Bio-Schaukäserei Obere Mühle [www.obere-muehle.de/bio-kaeserei/].

Kapitel 12: Das Schandmal der EU: Agrarpolitik

1. Peter Weingarten / Bettina Rudloff (2020): Die Gemeinsame Agrarpolitik, in: Peter Becker et al., Handbuch Europäische Union, Band 2, Wiesbaden, S. 845.
2. Ebd., S. 843.
3. Hans Adam / Peter Mayer (2020): Europäische Integration, Tübingen, S. 214.
4. Peter Weingarten / Bettina Rudloff (2020): Die Gemeinsame Agrarpolitik, in: Peter Becker et al., Handbuch Europäische Union, Band 2, Wiesbaden, S. 846.
5. Hans Adam / Peter Mayer (2020): Europäische Integration, Tübingen, S. 224.
6. Peter Weingarten / Bettina Rudloff (2020): Die Gemeinsame Agrarpolitik, in: Peter Becker et al., Handbuch Europäische Union, Band 2, Wiesbaden, S. 854.
7. Dieter Kirschke / Gerald Weber (2004): Die Luxemburger Beschlüsse zur Reform der Gemeinsamen Agrarpolitik in der EU [https://edoc.hu-berlin.de/bitstream/handle/18452/10044/12.pdf?sequence=1].
8. Peter Weingarten / Bettina Rudloff (2020): Die Gemeinsame Agrarpolitik, in: Peter Becker et al., Handbuch Europäische Union, Band 2, Wiesbaden, S. 848.
9. Reform der gemeinsamen Agrarpolitik (2003), in: Wirtschaftsdienst 3/2003, S. 143 f.
10. Ebd., S. 146.
11. Jürgen Maier (2018): Wer braucht eigentlich globalisierte Agrarmärkte?, in: Germanwatch, Der kritische Agrarbericht 2018, S. 13 [www.kritischer-agrarbericht.de/fileadmin/Daten-KAB/KAB-2018/KAB_2018_12_16_Maier.pdf].
12. Peter Weingarten / Bettina Rudloff (2020): Die Gemeinsame Agrarpolitik, in: Peter Becker et al., Handbuch Europäische Union, Band 2, Wiesbaden, S. 853.
13. Svea Junge / Bundeszentrale für politische Bildung (bpb) (2021): Wachsen oder Weichen – Deutsche Landwirtschaft im Strukturwandel [www.bpb.de/gesellschaft/umwelt/landwirtschaft/325872/strukturwandel].
14. Europaparlament (o. J.): Die Finanzierung der Gemeinsamen Agrarpolitik [www.europarl.europa.eu/factsheets/de/sheet/106/die-finanzierung-der-gemeinsamen-agrarpolitik].
15. Naturschutzbund (2019): Europas Natur im roten Bereich [www.nabu.de/news/2019/12/27348.html].
16. Peter Weingarten / Bettina Rudloff (2020): Die Gemeinsame Agrarpolitik, in: Peter Becker et al., Handbuch Europäische Union, Band 2, Wiesbaden, S. 844.
17. Naturschutzbund (o. J.): GAP, Greening, Cross Compliance – wie bitte? [www.nabu.de/natur-und-landschaft/landnutzung/landwirtschaft/agrarpolitik/eu-agrarreform/24764.html].
18. Peter Weingarten / Bettina Rudloff (2020): Die Gemeinsame Agrarpolitik, in: Peter Becker et al., Handbuch Europäische Union, Band 2, Wiesbaden, S. 855 und 861.
19. Ebd., S. 844.
20. Norbert Lehmann (2017): Hogan: Wir werden die GAP nicht renationalisieren, in: agrarheute, 13.12.2017 [www.agrarheute.com/politik/hogan-gap-renationalisieren-541057].

21. Deutscher Naturschutzring (2020): Reform der Gemeinsamen EU-Agrarpolitik: Darum geht es jetzt in den Trilog-Verhandlungen [www.dnr.de/fileadmin/Publikationen/Steckbriefe_Factsheets/2020-11-10-Hintergrundpapier_GAP_Trilog.pdf].
22. Interview mit MdEP Martin Häusling am 23.09.2021.
23. Svea Junge/Bundeszentrale für politische Bildung (bpb) (2021): Wachsen oder Weichen – Deutsche Landwirtschaft im Strukturwandel [www.bpb.de/gesellschaft/umwelt/landwirtschaft/325872/strukturwandel].
24. Interview mit Hans Heinrich Meller am 14.05.2020.
25. Statistisches Bundesamt (2021): Rechtsformen und Erwerbscharakter [www.destatis.de/DE/Themen/Branchen-Unternehmen/Landwirtschaft-Forstwirtschaft-Fischerei/Landwirtschaftliche-Betriebe/Publikationen/Downloads-Landwirtschaftliche-Betriebe/rechtsformen-erwerbscharakter-2030215209004.pdf?__blob=publicationFile].
26. Pressemitteilung der AbL vom 09.08.2021, 11:53 Uhr.
27. Pressemitteilung Bundesministerium für Ernährung und Landwirtschaft (BMEL) vom 01.06.2018.
28. Pressemitteilung BMEL vom 21.10.2020.
29. tagesschau.de am 26.03.2021.
30. BUND (2021): GAP-Beschluss im Bundestag: Agrarmilliarden für umwelt- und klimafreundliche Landwirtschaft einsetzen – Ausstieg aus der pauschalen Flächenförderung einleiten [wwwagrarmilliarden-fuer-umwelt-und-klimafreundliche-landwirtschaft-einsetzen-ausstieg-aus-der-pauschalen-flaechenfoerderung-einleiten/].
31. Konstantin Kockerols (2021): Nach Aus im Trilog: Klöckners GAP-Plan gerät ins Wanken, in: top agrar online [www.topagrar.com/management-und-politik/news/gap-reform-wie-geht-es-in-deutschland-nach-dem-trilog-aus-weiter-12579665.html].
32. BMEL (2021): Systemwechsel bei der GAP, Stärkung der Verbraucher, Reduktion von Glyphosat, mehr Tierschutz, Pressemitteilung des BMEL vom 25.06.2021 [www.bmel.de/SharedDocs/Pressemitteilungen/DE/2021/108-bundesrat.html].
33. Thomas Hummel (2021): EU-Agrarbeschlüsse erzürnen Wasserversorger, in: Süddeutsche Zeitung, 30.06.2021. Wolfgang Deinlein ist Geschäftsführer der Internationalen Arbeitsgemeinschaft der Wasserwerke im Rheineinzugsgebiet.
34. Martin Häusling (2021): GAP-Reform: Keine Spur vom Klima- und Artenschutz [www.martin-haeusling.eu/presse-medien/pressemitteilungen/2775-gap-reform-keine-spur-vom-klima-und-artenschutz.html].
35. Martin Häusling (2021): Ein Geschenk an die Agrarindustrie! [www.martin-haeusling.eu/images/210701_Briefing_H%C3 %A4usling_Ergebnis_GAP_Verhandlungen_final.pdf].
36. Deutscher Bauernverband (2021): Dringende Anliegen der Landwirtschaft im weiteren Prozess zur Umsetzung der GAP-Förderung ab 2023 in Deutschland [www.bauernverband.de/fileadmin/user_upload/dbv/pressemitteilungen/2021/KW_21_bis_KW_40/KW_30/Anlage_PM_115_-_048_Umsetzung_GAP_an_BM_Kloeckner.pdf].

37 Jürgen Maier (2018): Wer braucht eigentlich globalisierte Agrarmärkte?, in: Germanwatch, Der kritische Agrarbericht 2018, S. 16 [www.kritischer-agrarbericht.de/fileadmin/Daten-KAB/KAB-2018/KAB_2018_12_16_Maier.pdf].

38. Pressemitteilungen des BMEL vom 07.07.2022 und 19.10.2022.

Kapitel 13: Ekelhaft: Fleisch aus der Mastfabrik

1. Verordnung (EG) Nr. 1333/2008 des Europäischen Parlaments und des Rates vom 16. Dezember 2008 über Lebensmittelzusatzstoffe [https://eur-lex.europa.eu/legal-content/DE/TXT/HTML/?uri=CELEX:02008R1333-20200702#tocId49].
2. Schweizer Fleisch (2021): Fleischnährstoffe: Einwandfreie Produktion und Zubereitung sind essenziell, in: Neue Züricher Zeitung, 09.08.2021 [www.nzz.ch/sponsored-content/fleischnaehrstoffe-einwandfreie-produktion-und-zubereitung-sind-essentiell-ld.1637071].
3. Interview mit Rupert Ebner am 05.09.2021.
4. Rupert Ebner / Eva Rosenkranz (2021): Pillen vor die Säue, München, S. 38.
5. Ebd., S. 40.
6. Albert-Schweizer-Stiftung (o. J.): Puten [https://albert-schweitzer-stiftung.de/massentierhaltung/puten].
7. Interview mit Tanja Dräger de Teran am 12.08.2021.
8. Forum für internationale Agrarpolitik e. V. (o. J.): Der Futtermittel Blues [www.agrarkoordination.de/uploads/tx_ttproducts/datasheet/Futtermittelblues_Heft_05.pdf].
9. Die Augenzeugin bleibt anonym; eine Tonaufnahme ihrer Aussage liegt mir vor.
10. Leo Frühschütz (2021): Arme Schweine, in: Schrot & Korn 10/2021, S. 24.
11. Thomas Krumenacker (2021): Sperbergeier in Südspanien: Europas fünfte Geierart, in: Der Falke 5/2021, S. 27.
12. Albert-Schweizer-Stiftung (o. J.): Tiertransporte: Zahlen und Fakten [https://albert-schweitzer-stiftung.de/massentierhaltung/tiertransporte-zahlen-fakten].
13. Jasmin Huebner (2021): CO_2-Betäubung bei Schweinen – Todesangst bei der Gasbetäubung [www.peta.de/themen/co2-betaeubung-schweine/].
14. Interview mit Katrin Wenz am 30.07.2021.
15. Albert-Schweizer-Stiftung (o. J.): Puten [https://albert-schweitzer-stiftung.de/massentierhaltung/puten].
16. Interview mit Jan Pfeifer am 26.10.2021.
17. Rupert Ebner / Eva Rosenkranz (2021): Pillen vor die Säue, München, S. 137.
18. siehe www.haltungsform.de/
19. Rupert Ebner / Eva Rosenkranz (2021): Pillen vor die Säue, München, S. 89 und 11.
20. Interview mit Lisa Kainz von People for the Ethical Treatment of Animals (PETA) am 07.10.2021.
21. Anne Bäurle (2018): 33.000 Tote pro Jahr durch resistente Keime, in: Ärztezeitung [www.aerztezeitung.de/Medizin/33000-Tote-pro-Jahr-durch-resistente-Keime-226155.html].

22. Europäische Kommission (2021): Straßenverkehrssicherheit [https://ec.europa.eu/commission/presscorner/detail/de/ip_21_1767].
23. Berit Uhlmann (2022): Wenn Antibiotika nicht mehr helfen, in: Süddeutsche Zeitung, 21.01.2022.
24. O.V. (2001): Agrarpolitik: Antibiotika sollen aus Trögen verschwinden, in: Tagesspiegel [www.tagesspiegel.de/politik/agrarpolitik-antibiotika-sollen-aus-troegen-verschwinden/197944.html].
25. Interview mit Kirsten Tönnies am 14.11.2021.
26. Rupert Ebner / Eva Rosenkranz (2021): Pillen vor die Säue, München, S. 71.
27. PAN Germany (o. J.): Antibiotika in der Tierhaltung [www.pan-germany.org/download/tierarzneimittel/Antibiotika_in_der_Tierhaltung.pdf].
28. Bundesamt für Verbraucherschutz und Lebensmittelsicherheit (2021): Abgabemengen von Antibiotika in der Tiermedizin leicht gestiegen [www.bvl.bund.de/SharedDocs/Pressemitteilungen/05_tierarzneimittel/2021/2021_10_12_PI_Abgabemengen_Antibiotika_Tiermedizin.html].
29. Rupert Ebner / Eva Rosenkranz (2021): Pillen vor die Säue, München, S. 70.
30. Reinhild Benning (2021): Brust, Keule oder doch lieber Leben?, in: Kritischer Agrarbericht, S. 277 f. [www.kritischer-agrarbericht.de/fileadmin/Daten-KAB/KAB-2021/KAB_2021_275_281_Benning.pdf].
31. Bundestierärztekammer e. V. (2016): Neubewertung von Colistin durch übertragbares Resistenzgen [www.bundestieraerztekammer.de/btk/dtbl/archiv/artikel/11/2016/neubewertung-von-colistin-durch-uebertragbares-resistenzgen].
32. zit. nach: Christina Hucklenbroich (2011): Antibiotika im Stall: Kriminalfall zur gesellschaftlichen Debatte, in: Frankfurter Allgemeine [https://blogs.faz.net/tierleben/2011/11/18/huehner-antibiotika-und-tieraerzte-83/].
33. Germanwatch (2020): Hähnchenfleisch im Test auf Resistenzen gegen Reserveantibiotika [https://germanwatch.org/sites/default/files/Deutsche%20Zusammenfassung%20H%C3%A4hnchenfleisch%20im%20Test%202020.pdf].
34. Rupert Ebner / Eva Rosenkranz (2021): Pillen vor die Säue, München, S. 34 f.
35. PAN Germany (o. J.): Antibiotika in der Tierhaltung.
36. Deutscher Bundestag (2020): Arzneimittelrückstände in Trinkwasser und Gewässern [https://dserver.bundestag.de/btd/19/164/1916430.pdf].
37. Reinhild Benning (2021): Brust, Keule oder doch lieber Leben?, in: Kritischer Agrarbericht, S. 277.
38. Ebd., S. 275 f.
39. Ebd., S. 276.

Kapitel 14: Die Agrarlobby – organisierte Kriminalität?

1. Interview mit MdEP Martin Häusling am 23.09.2021.
2. Interview mit Kirsten Tönnies am 14.11.2021.
3. Mail von Jens Bülte vom 22.10.2021, 15:52 Uhr.
4. Guido Nischwitz und Patrick Chojnowski (2019): Verflechtungen und Interessen des Deutschen Bauernverbandes (DBV), Berlin/Bremen [www.nabu.de/

imperia/md/content/nabude/landwirtschaft/agrarreform/190429-studie-agrar-lobby-iaw.pdf].

5. Ebd., S. 1.
6. Ebd., S. 31.
7. Ebd., S. 37.
8. Ebd., S. 34 f.
9. Ebd., S. 45 f.
10. Ebd., S. 50 f.
11. Ebd., S. 52.
12. Rupert Ebner / Eva Rosenkranz (2021): Pillen vor die Säue, München, S. 15.
13. www.bauerwilli.com/
14. Jost Maurin (2019): »Chemie-Willi« statt »Bauer Willi«, in: taz [https://taz.de/Bauer-als-Chemie-Lobbyist/!5631848/].
15. change.org (o. J.): EU will weitreichendes Antibiotikaverbot für Tiere – Gefahr für unsere Tiere [www.change.org/p/europ%C3 %A4ische-parlament-eu-will-weitreichendes-antibiotikaverbot-f%C3 %BCr-tiere-gefahr-f%C3 %BCr-unsere-tiere].
16. korrekt: Ausschuss für Umweltfragen, öffentliche Gesundheit und Lebensmittelsicherheit (ENVI).
17. Martin Häusling (2021): Kurz-Info zum Widerspruch auf den Vorschlag der EU-Kommission hinsichtlich Kriterien für die Festlegung von Reserveantibiotika für die Humanmedizin [www.martin-haeusling.eu/images/210813_FAQ_Tiermedizin_final.pdf].
18. Europäische Kommission (2021): Commission Delegated Regulation of 26.5.2021 [http://www.europarl.europa.eu/RegData/docs_autres_institutions/commission_europeenne/actes_delegues/2021/03552/COM_ADL(2021)03552_EN.docx].
19. Ebd.
20. Interview mit MdEP Dr. med. Peter Liese am 05.10.2021.
21. Bundesverband praktizierender Tierärzte e. V. (2021): Ein guter Tag für die Antibiotikaresistenz-Bekämpfung [www.tieraerzteverband.de/bpt/presseservice/meldungen/2021/2021_09_16_eu-abstimmungsergebnis-DR.php].
22. Mail von Rupert Ebner am 01.10.2021, 22:12 Uhr.
23. Deutsche Presseagentur (dpa) vom 16.09.2021, 16:10 Uhr.
24. Interview mit Lisa Kainz am 07.10.2021.
25. vgl. dpa vom 16.09.2021, 16:10 Uhr, und Süddeutsche Zeitung vom 17.09.2021.
26. Mails der DTB-Pressestelle vom 01.10. und 22.10.2021.
27. Europäische Kommission (2022): Anhang der Durchführungsverordnung […] zur Bestimmung von antimikrobiellen Wirkstoffen […] [https://ec.europa.eu/info/law/better-regulation/have-your-say/initiatives/11653-Arzneimittelresistenz-Verzeichnis-der-fur-die-Behandlung-von-Menschen-bestimmten-antimikrobiellen-Arzneimittel-Antibiotika-_de].
28. Martin Häusling (2022): EU-Parlament zu Reserveantibiotika: Abstimmung mit fatalen Folgen [https://martin-haeusling.eu/presse-medien/pressemittei-

lungen/2882-eu-parlament-zu-reserveantibiotika-abstimmung-mit-fatalen-folgen.html].
29. Bundesministerium der Justiz (o.J.): Grundgesetz für die Bundesrepublik Deutschland Art. 20 a [www.gesetze-im-internet.de/gg/art_20a.html].
30. Interview mit Prof. Dr. iur. Jens Bülte am 22.10.2021.
31. Bundesministerium der Justiz (o.J.): Tierschutzgesetz § 17 [www.gesetze-im-internet.de/tierschg/__17.html].
32. openJur (2019): AG Ulm, Urteil vom 15.03.2019 [https://openjur.de/u/2171861.html].
33. Aktion Tier e.V. (2029): Gerichtsprozesse finden meist nicht statt [www.aktion-tier.org/artikel/gerichtsprozesse-finden-meist-nicht-statt].
34. Sprachnachricht Jan Pfeifer vom 02.11.2021.
35. Vegpool (2020): Prof. Jens Bülte: »Die deutsche Intensivtierhaltung widerspricht dem Tierschutzgesetz« [www.vegpool.de/magazin/prof-jens-buelte-tierschutzgesetz-interview.html].
36. Katharina Heckendorf (2018): Warum wird Tierquälerei so selten bestraft?, in: Die Zeit [www.zeit.de/arbeit/2018-06/tierquaelerei-betriebe-missstaende-wirtschaftsstrafrecht-interview].
37. Jens Bülte (2018): Zur faktischen Straflosigkeit institutionalisierter Agrarkriminalität [https://madoc.bib.uni-mannheim.de/44143/].

Kapitel 15: Vom Wald auf den Teller: Wild

1. DJV (2019/2020): Jagdstrecke Bundesrepublik Deutschland [www.jagdverband.de/sites/default/files/2021-01/2021-01_Infografik_Jahresjagdstrecke_Bundesrepublik_Deutschland_2019_2020.jpg]; DJV-Handbuch 2001, S. 124ff.
2. Interview mit Georg Schirmbeck am 11.12.2020.
3. Interview mit Ralph Müller-Schallenberg am 09.12.2020.
4. Olaf Brandt (2021): Kommentar zum Bundesjagdgesetz: Waldumbau darf nicht scheitern [www.bund.net/service/presse/pressemitteilungen/detail/news/kommentar-zum-bundesjagdgesetz-waldumbau-darf-nicht-scheitern/].
5. Holger Sticht (2021): Jagd im Visier, in: BUNDMagazin NRW 1/2021, S. 4 [www.bund-nrw.de/fileadmin/nrw/dokumente/NRWinfo/2021_1_BUND_Magazin_Nordrhein-Westfalen_web.pdf].
6. Interview mit Dr. Michael Petrak am 25.11.2021.
7. Interview mit Elisabeth Emmert am 16.11.2021.
8. Pressemitteilung vom 13.12.2021.
9. Deutsche Jagdzeitung (2021): Bundesweite Fuchsjagdwoche [https://djz.de/bundesweite-fuchsjagdwoche/].

Kapitel 16: Glückliche Hühner und kleine Grasfresser

1. Hofbesuch auf dem Lindenhof in Nörvenich am 18.11.2021 [www.instagram.com/matthes_wieseneier/?hl=de].
2. Telefonat am 11.11.2022.

3. Statistisches Bundesamt (2021): Tierhaltung: Dominierende Haltungsformen gewinnen weiter an Bedeutung [www.destatis.de/DE/Presse/Pressemitteilungen/2021/08/PD21_N051_41.html]; Statistisches Bundesamt (2021): Viehbestand in Betrieben mit konventionellem und ökologischem Anbau [www.destatis.de/DE/Themen/Branchen-Unternehmen/Landwirtschaft-Forstwirtschaft-Fischerei/Tiere-Tierische-Erzeugung/Tabellen/oekologischer-landbau-viehbestand.html;jsessionid=81B6910C65FBD13A8745E03DAC58F422.live722?nn=371820]; Statistisches Bundesamt (2020): Land- und Forstwirtschaft, Fischerei [www.destatis.de/DE/Themen/Branchen-Unternehmen/Landwirtschaft-Forstwirtschaft-Fischerei/Produktionsmethoden/Publikationen/Downloads-Produktionsmethoden/stallhaltung-weidehaltung-tb-5411404209004.pdf?__blob=publicationFile].
4. Anne Kunze (2021): Die Bio-Lüge, in: Die Zeit, 18.11.2021, S. 17 ff.
5. Interview mit Carsten Bauck am 04.02.2022 [www.bauckhof.de/].
6. Interview mit Fabian Link am 11.01.2022 [https://bio-gans.de/].
7. DLG (2021): Haltung von Masthühnern, DLG-Merkblatt 406 [www.dlg.org/de/landwirtschaft/themen/tierhaltung/gefluegel/dlg-merkblatt-406].
8. Verordnung EG 889/2008.
9. Interview mit Jan Pfeifer am 26.10.2021.
10. Bioland (o. J.): Biologische Kaninchenhaltung [http://www.bio-4-you.de/biokaninchen.pdf].
11. Mail von Leon Mohr, Pressereferent Bioland, am 22.12.2021.
12. Interview mit Bettina Hüttig-Reusch am 25.09.2021.
13. Interview mit Caprice Innauer am 23.11.2021 [www.innauerhof.at/].
14. Helmut Kruckenberg / Andrea Kölzsch (2021): Bedeutung von Grünland für Gänse, in: Der Falke, Sonderheft 2021: Vögel im Grünland.
15. Interview mit Fabian Link am 11.01.2022.
16. Landwirtschaftskammer Niedersachsen (o. J.): Gänse halten, vom Gössel bis zur Schlachtgans [www.lwk-niedersachsen.de/lwk/news/29743_G%C3%A4nse_halten_vom_G%C3%B6ssel_bis_zur_Schlachtgans].

Kapitel 17: Schwein gehabt

1. Rupert Ebner / Eva Rosenkranz (2021): Pillen vor die Säue, München, S. 79 f.
2. Ebd., S. 78 f.
3. Verordnung EG 889/2008.
4. Stand Mai 2022; vgl. Claus Deblitz (2022): Steckbriefe zur Tierhaltung in Deutschland: Ein Überblick [www.thuenen.de/media/ti-themenfelder/Nutztierhaltung_und_Aquakultur/Nutztierhaltung_und_Fleischproduktion/Steckbrief_Nutztierhaltung.pdf] und BMEL (o. J.): Das Schwein ist eines der ältesten Nutztiere [www.bmel-statistik.de/landwirtschaft/tierhaltung/schweinehaltung].
5. siehe www.haltungsform.de/
6. Interview mit Martin Schulz am 01.08.2021.
7. Interview mit Heiner Korte am 15.11.2021.

8. Eberhard Leicht (2006): Renaissance des Outdoor-Schweins? in: AFZ-Der Wald, 02/2006.
9. Julián Martin (2018): Tipos de jamones: Características y diferencias [https://julianmartin.es/que-tipos-de-jamones-puedes-encontrar-en-el-mercado/].
10. Mails von Blanca Ruibal, Amigos de la Tierra, am 18. und 19.11.2021.
11. Amtsblatt der Europäischen Union (2016): Sonstige Rechtshandlungen [https://eur-lex.europa.eu/legal-content/DE/TXT/PDF/?uri=CELEX:52016XC0610(01)&from=DE].
12. Food&water europe (2017): Spain, towards a pig factory farm nation? [www.foodandwatereurope.org/wp-content/uploads/2017/03/FoodandWaterEurope-FactoryFarmPorkIndustryReportMarch2017English.pdf].
13. Interview mit Friedrich Schäfer am 05.12.2021 [www.hutewald-basdorf.de/].
14. Mail von Amrei Pfeiffer, Pressestelle Umweltministerium Hessen, am 05.12.2021.
15. Interview mit Hans Huss am 12.01.2022 [www.eichelschwein.de/].
16. Besuch der Alpe am 18.08.2022 [http://alpe-laufbichl.de/].
17. Pro Patrimonio Montano (o. J.): Schwarzes und gescheckltes Alpenschwein [www.patrimont.org/de/schwarzes-alpenschwein/].
18. Hofbesuch bei Nicolas Brahic am 06.06.2018 [www.terres-libres.fr/].
19. Mail von Nicolas Brahic am 22.11.2021 und Gemeinsamer Gutachterausschuss bei der Stadt Ehingen (2020): Bodenrichtwerte Ackerland [https://datawrapper.dwcdn.net/tVWa6/4/].

Kapitel 18: Grünland ist kostbar – aber welches?

1. »Natura-2000-Gebiete« nennen sich die Naturschutzgebiete gemäß den beiden fundamentalen EU-Naturschutzgesetzen, der Vogelschutz-Richtlinie und der Flora-Fauna-Habitat-Richtlinie. Für diese Gebiete gilt ein Verschlechterungsverbot, ganz gleich, ob sie auch einen Schutzstatus nach nationalem Recht haben, wie Naturschutzgebiet oder Nationalpark.
2. Europäische Kommission (2021): Naturschutz: Unzureichender Schutz von blütenreichen Wiesen in Natura-2000-Gebieten [https://ec.europa.eu/commission/presscorner/detail/de/ip_21_6263].
3. Europäische Kommission (2021): Naturschutz: Kommission beschließt, Deutschland vor dem Europäischen Gerichtshof wegen mangelhafter Umsetzung der Habitat-Richtlinie zu verklagen [https://ec.europa.eu/commission/presscorner/detail/de/ip_21_412].
4. NABU (2021): EU-Kommission verklagt Deutschland [www.nabu.de/natur-und-landschaft/landnutzung/landwirtschaft/artenvielfalt/lebensraum/28000.html].
5. Peter Sturm et al. (2018): Grünlandtypen, Wiebelsheim, S. 56.
6. Nicolas Schoof et al. (2019): Grünlandschutz in Deutschland, Bundesamt für Naturschutz, Bonn, S. 22.
7. Peter Sturm et al. (2018): Grünlandtypen, Wiebelsheim, S. 56.
8. Ebd., S. 30.

9. Ebd., S. 34 f.
10. André Voisin (1958): Die Produktivität der Weide, München, S. 117.
11. Ebd., S. 14.
12. Ebd., S. 119.
13. Ebd., S. 21.
14. Ebd., S. 39 f.
15. Christiane Grefe (2021): Da ist zu wenig der Wurm drin!, in: Die Zeit, 09.09.2021, S. 44.
16. André Voisin (1958): Die Produktivität der Weide, München, S. 25.
17. Ebd., S. 111 f.
18. Vgl. Ebd., S. 161.
19. Ebd., S. 9.
20. Ebd., S. 245.
21. Peter Sturm et al. (2018): Grünlandtypen, Wiebelsheim, S. 68 f.
22. Ebd., S. 38.
23. Ebd., S. 36.
24. Interview mit Prof. Friedhelm Taube am 10.01.2022.
25. Nicolas Schoof et al. (2019): Grünlandschutz in Deutschland, Bundesamt für Naturschutz, Bonn, S. 23.
26. Ebd., S. 36.
27. Volker Unterladstetter (2020): Arrhenatheretum elatioris – Glatthaferwiese, Pflanzengesellschaft des Jahres 2019 [www.botanik-bochum.de/jahrbuch/Portraet_Arrhenatheretum_Glatthaferwiesen.pdf].
28. Nicolas Schoof et al. (2019): Grünlandschutz in Deutschland, Bundesamt für Naturschutz, Bonn, S. 92.
29. Ebd., S. 68.
30. Ebd., S. 31 f.
31. Ebd., S. 28.
32. Peter Sturm et al. (2018): Grünlandtypen, Wiebelsheim, S. 42.
33. Ebd., S. 138.

Kapitel 19: Methan rülpsende Klimaschützer: Rinder

1. Hofbesuch bei Ernst-Hermann Maier am 28.11.2021 [https://uria.de/].
2. vgl. Landwirtschaftskammer Nordrhein-Westfalen (2022): Praxisleitfaden. Umnutzung landwirtschaftlicher Gebäude [www.landwirtschaftskammer.de/landwirtschaft/landservice/pdf/praxisleitfaden-umnutzung.pdf] »Jede Nutzungsänderung von Gebäuden ist genehmigungspflichtig«.
3. openJur (2013): VGH-Urteil vom 25.08.2000 [https://openjur.de/u/224003.html].
4. Levke Heed (2020): BSE-Krise: Rinderseuche erreicht vor 20 Jahren Deutschland, in: ndr.de [www.ndr.de/geschichte/chronologie/BSE-Krise-Rinderseuche-erreicht-vor-20-Jahren-Deutschland,bse102.html].

5. BMEL (2020): Ohrmarken zur Kennzeichnung von Rindern [www.bmel.de/SharedDocs/Downloads/DE/_Tiere/Nutztiere/Kennzeichnung-Rinder.pdf;jsessionid=01178CD3304A353455446DDAC11BoC8C.live852?__blob=publicationFile&v=2].
6. Europäische Kommission (o. J.): Bovine animals [https://ec.europa.eu/food/animals/identification/bovine-animals_en].
7. Veronika Ibrahim (2021): Neue EU-Regelung zur »Mobilen Schlachtung im Herkunftsbetrieb«, in: Rundschau für Fleischhygiene und Lebensmittelüberwachung 8/2021.
8. Mail von Sebastian Klement-Aschendorff, Pressesprecher des NRW-Umweltministeriums (MULNV), vom 11.01.2022.
9. Betriebsbesuch bei Matthias Kürten am 12.01.2022 und Telefonat am 21.01.2022 [www.mobilermetzger.de/].
10. Besuch auf dem Linkhof am 13.01.2022 [www.facebook.com/hoflink/].
11. Mail von Flore Bruel vom 18.01.2022.
12. Hofbesuch auf Gut Laach bei Sabine Zentis am 11.01.2022 [http://www.cvlonghorns.de/].
13. Mail von Dr. Thomas Griese am 31.01.2022, 7:23 Uhr.
14. Bundesverwaltungsgericht (2001): 2. BSE-Schutzverordnung nichtig [www.bverwg.de/de/pm/2001/8].
15. Verordnung zur Durchführung der GAP-Direktzahlungen [https://dserver.bundestag.de/brd/2021/0816-21.pdf].
16. Bundesinformationszentrum Landwirtschaft (o. J.): Tierwohl in der Mutterkuhhaltung [www.praxis-agrar.de/tier/rinder/tierwohl-mutterkuehe].
17. Statistisches Bundesamt (2021): Tierhaltung: Dominierende Haltungsformen gewinnen weiter an Bedeutung [www.destatis.de/DE/Presse/Pressemitteilungen/2021/08/PD21_N051_41.html].
18. Walter Jehne (o. J.) in: Regenerate earth [www.regenerate-earth.org/methane-myths]; Walter Jehne (2018): Herbivores, methane, mis-information and dangerous climate extremes [www.regenerate-earth.org/_files/ugd/7163d0_db56f0555bb344b0a8b268f8f8ff8b6a.pdf].
19. Heinrich-Böll-Stiftung / BUND (2014): Fleischatlas 2013, S. 31 [www.bund.net/fileadmin/user_upload_bund/publikationen/massentierhaltung/massentierhaltung_fleischatlas_2013.pdf].
20. Interview mit Prof. Markus Rodehutscord, Fachgebiet Tierernährung, Universität Stuttgart-Hohenheim, am 05.01.2022.
21. Isabel Pfaff (2022): Nestlés großes Versprechen, in: Süddeutsche Zeitung, 14.04.2022, S. 18.
22. statista (2022): Milchleistung je Kuh in Deutschland in den Jahren 1900 bis 2021 [https://de.statista.com/statistik/daten/studie/153061/umfrage/durchschnittlicher-milchertrag-je-kuh-in-deutschland-seit-2000/].
23. https://dewiki.de/Lexikon/Holstein-Rind
24. Rupert Ebner / Eva Rosenkranz (2021): Pillen vor die Säue, München, S. 82.

25. Interview mit Prof. Friedhelm Taube, Abteilung Grünland und Futterbau, Universität Kiel, am 10.01.2022.
26. Katharina Schickling (2017): Der Irrsinn mit der Milch, ZDF.
27. in: Jan Zimmermann et al. (2019): Viel Milch, viel Tierleid, ZDF.
28. Susanne Meier (2019): Milchkühe werden 4,4 Jahre genutzt, in: Schweizer Bauer [www.schweizerbauer.ch/tiere/milchvieh/milchkuehe-werden-44-jahre-genutzt/].
29. L214 (2019): Vaches à hublot [www.youtube.com/watch?v=hPSmnoi1aLI].
30. Midi Libre vom 21.06.2021.
31. André Voisin (1958): Die Produktivität der Weide, München, S. 101 und 108.
32. Nicolas Schoof et al. (2019): Grünlandschutz in Deutschland, Bundesamt für Naturschutz, Bonn, S. 197.
33. Ebd., S. 199.
34. Europäische Kommission (2022): EU Diary Exports to Third countries [https://ec.europa.eu/info/sites/default/files/food-farming-fisheries/farming/documents/eu-dairy-extra-trade_en.pdf].
35. Deutscher Bundestag (2015): Drucksache 18/3732 [https://dserver.bundestag.de/btd/18/037/1803732.pdf].
36. Claus Deblitz et al. (2022): Konventionelle Milchviehhaltung [www.thuenen.de/de/themenfelder/nutztierhaltung-und-aquakultur/haltungsverfahren-in-deutschland/konventionelle-milchviehhaltung].
37. Olaf Zinke (2022): Milchpreise steigen am Spotmarkt über 60 Cent – Milchmangel, in: agrarheute [www.agrarheute.com/markt/milch/milchpreise-steigen-spotmarkt-ueber-60-cent-milchmangel-597676].
38. Hofbesuch bei Bernd Schmitz am 23.03.2021, Mail vom 19.12.2021 und Telefonate am 24.02.2022 und 14.11.2022 [http://www.bauerbernd.de/].
39. André Voisin (1958): Die Produktivität der Weide, München, S. 97.
40. Ebd., S. 88 f.
41. Ebd., S. 90.
42. Interview mit Josef Koller am 22.03.2020.
43. Bayerisches Staatsministerium für Ernährung, Landwirtschaft und Forsten (2010): Alm- und Alpwirtschaft in Bayern [www.stmelf.bayern.de/mam/cms01/allgemein/publikationen/l2_almbuch.pdf]; art (2013): Evaluation der Berglandwirtschaft einschließlich der Alm- und Alpwirtschaft in Bayern [www.stmelf.bayern.de/mam/cms01/landwirtschaft/dateien/abschlussbericht_berglandwirtschaft.pdf].
44. alm-at (2022): Almwirtschaft in Österreich [www.almwirtschaft.com/Almwirtschaft/oesterreichische-almwirtschaft.html].
45. Manfred Bötsch (2010): Bergland- und Alpwirtschaft in der Schweiz, in: Der Alm- und Bergbauer [www.almwirtschaft.com/images/stories/neuigkeiten/2010/zeitungsartikel%202010/Bergland-%20und%20Almwirtschaft%20in%20der%20Schweiz.pdf].
46. Interview mit Ottmar Ilchmann am 16.03.2021 und Mail vom 15.12.2021.

47. Mail von Katja Behrendt, Sprecherin Deutsche Bundesstiftung Umwelt, vom 10.11.2022.
48. Hofbesuch auf dem Glanhof am 01.03.2022.
49. Interview mit Nicolai Harbort am 01.03.2022 [www.harborts-bestes.de/].
50. Interview mit Andreas Haberzettl am 18.02.2022 und Mail vom 21.02.2022.
51. NABU Agrar-Umwelt-gGmbH (2014): Weidelandschaften Neue Wildnis Schmidtenhöhe_Koblenz [www.nabu-agrar-umwelt-gmbh.de/fleischverkauf/fleischverkauf-heckrind/].

Kapitel 20: Stiefkinder der Agrarlobby: Schäfer*innen

1. Herdenbesuch bei Ingolf Bollenbach am 12.01.2022.
2. Mail vom Amt für Landschaftspflege und Grünflächen der Stadt Köln vom 09.02.2022.
3. Interview mit Thomas Schneider am 25.02.2022.
4. Stadt Montpellier (o. J.): L'éco-pâturage [www.montpellier.fr/4371-l-eco-paturage.htm].
5. Sabine Fischer / Peter Poschlod et al. (1996): Experimental studies on the dispersal of plants and animals on sheep in calcareous grasslands, in: Journal of Applied Ecology, S. 1206.
6. Ebd., S. 1218.
7. Ebd., S. 1219.
8. Interview mit Dr. Stefan Völl, Referatsleiter Schafe/Ziegen/landw. Wildhaltung/Tierzucht beim Deutschen Bauernverband, am 30.12.2021.
9. Interview mit Günther Czerkus am 06.01.2022.
10. France 3 Occitanie (2019): Cévennes: la transhumance des brebis vers les pâturages d'estive [www.youtube.com/watch?v=LhmvUPYAvbM].
11. UNESCO (2011): The Causses and the Cévennes, Mediterranean agro-pastoral Cultural Landscape [http://whc.unesco.org/en/list/1153].
12. Unión de Pequeños Agricultores y Ganaderos (2009): La trashumancia en España [www.upa.es/_la_tierra/la_tierra_213/pag_049-056_agriymamtrashumancia.pdf].
13. Lysann Jacob (2019): Deichpflege mit Schafen – ein Modell?, in: Deutsche Gesellschaft für Züchtungskunde, DgfZ-Schriftenreihe, Heft 78, Bonn, S. 185 ff.
14. Interview mit Jenny Kniestedt am 08.02.2022.
15. Interview mit Lysann Jacob am 18.02.2022.
16. Hofbesuch bei der Schäferei Tölkes am 13.02.2022.
17. Interview mit Klaus Dickel am 22.02.2022 [https://sauerlandwolle.com/].
18. Ruth Häckh (2013): Der Schafscherer kommt [www.berufsschaefer.de/content/185/66].
19. siehe Tiroler Bergschaft [www.bergschaf.tirol/produkt-kategorie/bekleidung/].
20. Dolomitental Villnös (o.j.): Das Villnösser Brillenschaf [www.villnoess.com/de/genuss-kultur/produkte-aus-villnoess/villnoesser-brillenschaf/].

21. Interview mit Christine Ladstätter am 08.04.2022.
22. siehe Salewa [www.salewa.com/de-de/tirol-wool-responsive].
23. siehe Mährle [www.maehrle-wolle.de/].
24. Interview mit Dagmar Fresenius am 08.04.2022.
25. Interview mit Matthias Höfer am 11.02.2022 [https://schafwolle-wendelstein.de/].
26. Ruth Häckh (2013): Wohin geht die Reise? [www.berufsschaefer.de/content/185/60].
27. Interview mit Prof. Dr. Martin Ganter am 25.02.2022.
28. Interview mit Dr. Stefan Völl am 08.03.2022.
29. Interview mit Tanja Dräger de Teran am 12.08.2021.
30. Hofbesuch bei Petra Elsen am 12.02.2022 [www.eifel.info/a-ziegenhof-petra-elsen].
31. Ruth Häckh (2013): Hunde, die nicht die eigenen sind [www.berufsschaefer.de/content/185/62].
32. o. V. (2013): Pétition n°1021/2013 [www.schafe-sind-toll.com/app/download/8715835993/Petition_franz.docx?t=1612775082].
33. Simon Keelan / Heiner Schumann (2022): »Forschung kann die Debatte zum Wolf versachlichen«, in: BMEL, Forschungsfelder, 1/2022, S. 17.
34. Herbert Oswald (2021/2022): Wanderschäfer in Brandenburg, ZDF 2021/Arte 2022.
35. L214 (2020): Enquête Roquefort: Des centaines de milliers d'agneaux à l'abattoir [www.l214.com/communications/20200624-roquefort].
36. L214 (2020): La face cachée du Roquefort: enquête [www.youtube.com/watch?v=VpXgGCzzEVA].

Kapitel 21: Und jetzt: Die Agrarwende!

1. AÖL (2022): Wie zur Ernährungswende? AÖL und EP Grüne über »Green Deal« und Co [www.youtube.com/watch?v=VF1PrqpXLTg].
2. WBAE (2020): Wissenschaftlicher Beirat für Agrarpolitik, Ernährung und gesundheitlichen Verbraucherschutz beim Bundesministerium für Ernährung und Landwirtschaft: Politik für eine nachhaltige Ernährung (Kurzfassung).
3. benannt nach ihrem Vorsitzenden, dem Ex-Bundeslandwirtschaftsminister Jochen Borchert. Richtiger Name: Kompetenznetzwerk Nutztierhaltung; Claus Deblitz et al. (2021): Politikfolgenabschätzung zu den Empfehlungen des Kompetenznetzwerks Nutztierhaltung [www.bmel.de/SharedDocs/Downloads/DE/_Tiere/Nutztiere/folgenabschaetzung-borchert.pdf?__blob=publicationFile&v=6].
4. ZKL / BMU (2021): Abschlussbericht der Zukunftskommission Landwirtschaft [www.bmu.de/download/abschlussbericht-der-zukunftskommission-landwirtschaft].
5. Ebd., S. 78.
6. Pressemitteilung des Deutschen Tierschutzbunds vom 30.06.2021.

7. eurostat (o. J.): Glossar: Großvieheinheit [https://ec.europa.eu/eurostat/statistics-explained/index.php?title=Glossary:Livestock_unit_(LSU)/de].
8. ZKL / BMU (2021): Abschlussbericht der Zukunftskommission Landwirtschaft, S. 129 f. [www.bmu.de/download/abschlussbericht-der-zukunftskommission-landwirtschaft].
9. Ebd., S. 94.
10. Ruth Häckh (2013): Wohin geht die Reise? [www.berufsschaefer.de/content/185/60/schaefergeschichten].
11. Bundesamt für Naturschutz (2014): Grünland-Report, Bonn, S. 26.
12. Peter Sturm et al. (2018): Grünlandtypen, Wiebelsheim, S. 39.
13. Ebd., S. 70.
14. Christiane Grefe (2021): Traumwelt Landwirtschaft (2021), in: Die Zeit, 08.07.2021, S. 31.
15. Pressemitteilung der AbL vom 30.06.2021.
16. ZKL / BMU (2021): Abschlussbericht der Zukunftskommission Landwirtschaft, S. 7 [www.bmu.de/download/abschlussbericht-der-zukunftskommission-landwirtschaft].
17. Tobias Gaugler (o. J.): Die wahren Kosten von Lebensmitteln [www.uni-augsburg.de/de/campusleben/neuigkeiten/2020/09/04/2735/].
18. Nico Fried (2021): Wie billig darf ein Schnitzel sein?, in: Süddeutsche Zeitung, 28.12.2021.
19. WBAE (2020): Wissenschaftlicher Beirat für Agrarpolitik, Ernährung und gesundheitlichen Verbraucherschutz beim Bundesministerium für Ernährung und Landwirtschaft: Politik für eine nachhaltige Ernährung (Kurzfassung), S. 13 f.
20. Claus Deblitz et al. (2021): Politikfolgenabschätzung zu den Empfehlungen des Kompetenznetzwerks Nutztierhaltung, S. K10; siehe auch BMEL: Finanzierungsoptionen zur Förderung von mehr Tierwohl Machbarkeitsstudie [www.bmel.de/SharedDocs/Downloads/DE/_Tiere/Nutztiere/machbarkeitsstudie-borchert-tabelle.pdf?__blob=publicationFile&v=4].
21. WBAE (2020): Wissenschaftlicher Beirat für Agrarpolitik, Ernährung und gesundheitlichen Verbraucherschutz beim Bundesministerium für Ernährung und Landwirtschaft: Politik für eine nachhaltige Ernährung (Kurzfassung), S. 22.
22. Marcus Rohwetter (2022): Der Fleischkonzern Tönnies und die Umweltschützer von Greenpeace fordern dasselbe […], in: Die Zeit, 27.01.2022.
23. Marcus Rohwetter (2021): Die Fleischwende, in: Die Zeit, 01.07.2021, S. 21.
24. Interview mit Christian Meyer am 22.03.2021.
25. Bundesrechnungshof (2021): Bericht […] zur Entwicklung und Markteinführung eines Tierwohlkennzeichens [www.bundesrechnungshof.de/SharedDocs/Downloads/DE/Berichte/2021/markteinfuehrung-eines-tierwohlkennzeichens-volltext.pdf?__blob=publicationFile&v=1].
26. ZKL / BMU (2021): Abschlussbericht der Zukunftskommission Landwirtschaft, S. 123 [www.bmu.de/download/abschlussbericht-der-zukunftskommission-landwirtschaft].

27. WBAE (2020): Wissenschaftlicher Beirat für Agrarpolitik, Ernährung und gesundheitlichen Verbraucherschutz beim Bundesministerium für Ernährung und Landwirtschaft: Politik für eine nachhaltige Ernährung (Kurzfassung), S. 15f.
28. BMEL (2022): Bundesminister Özdemir stellt Eckpunkte für verpflichtende staatliche Tierhaltungskennzeichnung vor [www.bmel.de/SharedDocs/Pressemitteilungen/DE/2022/74-tierhaltungskennzeichen.html]; BMEL (2022): Zukunftsfeste Tierhaltung [www.bmel.de/SharedDocs/Downloads/DE/_Tiere/Tierschutz/eckpunkte-tierhaltungskennzeichnung.pdf?__blob=publicationFile&v=3].
29. siehe www.haltungsform.de/
30. AbL (2022): BMEL-Vorschläge jetzt weiterentwickeln [www.abl-ev.de/apendix/news/details?tx_ttnews%5Btt_news%5D=4772&cHash=1b92f2d575e6419ecebof665ecc266ba].
31. BUND (2022): Staatliche Haltungskennzeichnung auf allen tierischen Lebensmitteln – Umbau der Nutztierhaltung insgesamt nötig [www.bund.net/service/presse/pressemitteilungen/detail/news/kommentar-staatliche-haltungskennzeichnung-auf-allen-tierischen-lebensmitteln-umbau-der-nutztierhaltung-insgesamt-noetig/].
32. ZKL/BMU (2021): Abschlussbericht der Zukunftskommission Landwirtschaft, S. 67 [www.bmu.de/download/abschlussbericht-der-zukunftskommission-landwirtschaft].
33. Guido Nischwitz/Patrick Chojnowski (2019): Verflechtungen und Interessen des Deutschen Bauernverbandes (DBV), Berlin/Bremen, S. 2.

Nur ein Schlusswort

1. PETA (2022): Speziesismus Definition: Was ist Speziesismus? [www.peta.de/themen/speziesismus-definition/].
2. Ellen, Patrick, Nadine und Horst sind vier erfundene Figuren. Ich habe ihnen bündelweise Überzeugungen und Argumente zugeordnet, die ich in Hunderten Gesprächen zum Thema Fleisch gehört habe.

Über den Autor

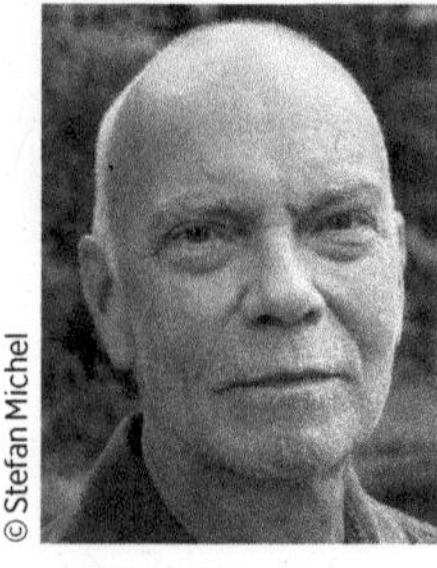

© Stefan Michel

Stefan Michel arbeitet seit 1981 als Journalist. Er hat in München Journalistik studiert und die Deutsche Journalistenschule besucht. Seine Berichte und Reportagen sind in überregionalen Zeitungen und Zeitschriften erschienen, vor allem aber in den Radioprogrammen und auf den Homepages der öffentlich-rechtlichen Sender. Natur erklären, Umwelt und Verbraucher*innen schützen – das sind einige seiner Arbeitsbereiche.